ちくま文庫

グレート・インフルエンザ(上)

ウイルスに立ち向かった科学者たち

ジョン・バリー
平澤正夫 訳

筑摩書房

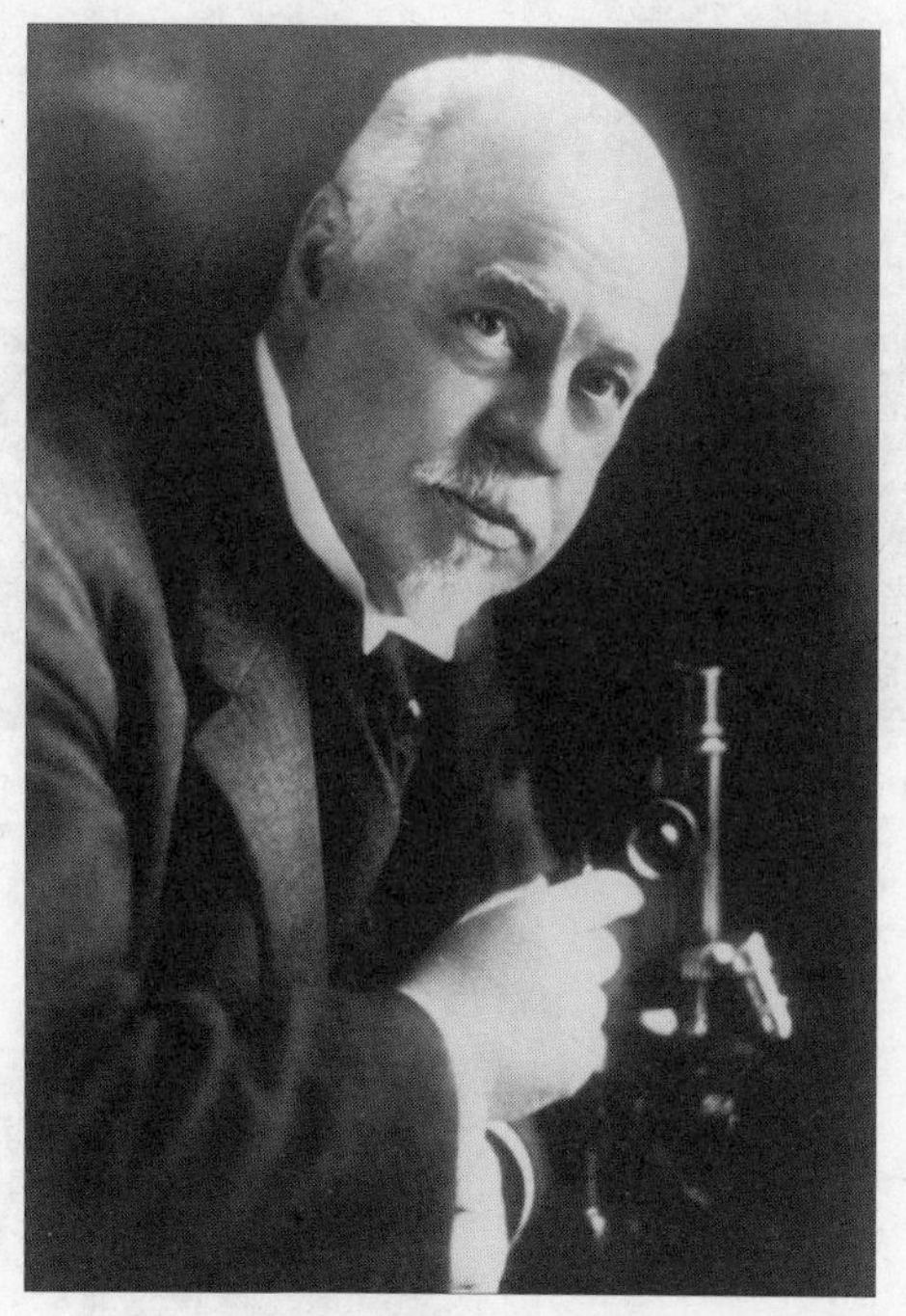

1. ウィリアム・ヘンリー・ウエルチ。米国医学史上、唯一最大の実力者で、豊富な知識を有する第一人者でもあった。おそれをなす同僚からは、「手首をちょっと動かすだけで部下の人生を変える」ことのできる人物だと評された。ウエルチが初めてインフルエンザの犠牲者の検死解剖に立ち会ったときには、「これは何か新種の感染症か伝染病に違いない」と危惧した。

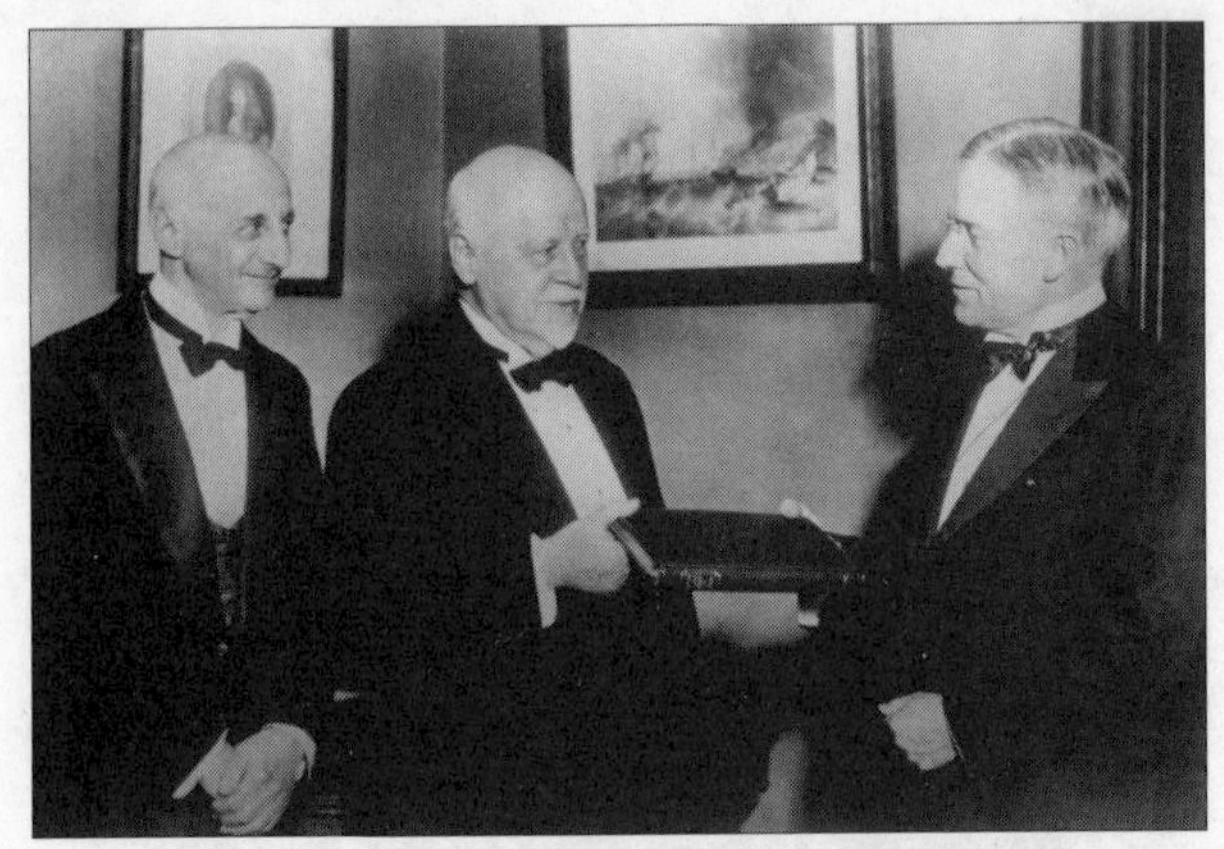

2. ウエルチとジョン・D. ロックフェラー・ジュニア（右）はともに、世界最高の医学研究機関とされるロックフェラー研究所（現在のロックフェラー大学）を創設した。初代所長を務めウエルチに師事したサイモン・フレクスナー（左）は、残酷になれる素質がなければ、施設運営はできないと漏らしたことがある。

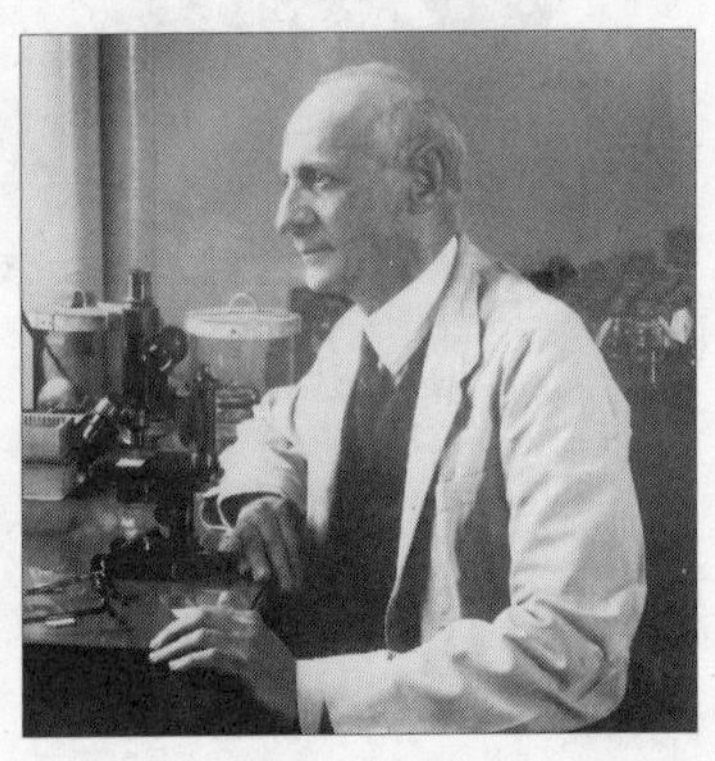

3. フレクスナーは抗生物質のなかった1910年当時、最も一般的だった細菌性髄膜炎の死亡率を18パーセントにまで下げた。現在、抗生物質を用いても死亡率は25パーセントである。

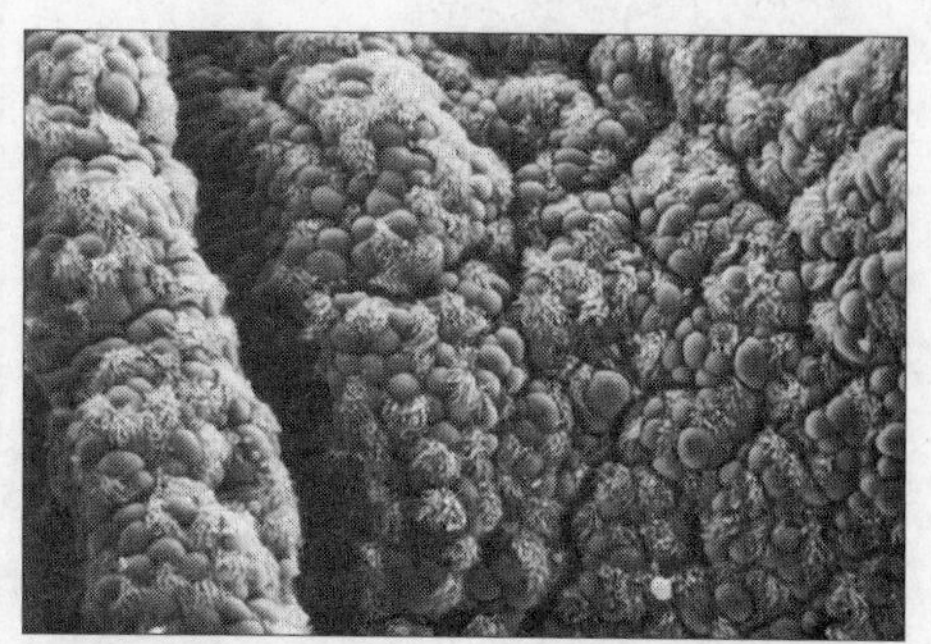

4. 細胞が密集しジャングルのように増殖して、健康なマウスの気管を覆っている。

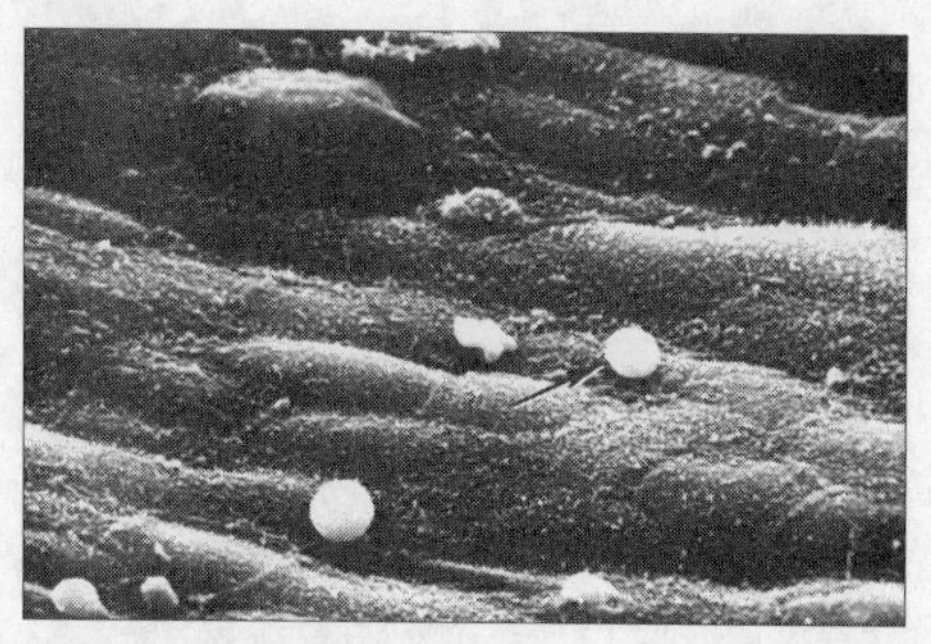

5. 感染後たった72時間で、インフルエンザウイルスは同じ場所を何もない不毛の砂漠に変えてしまう。白血球がその場所を巡回しているが、もう手遅れだ。

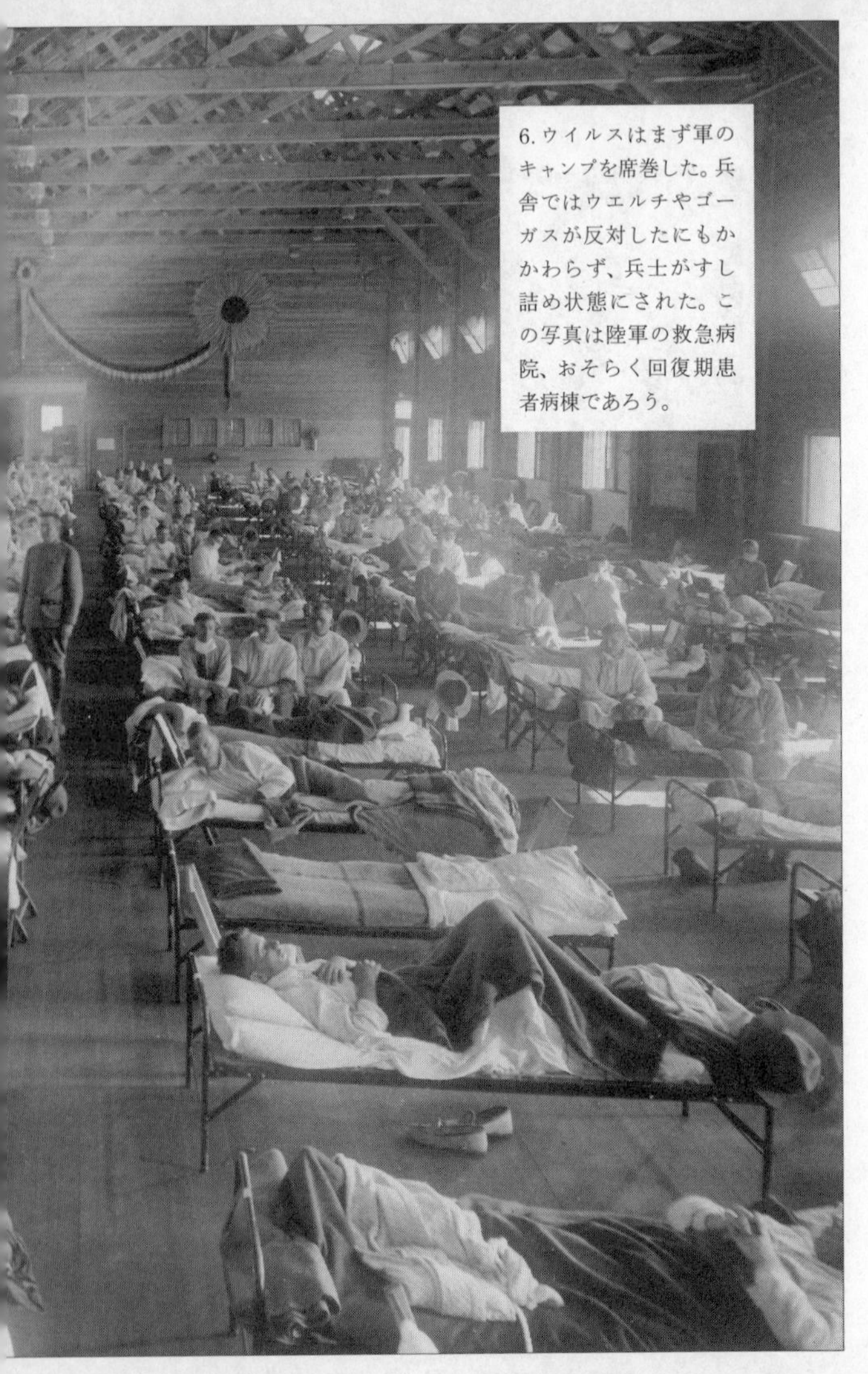

6. ウイルスはまず軍のキャンプを席巻した。兵舎ではウエルチやゴーガスが反対したにもかかわらず、兵士がすし詰め状態にされた。この写真は陸軍の救急病院、おそらく回復期患者病棟であろう。

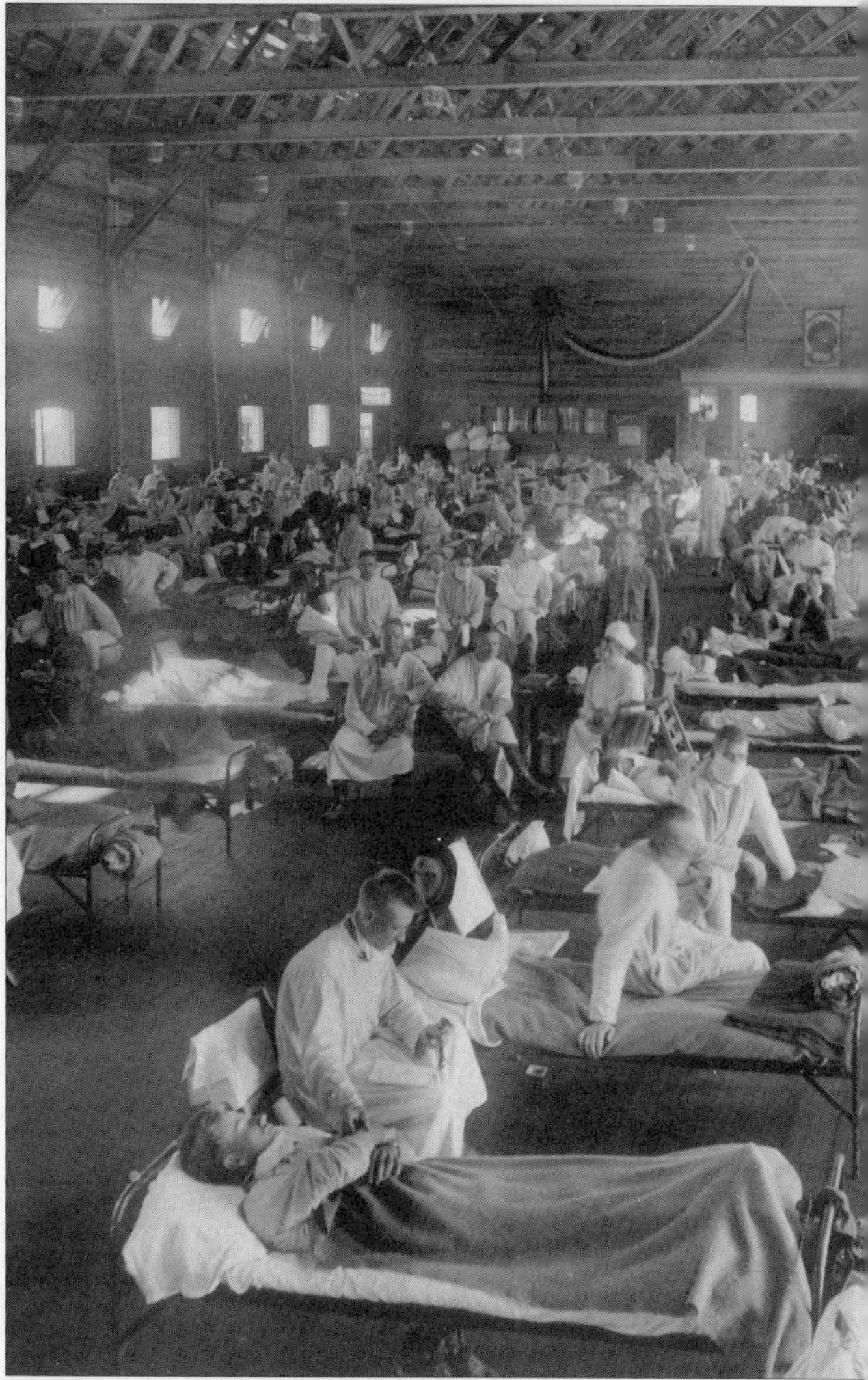

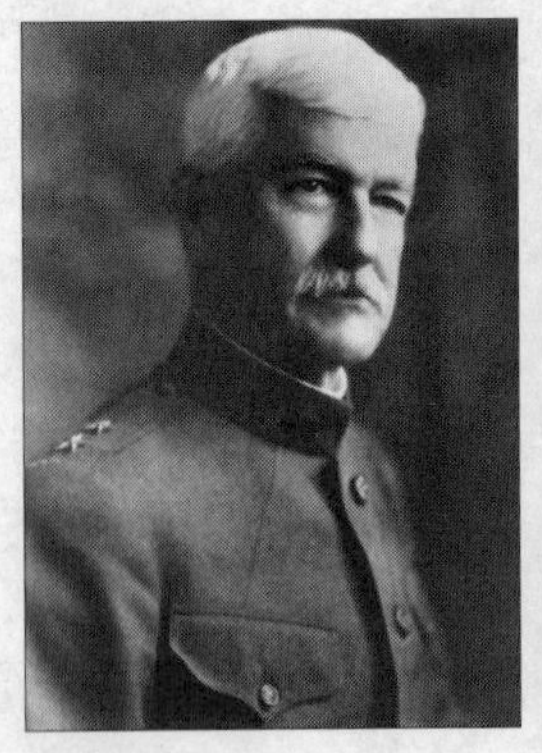

7. 陸軍軍医総監ウィリアム・ゴーガスは、アメリカ兵の病死者が戦死者を初めて下回る戦争にしようと決意していた。

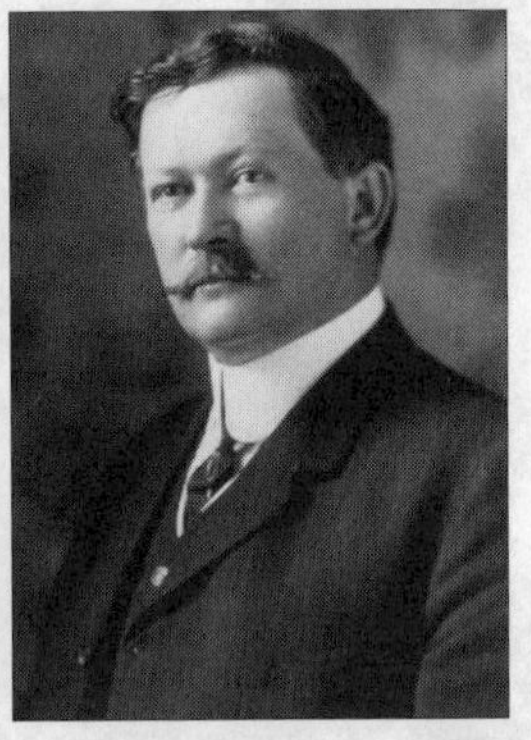

8. 文官の衛生総監で米国公衆衛生局長のルバート・ブルーは、官僚組織を握っていたが、警告に耳を傾け事前情報を求めることもなく、エピデミックへの備えを怠った。

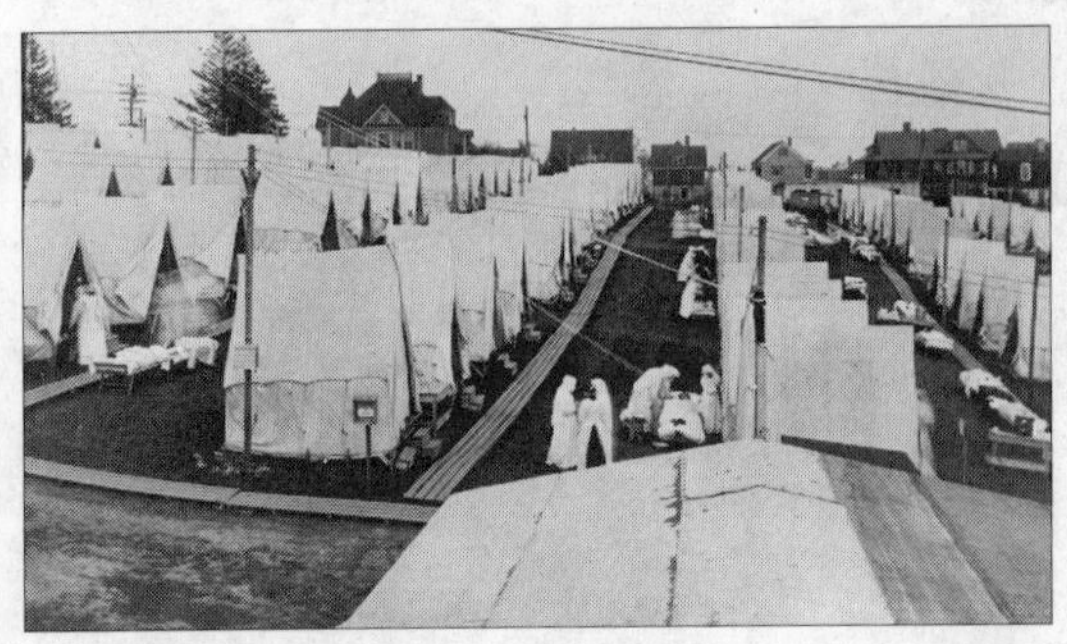

9. マサチューセッツは、市民から膨大な数の死者が出た最初の州となった。これはローレンスの病院。

Preparing to Bury City's Influenza Victims
DIGGING TRENCH GRAVES FOR EPIDEMIC VICTIMS

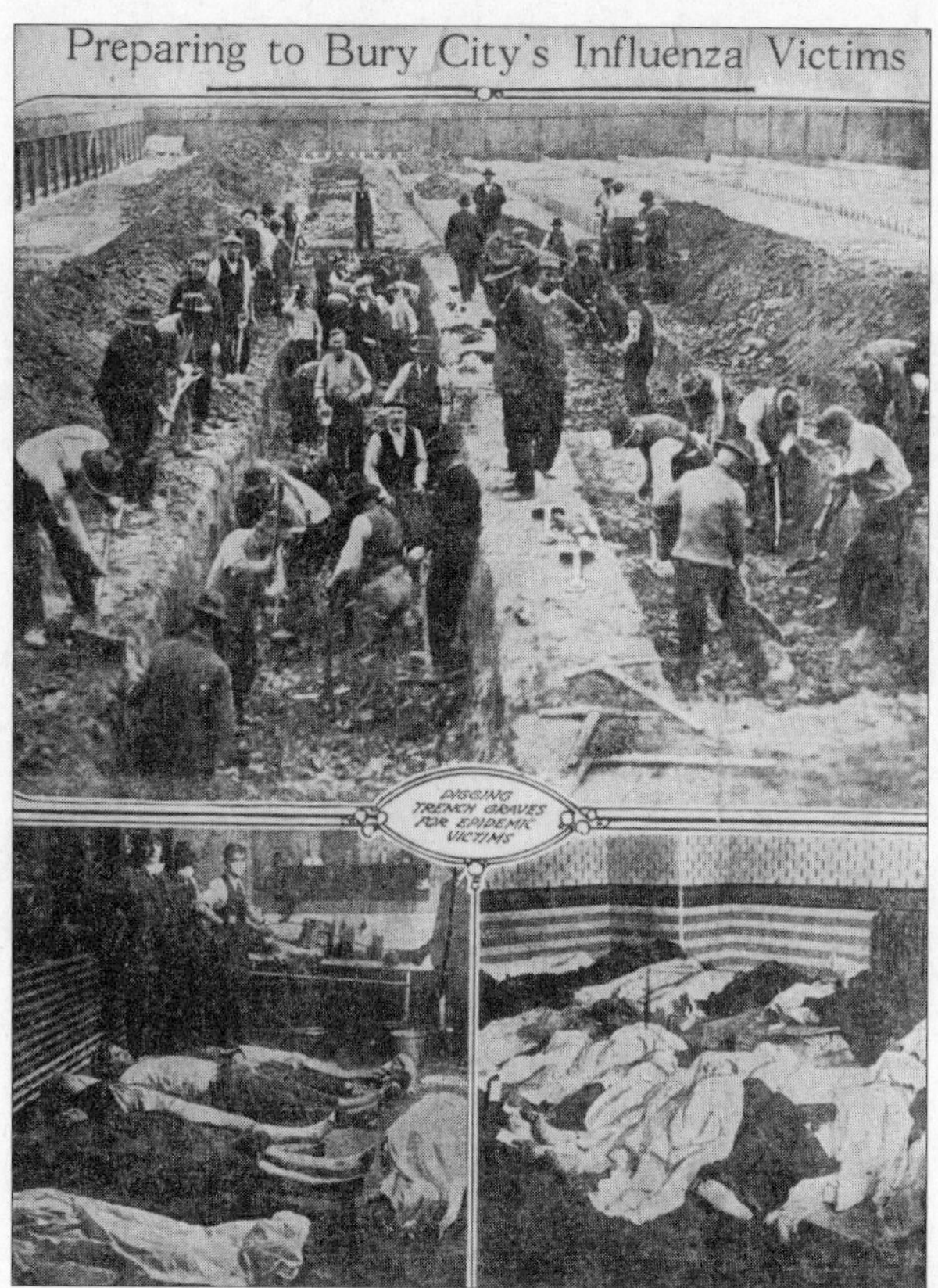

10. フィラデルフィアでは、死者が瞬く間に増え、市の死体処理能力が追いつかなかった。棺桶もなく、集団墓地に人々を埋葬せざるを得なくなり、まもなく墓穴を掘るのにも土木工事用の蒸気シャベルを使うようになった。

11. ポスターやビラで警告や勧告が出され、それがまた恐怖を広めた。電車のポスターには「痰が死を増やす」とある。

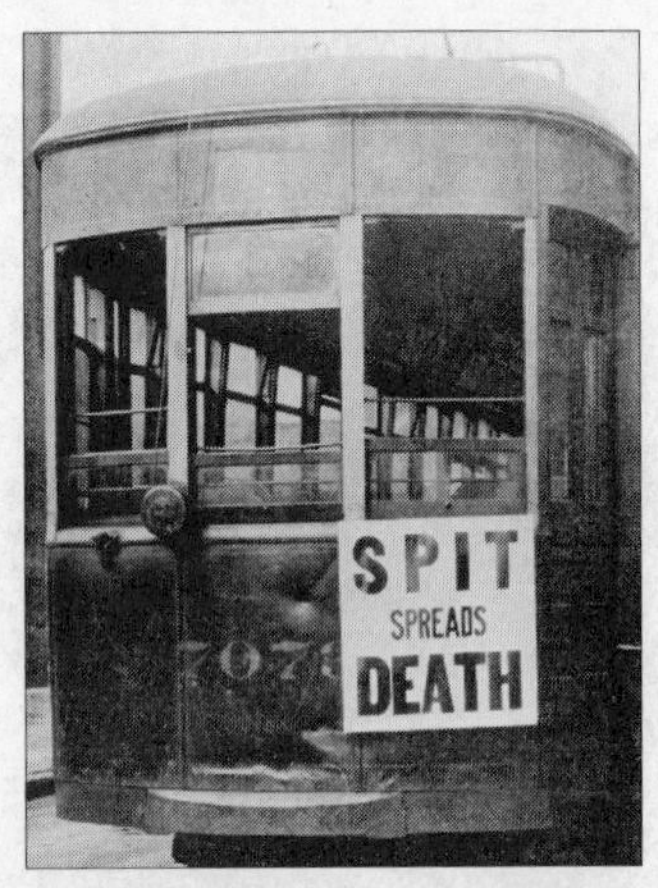

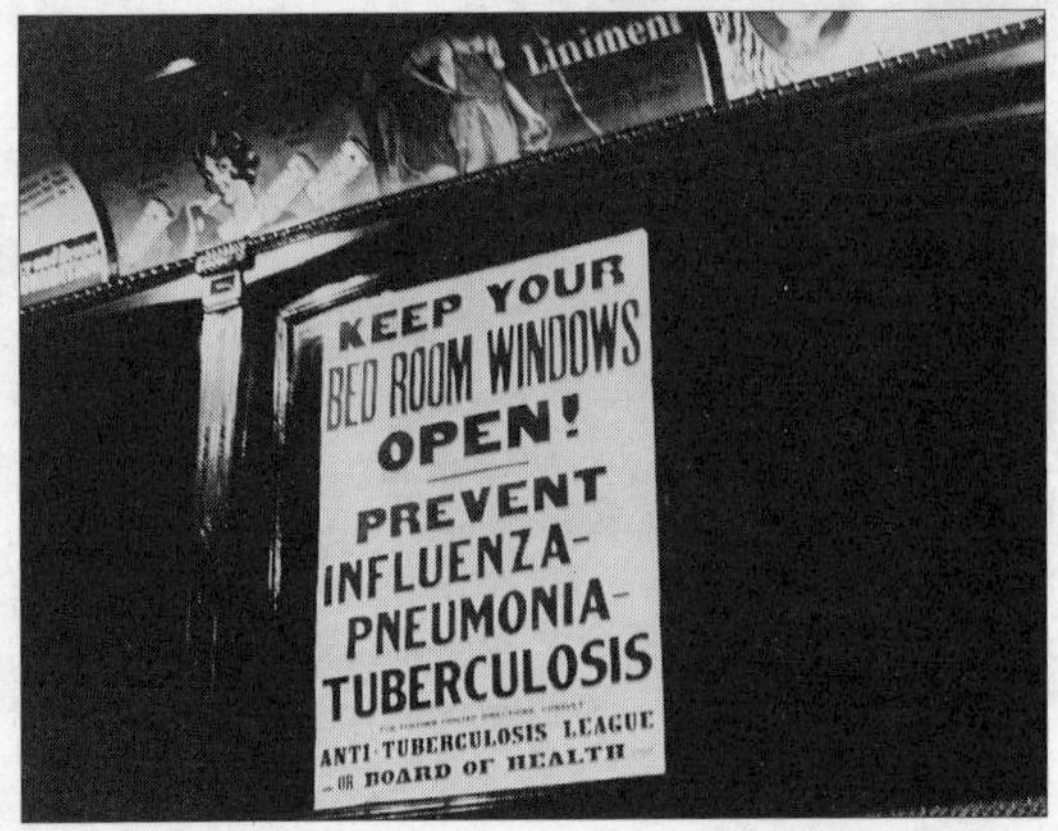

12. 寝室の窓は開けたままに！ インフルエンザ・肺炎・結核を予防しよう／結核予防連盟・衛生委員会

グレート・インフルエンザ｜上

ウイルスに立ち向かった科学者たち

ジョン・バリー
平澤正夫 訳

ちくま文庫

The Great Influenza

THE STORY OF THE DEADLIEST PANDEMIC IN HISTORY

By JOHN M. BARRY

This edition published by arrangement with Viking, an imprint of Penguin Publishing Group,

a division of Penguin Random House LLC

through Tuttle-Mori Agency, Inc., Tokyo

グレート・インフルエンザ（上）●目次

【下巻目次】

はじめに

一九一八年、第一次世界大戦のとき、ポール・ルイスは海軍少佐になったが、軍服を着てもどうも気分が落ち着かなかった。ぴったり身につかず、着心地がよくなくて、水兵に敬礼されるとまごついて、うまく答礼できないことが多かった。

とはいえ、軍人には違いなく、死を恐れることはなかった。

死を前にして死に向き合い、身がまえ、蝶の研究家が蝶をピンで止めるときのように、死を細かく検証、分析し、その正体を見破る術を見つけようとした。場数を重ねるにつれ、いまはもうそうすることが習慣になってしまっていた。

それにしても一九一八年の半ば、死はいままで見たこともない形で現れた。男が数珠つなぎになって次々と病棟でルイスと対決することになった。いままで見たことのないすさまじい症例が多く、病人は血にまみれ、瀕死の状態であった。

臨床医に、手に負えないこの不思議な病状をなんとかしてもらえないかと頼まれ、呼ばれてきたのだが、実はルイスは科学者であり、医者ではあったのだけれど、診療経験はなかった。ただ、彼はアメリカの医学者のまさに第一世代に属する人物で、もっぱら研究室で時を過ごしてきた。すでに立派な業績をあげ、輝かしい国際的名声も得ていた。しかもまだ年若く、まさにこれから脂がのろうとしているところだった。

一〇年前、ニューヨークのロックフェラー研究所〔ロックフェラー研究所はジョン・D・ロックフェラー・ジュニアがアメリカ医学の振興のため資金援助をして一九〇一年にオープン。ジョンズ・ホプキンズ大学と連携を深めつつ、アメリカ医学の近代化とレベルアップにつとめた。研究をいかす臨床の場として一九一〇年にロックフェラー病院も開かれた〕で先輩とともに研究していたとき、ポリオ〔小児まひ〕の原因がウイルスであることを突き止めて証明した。これはいまなおウイルス学史上、画期的な発見とされている。さらに、サルのポリオをほとんど一〇〇パーセント防ぐワクチンも開発した。

それ以外の実績もあった。ペンシルベニア大学付属ヘンリー・フィップス研究所初代所長に就任、一九一七年には毎年おこなわれるハーベー記念講演の講演者の栄にも浴し、これを皮切りに、次々と名誉をかちとっていた。当時の彼を知り、多数のノーベル賞受賞者とも交流のあった二人の科学者の子女は、父親から聞いた話だとしながら、ルイスのように頭のきれる人物はほかにいなかったと伝えている。[1]

臨床医は水兵たちの示す激しい症状がどんなものかを説明してくれるものと、ルイスに期待した。多くの者に見られる出血は傷からのものだが、少なくとも砲弾や爆発で傷ついたものではなかった。そのほとんどは鼻血で、中には咳き込んで血を吐く水兵もいた。耳から血を流している者もいた。ものすごい咳き込みようだったので、死後、検死解剖してみたら、腹筋があばらの軟骨から離れてしまっている者さえ見られた。その多くが苦悶あるいはうわごとでも言うように七転八倒し、意思疎通のできる者のほとんど全員が、目のうしろの頭蓋骨に楔(くさび)を打ち込まれたかのような頭痛と、骨が砕けるかと思うほど激烈な体の痛みを訴えた。少数ながら嘔吐する者もいた。死のまぎわに、皮膚の色が変わる水兵がいた。唇の周りや指先が青みを帯びているだけなのだが、その色が濃すぎて、白人なのか黒人なのかちょっと見分けがつかないような者さえいた。黒色といってもおかしくなかった。

ただ一度だけ、ルイスはこれに似た病気を見たことがあった。二カ月前、イギリス船の船員が封鎖されたドックからフィラデルフィアの別の病院へ救急車で運ばれ、隔離されたことがあった。だが、その船員の多くは死亡し、検死解剖したところ、肺がガス中毒か、悪性の腺ペストである肺ペストで死んだ人のような状態になっていた。船員がどういう病気だったにしろ、このときはそれ以上病気が広がることもなく、ほかに患者が出ることもなかった。

しかしながら、現に病室にいる男たちを見て、ルイスはどうしようもない不安を感じていた。自分自身のこともさることながら、この病気は一体どういうものなのか、それが不安だったのである。水兵を襲っているこの病気は、ただ広がっているなどというなまやさしいものではない。爆発的に広がっていたからである。

計画的かつ組織的に封じ込めようと努力がなされていたにもかかわらず、病気は広がっていた。一〇日前、同じ病気がボストンの海軍施設でも発生していた。チェルシー海軍病院のミルトン・ロズノー海軍少佐は、旧知のルイスにそのことをきちんと伝えておいた。ロズノーもまたアメリカが参戦したときハーバードの教授職を捨てて海軍に入ってきた学者の一人で、彼が書いた公衆衛生に関する教本は、陸海軍の軍医から「バイブル」と呼ばれていた。

フィラデルフィアの海軍当局は、特に海軍の部隊がボストンから到着してから、ロズノーの警告を真摯(しんし)に受け止め、病気の暴発に備え、体調の悪い水兵を隔離する態勢を整えた。隔離で暴発を抑えられると信じていたからである。

だが、ボストンの部隊が到着した四日後、フィラデルフィアの水兵一九人が、同じではないかと疑われる病気で入院してきた。接触のあった人たちを全員隔離したにもかかわらず、水兵八七人がまた翌日入院してきて、同様に隔離された。しかし、二日後なおも六〇〇人がこの奇病で入院、病院には空きベッドがなくなり、スタッフも同じ病気で倒れはじめた。海軍はさらに病気になった水兵数百人を民間病院に入院させはじめた。そのため、水兵と民間の作業員が、ボストンの場合と同様、市内と海軍施設との間をしょっちゅう行き来し、その間、ボストン、次いでフィラデルフィアから多くの人が全国に散らばっていった。

これはルイスにとって、背筋の寒くなるような話であった。ルイスは最初の患者を訪ね、血液、尿、痰を採取し、鼻腔洗浄をおこない、喉の分泌物をとった。それからまた研究所に戻って、サンプルを採取し、新たな手掛かりになる兆候はないかと調べた。研究室で部下とともに、病気をもたらす病原体を培養し、その正体を突き止めようと全力を注いだ。病原体、つまり病気の原因を見つけなければならなかったし、それ以上に、治療用の血清と予防用のワクチンをつくらなければならなかった。

ルイスは誰よりも、また何よりも研究室が好きだった。仕事場はいつも足の踏み場もない状態だった。つらら——ケースに立てられた試験管、積み重ねられたペトリ皿〔細胞培養に用いる〕、ピペット——の密林のような有様だったが、それが心をなごませ、わが家や家族にもまさる楽しさを与えてくれた。しかし、こんなふうにして働くことが別に好きなわけではなかった。だが、答えを出さなければならないというプレッシャーは苦にならなかった。そもそも、ポリオの研究にしても、ニューヨークへ出かけるのに通行証が必要とされるほど、ひどい流行のさなかにおこなわれたのだった。まともな科学に見切りをつけなければならないかもしれないな、ということだけが気がかりであった。ワクチンとか血清をつくりあげるためには、せいぜいうまくいっても不透明としか言えない結果をもとに、とにかく推測を積み重ねていかなければならず、しかもその推測が適中することを求められていた。

すでにルイスは一つ推測をおこなっていた。病気の原因は何か、どうしたら予防し治療できるのか、あるいはできないのかということが正確にはわからなくても、病気そのものがどんなものかはわかっていると信じたからである。

これまで知られていたものと同じものではないが、やはりインフルエンザであると信じていたのだ。

まず若者たちが

ルイスの推測は正しかった。一九一八年、インフルエンザが——たぶんアメリカで——出現し、全世界に広がっていったのだが、最初に死者を出したのはやはりフィラデルフィアにおいてであった。この世界的大流行は一九二〇年に終息するまでに、人類史上これまでに大発生したいかなる病気よりも多くの人々を死に至らしめた。一三〇〇年代に大流行したペストよりも人口比で換算すればはるかに高率——ヨーロッパでは四分の一以上であった——の死者を出した。人数で見ても、このときのインフルエンザは、当時のペスト、今日のエイズより多くの人を死なせている。

最低に見積もっても、この世界的流行病による死者は、人口がいまの三分の一足らずだった世界で、二一〇〇万人に達したと言われている。この見積もりは当時の疾病調査によるもので、以来新聞もしばしばこれを引用してきたが、たぶんこれは間違いであったろう。いまの疫学者は世界全体で、死者は少なくとも五〇〇〇万人[2]、おそらく一億人に達していたかもしれないと推測する。

しかし、こういう数字で、あるいはほかの資料などでまとめられている報告などで、この病気の恐ろしさは語り尽くせるものではない。普通インフルエンザは主として老人や幼児をまず先に殺す。だが、一九一八年の世界的大流行（パンデミック）の場合、死者のおよそ半数はまさに人生の盛りにある二〇代三〇代の若い男女であった。ハーベー・クッシングは当時、輝かしい名声に包まれ、才気煥発の若い外科医だった——自らもインフルエンザに打ちのめされ、ついに合併症から回復することができなかった——が、これら患者のことを「かくも若くして死ぬとは、まさに二重の死と言うべきだろう」[3]と語っていた。

確実なことはわからないが、死者の数の上限をとれば、当時生きていた若者の八〜一〇パーセントがウイルスによって殺されたといっていいのではないか。

しかも、彼らは異常なほどの速さとむごたらしさで死んでいった。インフルエンザの世界的流行（パンデミック）は二年以上にわたって続いたが、おそらく死者の三分の二までは二四週間に集中し、その大部分はさらに短期間、一九一八年九月半ばから一二月はじめまでの間に集中している。インフルエンザはたった一年で、中世の黒死病（ブラックデス）が一世紀かけても及ばなかったほど多くの死者を出した。あるいは、エイズが二四年かけて死なせた以上の人々をわずか二四週で死に追いやった。

このインフルエンザの世界的流行は、ほかの点でも前記二つの疫病に似ていた。エイズ同様、人生を一番楽しむべき時期の人々が死亡した。また、ペスト禍のときもそうであったように、一九一八年、近代都市フィラデルフィアにおいてさえ、恐怖のあまりドアを閉めきっている人に対し、牧師が四輪馬車で街をまわり、家のなかの死人を外へ出すよう呼びかけなければならなかった。

自然と科学の最初の衝突

それにしても、一九一八年のこのインフルエンザウイルス物語は、混乱と死と荒廃、人間社会に挑戦してきた自然を向こうにまわし、社会が戦ったという話だけでは終わらなかった。

これは科学と発見の物語でもあり、人がいかに考えるのか、いかに考え方を変えるのか、絶望的混乱のなかで少数の人がいかに物事を冷静に見つめていたか、また、哲学ぶるのではない毅然とした行動の前提となる断固たる平静さを保ったかの物語でもあった。一九一八年に爆発したインフルエンザの世界的流行は、自然と近代科学の最初の衝突でもあった。これが自然の力と社会との大衝突になったのは、力に屈伏し、神の介入に救いを求めようとすることを潔しとしない個人、技術の発達と精神の働きを武器に、自然の力ともろに対決しようとする個人がいたからである。

特に米国において、これはポール・ルイスなどひと握りの偉大な人物を主役にした物語であったとも言える。今日の医学が拠りどころにする科学の基本をすでに身につける先進的な男がいた。ごく少数だが女もいた。彼らはいまも用いられているワクチンや抗毒素や手技をいち早く開発した。部分的にはすでに、現在の知識水準に近いところにまで達していた。

これら研究者のうち、少なくとも一部少数の人は、一九一八年に起きた事態に対し、ただ一般的なことだけでなく、的を絞り、時間をかけて、すでに準備に取りかかっていた。これまでのところ、アメリカの戦争の歴史を見れば、いつも戦闘自体で死ぬより病気で死ぬ兵士のほうが多かったことがわかる。今も昔も、戦争の多くは病気を広める役割も果たした。それゆえアメリカの指導的な研究者は、第一次世界大戦中に大型の流行病が広まるだろうと予測し、万全の策を講じて、病気の襲来を待ちかまえていた。

アメリカ医学界の遅れ

しかし、ここで話はさらにさかのぼる。医学が何らかの効果をあげるためには、その前に病気と科学的に対決しておかなければならないということだ。しかもそれは革命的なものでなければならなかった。

医学は当時まだ科学になっていなかったし、完全にそうなりきることはないのかもしれない。それは個々の患者や医師の肉体的特徴をはじめ、そのほかの特徴が障害になるのではないかと考えられていたからである。実際、第一次世界大戦の数十年前まで医学は、二〇〇〇年以上も前のヒポクラテスの時代から、ほとんど何も変わることのないままきていた。その後、まずヨーロッパから医学が変わりはじめ、ついに医療の世界も変化するに至った。

だが、ヨーロッパの医学が変わったあとも、米国の医学はそうならず、特に研究と教育の面で、アメリカの医学はヨーロッパよりはるかに後れをとり、それが医療の足を引っ張ってもいた。

例えば、ヨーロッパの医学校は何十年も前から、化学や生物学をはじめとする科学のしっかりした基礎知識の習得が、学生には必要不可欠であるとしていたのに対し、アメリカでは一九〇〇年になってもまだ医学校に入るより一流大学に入ることのほうが難しかった。アメリカの医学校のうち少なくとも一〇〇校は、授業料さえ払えばどんな男でも——ただし女は不可——入学させた。入学に高校の卒業証を必要としたのはせいぜい二〇パーセント程度、科学知識の習得を求めた学校はそれよりずっと少なく、大学の学位を必要とした医学校はわずか一校にすぎなかった。[4] しかも、いったん入学すれば、アメリカの医学校は別に科学知識の不足を補ってくれるわけでもなかった。多くの学校はただ講義に出て試験に合格しただけの学生にさえ学位を与え、科目をいくつか落としてもかまわなかったし、実習で患者に触れた経験などなくとも学生に学位を与える学校さえあった。

一九世紀の後半——それもずっと遅く——になってやっと、アメリカの医学界でも、ほんのわずかなリーダーが、アメリカの医学を先進国最低のレベルから世界のトップにまで高めようと、変革に手をつけはじめた。

これらリーダーの友人の一人ウィリアム・ジェームズ——息子がその道に入った——は、才能豊かな多士済々な人物を集め、文明を「揺るがせどよめかせる」[5]のだと記した。彼らはそうやって世界を震撼(しんかん)させようとしていたものの、まだ夢にすらなっていなかった。

そのためには英知と学習だけでなく、ほんものの勇気、すべての援助と権威を拒めるだけの勇気を必要とした。猪突猛進あるのみと言うべきだったのだろうか。『ファウスト』でゲーテ曰く。

記すところでは、「はじめに言葉ありき」と
われはふと、これより何を思うべきといぶかる
言葉に至高の座を与えることあたわず
新たな解釈を試みるべし
われ読めり、霊により、われは教えをうく
その意味は「はじめに思考ありて……」[6]

「言葉」には、権威と安定と法則がまつわりついている。しかし、「思考」は物事を、かき乱し、引き裂き、創造する——前もって何が生まれるかの知識も確信もないままに。

第一次世界大戦の少し前、アメリカの医学を変革したいと思った人々は、ある程度の成果をもたらした。新しい考え方を取り入れ、自然の秩序に異を唱える力量のある人材を生み出すシステムをつくりだした。彼らが訓練を施し育てた第一世代の科学者——ポール・ルイスもその数少ない仲間の一人——とともに、地域的流行（エピデミック）〔前出のパンデミック＝世界的流行とこのエピデミックは、本書では、ときとしてやや包括的にとらえられる。またいずれも流行現象または病気そのものを指す。以下においては、単にパンデミック、エピデミックと訳すことが少なくない〕が起こらないことをただ願うだけでなく、その予測をし危機に備える警戒態勢をとるこ

とができる中核組織をつくりあげた。

いざそういう事態に襲われたとき、彼らは体を張って病気に立ちはだかり、知恵と力をふりしぼって病気を打ち負かそうとした。負けそうになったら、そのときはそのときで究極の勝利を得るために必要な知識を手に入れようと奔走してまわった。インフルエンザの世界的流行はどのつまり、新たな科学的知識をもたらしたとはいえ、その多くは、医学の将来の課題をひたすら示した――ないしはこれから示そうとする――ものにすぎなかった。

I　群れ

第1章 インフルエンザの大発生

カンザス州ハスケル郡はドッジシティの西に位置し、テキサスからくる牛追いたちがたどり着く駅のあるところで、地理的にはワイルドウエスト〔開拓時代の米国西部の辺境地帯〕に属し、時代的に見ても一九一八年といえば往時からあまり遠くない時期だった。風景は今も昔も変わらず真っ平らで木の影すらなく、まさに大地そのものといってよかった。当時は土で建てたソッドハウス〔芝土の家〕がまだ普通で、二つ三つある郡郵便局の一つでさえ、穴を掘って建てた郵便局長のソッドハウスのなかにあり、郵便局長は週に一度サンタフェにある郡庁所在地まで往復六〇キロほどの道のりを馬で行き来し、郵便物を収集していた。あと一〇年もたてばゴーストタウンと化す運命にあった木造の建物も散見されたが——現在はかつての存在の証として墓地が残っているだけである。しかし近隣のほかの町には活気があった。コープランドでは、ステビンス・キャッシュ・

ストアが食料雑貨や靴、衣料雑貨、食器類、金物類、道具類、ペンキ、油などを販売し、サブレットには銀行がなかったため、S・E・ケイブが不動産を担保に七・五パーセントで金を貸していた。

ここでは土地と収穫物と家畜がすべてであり、堆肥の臭いが文明をかもしだしていた。牛や豚や鶏がそこらじゅうにいたため、農民は豚や鶏のすぐそばで暮らしていた。犬もたくさん飼われていたが、飼い主はよその牛を追いまわさないよう必ず自分の飼い犬をしつけた。そうしないと銃で撃たれかねないからだった。

両極端が見られる土地だった。乾燥してシマロン川の河床はひび割れ、水が流れていないことも多く、一九一八年二月の地元紙の一面に、「しとしとと雨が一日中降り、ありがたいことに雨量が一〇〇分の二七インチ（六・六ミリ）に達した」[1]という記事が出るほどだった。だが、牧場主の家を水浸しにしたばかりか、この地域の最古にして最大の永続的ビジネスである、三万頭の牛を放牧する牧場を壊滅させた一九一四年のように、激しい雨がときとして洪水を引き起こすこともあった。夏には太陽で大草原は色あせ、ゆらゆらと陽炎が立つほどの熱波で乾ききった。冬にはこの世のものとは思えない強風が平原を何百キロにもわたって何ものにも遮られることなく吹きすさび、体感温度はマイナス四五度を下まわるほどにもなった。そうなるとこの地域はロシアのステップと同様、凍てついて何もない最果ての地のように見えた。さらに、竜巻からまさに目も開けられないほどのブリザードまで、猛烈な嵐があたり一帯を苦しめた。しかも、こうした両極端な自然は季節ごとに訪れた。ところがたった一度、これとは別の極端な自然現象が訪れた。

疫学的な証拠によると、一九一八年の初頭、カンザス州ハスケル郡で新型のインフルエンザウイルスが発生したとされている。さらに、このウイルスは州を東に横断し、広大な陸軍基地へと広がり、そこからヨーロッパに渡ったとも言われる。その後、北米、ヨーロッパ、南米、アジア、アフリカ、太平洋の孤島、そしてついに世界中へとウイルスが蔓延しはじめた。ウイルスの通り過ぎた跡を追うように、吹きすさぶ風にも似た会葬者の号泣がやまなかった。

ここでいう証拠とはローリング・マイナー博士がもたらしたものであった。

医師の悩み

ローリング・マイナーは非凡な男だった。西部で最も歴史のある大学、オハイオ州アセンズのオハイオ大学の卒業生で、古代ギリシャに夢中だった古典学者でもあり、一八八五年にこの地にやってきた。辺境の住民たちとはかなり異なる経歴を持っていたにもかかわらず、マイナーはこの地域に順応し、うまくやっていた。

マイナーは多くの点で大きな男だった。骨張った巨体、カイゼル髭をたくわえ、無愛想で、愚か者には容赦しない——酒に酔っているときは特にそうだったし、そういうことがたびたびあった——人物だった。[2] ある種の反骨精神も彼の大きさの一部だった。何年間も教会に足を踏み入れたことがなかった。定期的にギリシャ語の古典を読み返していたが、ナイフで豆を食べるのも平気だった。そして三〇年後にはこの草原地帯で、医学とは関係のない分野で小帝国を築いた。オッドフェロー〔秘密共済組合オッドフェロー独立共済会の会員〕の前会長(ノーブルグランド)で郡の民主党議長や郡検死官を歴任、郡の保健衛生担当官も務めた。ドラッグストアや食料雑貨店を所有し、患者には自分の店で購入するように求め、カンザス西部で一番の大地主の家の婿に入った。ハスケルにもやはり社会奉仕をする階層があり、戦時中〔第一次世界大戦を指す〕にはマイナーの妻は郡の赤十字婦人労働委員会委員長という肩書にものをいわせ、彼女から何かを頼まれて断れる者などほとんどいなかった。それればかりか郡の大半の女たちも赤十字の労働に携わっていた——かけ値なしの過酷な労働で、農作業にも匹敵するほど厳しいものであった。

だがマイナーはさらに、医学教育は制度よりも成果が決め手になるというウエルチの意見も自分で実践してみせた。疾病の原因は細菌であるとする理論が確立される以前に、人里離れた地域で開業した医師であったにもかかわらず、マイナーは即座にこの意見を取り入れて医療の驚くべき進歩に対応し、仕事場に研究室を設けてジフテリアや破傷風の新しい抗毒素の使い方についても学んだ。一九一八年には、息子の一人も立派な科学教育を受けた医師になり、すでに海軍で働いていた。自分の科学知識を誇りにしていたマイナーは、数々の問題に知恵を絞った。患者たちは、たとえしらふでもほかの医者に診てもらうくらいなら、酔ったマイナーに診てもらったほうがいいとまで言った。

マイナーの医療活動の範囲は数百平方キロにわたった。マイナーはそれが気に入っていたのかもしれない。広大な空間、両極端な自然、一発の銃弾と同じくらい凶暴に牙をむきかねない突風、患者へ往診に費やす時間、ときには馬や幌付き四輪馬車で、ときには車で、そしてときには汽車で――マイナーのために車掌は汽車の出発を遅らせてくれ、冬には規則を犯してまで、マイナーが駅員室のストーブの横で汽車を待つことを駅長が許してくれたものだった。[3]

しかし、一九一八年の一月後半から二月初旬にかけて、マイナーにはほかの悩みがあった。一般的な症状のように見えるものの、あまりにも激しい症状――猛烈な頭痛と体の痛み、高熱、乾いた咳を患者の一人が呈していたからだ。もう一人、さらにもう一人、サンタナで、サブレットで、サンタフェで、ジーンで、コープランドで、そして人里離れた農場で患者が増えていった。

マイナーはインフルエンザを診察することが多く、この病気もインフルエンザと診断した。それにしても、こんなインフルエンザは見たことがなかった。凶暴で、体中で急速に進行し、ときに死に至ることすらあった。実際このインフルエンザで、まもなく何十人もの患者——郡で一番丈夫な人たち、最も健康で、最も頑丈な人たち——が、まるで銃で撃たれたかのように突然バタバタと病に倒れていった。

マイナーはこの病に全精力を傾けた。血液や尿や痰のサンプルを採取し、息子の手ほどきで上達した検査技術も活用した。手持ちの医学の教科書や雑誌も調べ尽くした。州のその地域にいる数少ない同僚にも電話で問い合わせた。公衆衛生局にも連絡をとったが、なんの支援もアドバイスももらえなかった。そういうなかで、わずかながらもできる限りの手は尽くした。ジフテリアの抗毒素を試してみたが効果はなかった。おそらく破傷風の抗毒素さえも——病気に対抗する体の免疫システムを活性化させるものなら何でも——試したに違いない。

地元紙の『サンタフェ・モニター』は、戦時下の士気を損なうまいとの懸念があったのか、死亡者に関してほとんど触れていなかったが、中ほどの紙面では次のように報じていた。「エバ・バン・アルスタイン夫人が肺炎。幼い息子のロイは現在回復。ラルフ・リンデマンは依然としてかなりの重症。ゴルディ・ウォルゲハーゲンは妹のエバが病気だがビーマン・ストアで働いている。ホーマー・ムーディは重症と伝えられる。アーネスト・エリオットの若い息子マーティンが肺炎。ピーター・ヘッサーの子どもたちは喜ばしいことに順調に回復した。J・S・コックス夫人は回復傾向にあるものの、依然としてかなり衰弱。今週はラルフ・マッコーネルがかなりの重症」[4]などなど。

すでにマイナーのところにはこの病気による患者が殺到していた。ほかのことはすべて棚上げして、凍てつく夜を徹して馬で家路をたどる間——自動車だったらできないことだが——幌付き四輪馬車のなかでしばし眠ったこともあった。ことによるとマイナーは、ペロポネソス戦争中に人口の三分の一が死亡し、町を壊滅させたとされている謎の病、アテナイの疫病にぶつかっているとさえ思ったのではなかろうか。

まもなく病気は消滅した。三月半ばには健康な子どもたちがきて学校が再開された。男も女も仕事に戻った。人々は再び戦争のことで頭がいっぱいになった。

しかしマイナーは依然としてこの病気のことで深く悩んでいた。自分のところの患者だけでなく、ほかの人々にまで病気が及んでいるのではないかと恐れていた。インフルエンザは「報告義務のある」疾病——法律によって内科医が報告を義務づけられた病気——ではなく、州や連邦の公衆衛生局が追跡する疾病でもなかった。

だが、マイナーは自分の経験したことがあまりにも異常で、このような病気の発生に危惧を抱き、正式に国の公衆衛生当局に警告を発した。

『公衆衛生報告』は、米国公衆衛生局が北米やヨーロッパのみならず、サイゴンやボンベイ〔現在のムンバイ〕、マダガスカル、キトといった世界中のあらゆる地域で起こったあらゆる伝染病の発生を防疫官に警告するために発行されている専門週刊誌だった。黄熱病やペストといった致死性の高い疾病のみならず、はるかに脅威の少ない疾病についても追跡し、特にアメリカでは、おたふく風邪や水疱瘡や麻疹も追跡していた。一九一八年の前半、世界各地で発生していたインフルエンザについて言及したのは唯一、この雑誌に掲載された「重症型インフルエンザ」[5]というマイナーの警告記事だけであった。この春出版されたほかの医学雑誌にもインフルエンザ発生に関する記事は掲載されていたが、いずれもハスケル以降のものであったし、公衆衛生に対する警告として出されたものでもなかった。ハスケル郡は、凶暴化した新型インフルエンザウイルスが一九一八年に強引に人間に入り込んでいった最初の発生地であったことにいまも変わりない。

のちにわかったことだが、郡の総人口に対するハスケル郡の死亡率は、インフルエンザの猛威がピークに達した時点でも、その年後半の米国全体の死亡率から見るとわずかなものでしかなかった。

インフルエンザに罹患した人々は通例、感染後わずか七日間あるいは往々にしてそれよりも短い期間に限りウイルス、つまり他人に感染する可能性のあるウイルスを放出する。それ以降は、咳をし続けようが、くしゃみをし続けようが、病気を広めることはない。ハスケル郡のように人口も希薄でほかと隔絶された地域であれば、郡で感染したウイルスはそこで死滅して外部の世界に広がるようなことはなかったかもしれない。あること、つまり戦時下でなければそれで終わりになるはずだった。

カンザス州ジーン在住のホーマー・ムーディなど十数人の住民が病に倒れたのと同じ週に、ディーン・ニルソンという若い兵士が、五〇〇キロほど離れたところにある広大なフォートライリー軍用地内のキャンプ・ファンストンから休暇でジーンに帰省していた。『サンタフェ・モニター』紙によれば「ディーンは軍隊生活が性に合っている」ようで、休暇が終わると当然のようにキャンプに戻っていった。アーネスト・エリオットもちょうど子どもの具合が悪くなった頃、ファンストンにいる弟を訪ねるためにハスケル郡のサブレットから出かけた。エリオットが帰宅したときには、子どもはすでに肺炎を起こしていた。二月二一日、近隣のコープランドのことを新聞は「この地域一帯で人々はほとんどがラ・グリプ〔インフルエンザの別名〕か肺炎にかかっている」[6]と書いた。二月二八日にはジョン・ボトムがコープランドを発ってファンストンに向かったばかりだと報じられた。「ジョンは理想的な兵士になるだろう」[7]

キャンプ・ファンストン

キャンプ・ファンストンにはこの地方で二番目に大きな兵営があり、平均して五万六〇〇〇人の若い経験の浅い兵士を抱えていた。キャンプはスモーキーヒル川とリパブリカン川が合流してカンザス川になる地点に設営された。この地方のほかのあらゆる訓練キャンプもそうだったが、ファンストンは一九一七年に文字どおり数週間で急造されたキャンプであった。陸軍はここで若者を戦場に送る準備をしたのである。

ここは陸軍の正規兵と、最近まで一般人だった男との間に典型的な緊張関係が見られるキャンプであった。例えばジョン・ドネリー少佐がスピード違反で憲兵隊に止められた際、少佐は師団長にこう弁明した。「自分は数度、キャンプと平行に走る道路上で、敬礼を怠ったかどで召集兵にやり直しをさせたことがあります。良心の問題として見逃せないケースですから、怠った理由がいかなるものであれ、弁明の余地などありません。こういう警備兵にやり直しをさせたようなことがよく思われなかったのかもしれませんが、結果としてこうした組織の隊員が私に対する反抗心や敵意を抱くようになりました[8]」

特にキャンプ・ファンストンとフォートライリーの司令官が同じでなかったこともあって、常に手前勝手な衝突が発生した。こうした衝突は、兵営の指揮をとっていたC・G・バロー少将がワシントンに公文書を送ったことでピリオドが打たれた。少将はスモーキーヒル・フラットに「スペシャリスト用訓練場」と称する施設をつくっておいた。実をいうとスモーキーヒル・フラットは、基地内にある三つのポロ競技場のなかでも最高のものだった。フォートライリーの司令官は一大佐の分際で、その脇に基地のごみ集積場を設置した。少将は「フォートライリー軍用地全体の指揮権[9]」を要請し、それが認められるや、大佐は指揮権を解かれた。

ファンストンは別の点でも典型的な基地であった。一九一七年から一八年にかけての冬は、記録的な寒波に襲われ、陸軍自体も認めているように、ほかの基地と同様にファンストンでも「兵舎やテントはすし詰め状態で暖房も不十分なうえに、兵士たちに満足のいく防寒衣も供給できなかった」[10]

したがって、各人がどの程度の空間を確保すべきかを詳述した軍規——衛生上の理由から書かれたものだが——は守られず、兵士たちは十分な衣類や寝具も与えられず、満足な暖房もないまま寝台に折り重なるように寝ていた。こうして彼らはストーブの周りになお一層体を密着させ、身を寄せ合わせざるを得なかった。

ハスケル郡から陸軍に徴兵された男たちはファンストンで訓練を受けた。この二カ所の間は、わずかながらも常に行き来があった。

三月四日、ファンストンでの診療呼集の際、ファンストンのある調理兵の一等兵(プライベート)から、インフルエンザで具合が悪いとの申告があった。三週間のうちに一一〇〇人を超える兵士の体調が悪化し入院せざるを得なくなり、さらに数千人——正確な人数については記録が残っていない——が基地周辺に散在する病院での治療を必要とした。二三七人が肺炎を起こし、そのうち約二〇パーセントが入院したものの、死亡者はたった三八人であった。この数は通常のインフルエンザで見込まれる死亡者数よりは高かったものの、注目を集めるほどでなく、ハスケル郡の死亡率よりもはるかに低かったうえに、その後に見られた死亡率よりはるかに低かった。

あらゆるインフルエンザウイルスは常に変異を続けている。ファンストンでの大発生のタイミングから考えると、キャンプでのインフルエンザ発生はハスケルからもたらされた感が強い。ハスケルが発生源であるとすれば、ファンストンにウイルスを持ち込んだ人間が誰であれ、ウイルスの穏やかな変異種を持ち込んだのであり、ただしそれは致死性のウイルスに変異する可能性を持つ種でもあった。

一方ファンストンは、敵を殺すという任務を担った兵士をアメリカのほかの基地やヨーロッパに絶えず送り出していた。やがて彼らは想像以上にその能力を発揮することになるのだった。

第2章　ウイルスの謎

一九一八年から一九年にかけてのインフルエンザの世界的な蔓延が実際にカンザス州ハスケル郡に端を発したのかどうか、絶対的な確信を持って判断できる者はいないだろう。起源についてはほかの説もある（それについては、下巻二八四〜二八九ページを参照）。しかし世界的な蔓延を生き延び、科学者としての経歴の大半をインフルエンザの研究に費やしたノーベル賞受賞者のフランク・マクファーレン・バーネットはのちに、一九一八年のインフルエンザの世界的流行がアメリカから始まり、インフルエンザの拡大が「戦況、特に米軍のフランス到着に密接に関連」していたという証拠は「大いに示唆に富む」ものだと結論づけている。[1]ほかの数多くの科学者も彼の意見に賛成する。さらにその証拠から、キャンプ・ファンストンが米国における最初の大規模なインフルエンザ発生を経験したことを強くうかがわせる。もしそうであれば、インフルエンザが蔓延したハスケル郡からファンストンへの人の移動を考えても、ハスケル郡がインフルエンザ発生の地であったという感が強い。

インフルエンザの発生地がどこであれ、その次の段階で起こった事柄を理解するうえでは、まずウイルスと突然変異群（ミュータント・スウォーム）の概念を理解しなければならない。

ウイルスはそれ自体が生命の端に存在する謎であり、ただの小さな細菌とは異なる。細菌はたった一つの細胞から構成されているが、完璧に生きている。細胞のそれぞれが代謝をおこない、餌を必要とし、排泄物を出し、分裂して繁殖する。

ウイルスは食べたり、エネルギーを獲得したりするために酸素を燃やしたりしない。代謝といえるようなどんなプロセスにも携わらない。排泄物も出さない。交接もしない。偶然であろうと意図的であろうと副産物も生み出さない。単独では繁殖すらしない。完全な生物には劣るが、不活性の化学物質の集合体よりも優れている。

ウイルスの起源についてはいくつかの説があり、それらの説は互いに相容れないものではない。それらの説をすべて裏付ける証拠は存在するし、さまざまなウイルスが異なる方法で発達してきた可能性も否定できない。

少数派の意見では、ウイルスは自ら複製をおこなうことのできる最も原始的な分子として単独に生まれたという説がある。もしこれが本当であれば、より高度に進化した生物は、そうしたウイルスから進化した可能性もあるだろう。

その逆を考えるウイルス学者のほうが多い。ウイルスは、より複雑な生体細胞(リビングセル)として生まれ、より単純な生物に進化——いや、もっと正確に言えば退化——したとする説である。この説は、病原体の一部である「リケッチア」属などある種の生物にあてはまるようである。リケッチアはウイルスと考えられていたが、いまでは細菌とウイルスの中間に位置するものと考えられている。かつてリケッチアは単独生活に必要な活動能力を持っていたが、いまは失ってしまったと研究者は考えている。ハンセン病桿菌(かんきん)もある種複雑なもの——多くの働きをするもの——から単純なもの——ほとんどなんの働きもしないもの——へと移行したようだ。三つ目の説は、ウイルスはかつて細胞の一部、つまり細胞小器官であったが、分離して独自に進化しはじめたという主張である。

その起源がいかなるものであれ、ウイルスにはたった一つの機能しかない。自己複製である。しかしほかの生物(ウイルスを生物と考えるならば)と違い、ウイルスは自己複製すら自分ではおこなわない。エネルギーを持っている細胞に侵入して、あたかも人形師のように外部から細胞を蝕み、乗っ取り、数千、場合によっては数十万もの新たなウイルスを無理やり細胞につくらせる。こういうことをおこなう力がウイルスの遺伝子には備わっている。

感染性生物

ほとんどの生物では、一本の長いフィラメントに似たDNA、つまりデオキシリボ核酸の分子沿いに遺伝子が伸びている。しかしウイルスの多くは──インフルエンザ、HIV、SARS（重症急性呼吸器症候群）の原因となるコロナウイルスを含め──自らの遺伝子をRNA、つまり、より単純だがより不安定な分子であるリボ核酸に遺伝暗号化している。

遺伝子はソフトウエアに似ている。コンピュータコードのビット配列がコンピュータに何をすべきかを──ワープロのプログラムやコンピュータゲームを実行しようと、インターネットで検索をおこなおうと──命令するのとまったく同じである。遺伝子は細胞に何をすべきかを命令する。

コンピュータコードは二進法の言葉である。文字はたった二つしかない。遺伝子のコードは四文字を使い、それぞれがアデニン、グアニン、シトシン、チミン（RNAではチミンがウラシルにかわる）という化学物質を表す。実際には、きわめて長い文字の配列である。

DNAとRNAはこうした化学物質のつながりで、実際には、きわめて長い文字の配列である。ときにはこうした文字が明確な意味をなす単語や文をつくらないことがある。事実、ヒトのDNAの九七パーセントには遺伝子が入ってないので、「ナンセンス」DNAとか「ジャンク〔がらくた〕」DNAと呼ばれる。

しかし、文字が実際に意味のある単語や文を明示した場合には、その配列は定義でいうところの遺伝子になる。

細胞内のある遺伝子が活性化すると、遺伝子は細胞に特定のタンパク質をつくるよう命じる。体の組織を形成するにあたってタンパク質は煉瓦(れんが)のように使うことができる(組織づくりを仕上げるのは人がふだん食べているタンパク質である)。しかし、タンパク質はまた、さまざまなプロセスを開始したり中止したりするためのメッセージを送ったり、体内で起こる大半の化学反応にかかわったりする、きわめて重要な役割を担っている。例えばホルモンであると同時にタンパク質でもあるアドレナリンは、心臓をフル回転させて闘争(ファイト)したり逃走(フライト)したりといった臨機応変の反応を生み出す。

首尾よく細胞内に侵入すると、ウイルスは細胞のゲノム〔全遺伝情報〕に自分の遺伝子を注入し、ウイルスの遺伝子は細胞の遺伝子からその支配権を奪う。こうなると細胞の内部組織は自分に必要なものでなく、ウイルスの遺伝子が要求するものをつくりはじめる。

こうして細胞は何十万ものウイルスのタンパク質を製造し、それがウイルスのゲノムのコピーと結びついて新たなウイルスが生まれる。そのあとで新しいウイルスは細胞から出ていく。この過程で、新たに生まれたウイルス粒子が細胞表面を突き破りほかの細胞に侵入するとたいていの場合、宿主細胞はほとんど必ず死んでしまう。

だが、ウイルスは一つの任務しか果たさないとはいえ、単純ではない。また原始的でもない。高度に進化し、その焦点には狂いがなく、完全に生きているどんな生命と比べても活動効率が高いため、ウイルスは完璧に近い感染性生物だといえる。そしてインフルエンザウイルスは、こうした完璧な生物のなかでも最も完璧なものだ。

接触と結合

最初の偉大な現代建築家ルイス・サリバンは、形態は機能に従うと喝破（かっぱ）した。ウイルスを理解するうえで、さらに言えば生物学を理解するためには、サリバンが述べたように、ものの名前を付けるだけの単語としての言葉ではなく、三次元の言葉、つまり形のある言葉で考えなければならない。というのも生物学においては、とりわけ細胞や分子のレベルでは、ほとんどすべての働きが最終的には形や物理的構造――いわゆる「立体化学」によって決まるからである。

この言葉は、ピラミッド、円錐、スパイク（突起）、キノコ、ブロック、ヒュドラ〔ギリシャ神話に出てくる九つの頭を持つ水蛇〕、傘、球、エッシャー〔オランダの版画家（一八九八―一九七二）〕の作品のような襞（ひだ）状によじれたリボンと、まさに想像できる限りのあらゆる形式のアルファベットで書かれている。それぞれの形式は精緻で完璧に細部まできっちりと規定され、それぞれがメッセージを伝える。

基本的には体内に存在するものはすべて——体の一部であろうとなかろうと——ほかのものとは異なる構成要素として実体を確認できる表面形態や印や部分を持っているか、ないしはその形や存在全体がそうしたメッセージを含んでいる(後者の場合、純粋な情報やメッセージであり、「メディアはメッセージである」と言ったマーシャル・マクルーハン〔カナダのコミュニケーション理論家(一九一一—八〇)〕の説を完璧に具象化している)。メッセージを読むことは点字を読むのと同様に、親近感の生まれる働き、つまり接触と感性を伴う働きである。体内にあるものはすべてこのように接触によってメッセージを送受して通じ合う。

こうしたコミュニケーションは、丸い杭を丸い穴にはめるのとほとんど同じ方法でおこなわれる。ぴったり合うと、つまり互いの大きさが合うと、杭と穴が「結合する」。体内にあるさまざまな形は通常丸い杭よりも複雑だが、考え方は同じである。

体内では細胞やタンパク質やウイルスそのほかあらゆるものが常に互いにぶつかり合って、物理的な接触をおこなっている。一方の突起物が他方とまったく合わなければ、それぞれが離れてしまい、何も起こらない。

しかし、一方が他方を補完すると、働きは次第に密接になる。両方が申し分なくぴったり合った場合は「結合する」。ときには丸い穴にはめた丸い杭のようにはまり具合がゆるいこともあり、その場合は離れてしまう可能性もある。戸棚の扉につけた簡単な錠に合う万能キーのようによりうまくはまる場合もあれば、ときには安全度がもっとはるかに高い錠にはまる変化キーのように、寸分の隙間もなくきっちり合うこともある。つづいて、さまざまな事象が繰り広げられる。変化が起こり、身体が反応する。こうした結合の結末は、セックスや愛、または憎悪や暴力的行為と同じで、劇的あるいは破滅的なものになりかねない。

A型ウイルス

インフルエンザウイルスには三つの異なる型がある。A型とB型とC型だ。C型で人が病気になることはめったにない。B型は病気の原因にはなるが、大流行しない。インフルエンザA型ウイルスのみがエピデミックやパンデミックを引き起こす。エピデミックとは地域的あるいは一国内の発生のことであり、パンデミックとは世界的な発生のことである。

インフルエンザウイルスはヒトに由来するものではなかった。ウイルスの自然宿主はトリであり、インフルエンザウイルスの変異型はヒトよりもトリに数多く存在する。しかし、トリとヒトでは病態がかなり異なる。

トリの場合、ウイルスは消化管に感染する。トリの糞に大量のウイルスが含まれていて、感染性のウイルスにより湖その他の水源が汚染されかねない。

トリのウイルスに大量にさらされた場合にはヒトに直接感染することもあるが、トリのウイルスがヒトからヒトに感染する可能性はない。はじめにトリのウイルスが変化しなければ、あるいははじめにヒトに適応するようなことがなければ、感染は起こり得ない。

こういう事態はめったに起こらないが、起こることは起こる。媒介役の哺乳類、特にブタを経由して、ウイルスがブタからヒトに飛び移ることもあるからだ。今後新型のインフルエンザウイルスが実際にヒトに適応するようなことがあれば必ず、世界中に広がりかねない。パンデミックとなる可能性がある。

パンデミックは次から次へと波のように発生することが多く、累積「罹患(りかん)」率――発生の波全体を合わせた罹患者数――は五〇パーセントを超えることも多い。あるウイルス学者は、インフルエンザの感染力があまりにも強いので、感染症のなかでもインフルエンザを「特殊な事例」とか、「非常に効果的に感染するため、感染しやすい宿主がいるとは言えなくなってしまう」と言う。[2]

インフルエンザやそのほかのウイルスは――細菌と異なり――喉の痛みをはじめとする呼吸器感染症全体の約九〇パーセントの原因となる。[*] コロナウイルス(SARSのみならず一般的な風邪の原因)やパラインフルエンザウイルス〔風邪の原因になるウイルス〕そのほか多くのウイルスは、すべてインフルエンザと似た症状を引き起こし、インフルエンザと混同されることも多い。その結果、軽度な呼吸器感染症を「感冒」と呼んで片づけてしまう。

だが、インフルエンザは単なるたちの悪い風邪とは違う。明確な一連の症状と疫学的病態を持った、きわめて特異な疾患である。ヒトの場合、インフルエンザウイルスは呼吸器系のみを直接攻撃し、肺の奥深くまで入り込むにつれ、危険度がどんどん増していく。間接的には身体の多くの部分に影響を及ぼし、軽度な感染の場合でも筋肉痛や関節痛、強烈な頭痛や衰弱を引き起こすことがある。はるかに重篤な合併症に結びつく可能性もある。

インフルエンザ患者の圧倒的多数は通常一〇日以内に完治する。こうした理由、またその病気が一般的な風邪とまぎらわしいという理由があるので、インフルエンザが不安な目で見られることはめったにない。

だが、全体としてあまり大きい危険を招かない発生であっても、インフルエンザはきわめて多数の人々を襲うため、最も穏やかなウイルスの場合でもたいてい死者が出る。

＊にもかかわらず、現在は内科医に抗生物質を要求する人が多く、内科医がそれを処方することがたいへん多い。しかし抗生物質はどのようなものであれ、ウイルスには効果がない。抗生物質を投与すれば、細菌が抗生物質への抵抗力を高める手助けをするだけである。抗生物質にさらされて生き残った細菌は抗生物質に免疫を持ってしまうからである。

現在米国では、エピデミックやパンデミックにならなくても、インフルエンザで年間平均三万六〇〇〇人が死亡すると疾病対策センター〔疾病撲滅・疫学研究・教育を目的とする米連邦政府の施設、略称CDC〕はみている。

とはいえ、インフルエンザは地方病（エンデミック）、つまりいつも身近に存在する病気とは限らず、地域的流行や世界的流行の形で襲来することがある。しかもパンデミックの場合には、地方病よりも致死性が強くなり――ときには比べものにならないほど強い致死性を持つことがある。

いままでの歴史のなかで、だいたい一世紀に数回は定期的にインフルエンザの世界的流行が起きている。新型のインフルエンザウイルスが出現すると、世界的流行が起こる。しかも、インフルエンザウイルスの性質上、新型ウイルスの出現を食い止めることはできない。

攻撃のメカニズム

インフルエンザウイルスはエンベロープに包まれた被膜ウイルスで、そのなかにウイルスのゲノム、つまりインフルエンザウイルスを決定する八つの遺伝子が入っている。

通常は球形で（別の形状をとることもある）、直径が約一万分の一ミリメートル、異なる形状をした二つの突起物――一方はスパイク〔トゲ〕に似た形、もう片方はだいたい木のような形をしている——の森が表面から突き出したタンポポの花のような形をしている。

これらの突起物こそウイルスが実際に攻撃をするときのメカニズムである。この攻撃と身体との防衛戦において、形状が結果を左右するありさまがよくわかる。

スパイクに似た突起物は血球凝集素（ヘマグルチニン）である。ウイルスが細胞に衝突すると、血球凝集素は呼吸器の細胞表面から出てきたシアル酸の分子と軽く接触する。

血球凝集素とシアル酸はともにぴったりはまり合う形をしているため、血球凝集素はまるで手袋に入れる手のようにシアル酸の「レセプター〔受容体〕」と結合する。ウイルスが細胞膜に次々と接触するにつれ、血球凝集素のスパイクとシアル酸のレセプターがどんどん結合していく。スパイクが大型船に投じた海賊の引っかけ錨のような働きをして細胞としっかり結合するのである。この結合でウイルスと細胞がしっかり結びつくと、ウイルスは最初の任務を果たしたことになる。「吸着」つまり標的細胞への付着である。

この段階は、細胞の死の始まりとウイルスの侵入開始の成功とを示している。

まもなくウイルス直下の細胞膜にくぼみが生じ、インフルエンザウイルスは細胞膜に取り囲まれ、「小胞」と呼ばれる一種の泡に入って完全に細胞内に侵入する（何らかの理由でインフルエンザウイルスが細胞内に侵入できない場合には、分離して侵入可能な別の細胞と結合する。こういうことができるウイルスはほかにほとんどない）。

細胞膜上で細胞と融合する——ほかの数多くのウイルスはそうしている——のではなく細胞内に入り込むことで、インフルエンザウイルスは免疫システムから身を隠す。体の防御機構はウイルスを見つけて殺すことができなくなる。

この小胞、つまりこの泡の内部で血球凝集素は、酸性化した環境にさらされるにつれて形状を変化させ、新たな可能性を生み出す。この酸性環境で血球凝集素は二つに割れ、折りかさなってまったく異なる形状へと変化する。この折りかさなるプロセスは、ソックスを脱ぎ裏返して拳(こぶし)を入れるのに多少似ている。細胞の運命はいまや風前の灯である。血球凝集素の新たな露出部分が小胞と作用し合って、ウイルス膜が溶けはじめる。ウイルス学者はこれをウイルスの「脱殻」と細胞との「融合」と呼んでいる。まもなくインフルエンザウイルスの遺伝子が細胞内に流れ込んで細胞核に侵入すると、自身を細胞のゲノムに注入して細胞自身のゲノムの一部と入れ替わり、命令を始める。細胞は自己のタンパク質ではなく、ウイルスのタンパク質を製造しはじめるのである。数時間のうちに、これらのタンパク質とウイルス遺伝子の新たなコピーとが組み合わされる。

その一方で、ウイルス表面から突き出たもう片方の突起物であるノイラミニダーゼは別の働きをする。電子顕微鏡写真では、ノイラミニダーゼが細い茎から伸びる箱のような形の頭を持っているのがわかり、その頭には同じ形をした六枚羽のプロペラのようなものが四つ付いている。ノイラミニダーゼは細胞表面に残っているシアル酸を分解する。

こうすることで、インフルエンザウイルスと結合するシアル酸の能力を無効にする。

この機能はきわめて重要である。これがなかったら、新しいウイルスが細胞から放出された際に、ハエ取り紙にくっつくように捕らえられてしまうからだ。死滅した細胞の朽ちかかっている細胞膜上のシアル酸レセプターと結合して逃げ出せなくなってしまう。ノイラミニダーゼは新しいウイルスが脱出して別の細胞に確実に侵入できるようにする働きをしているのだ。この場合もやはり、このような機能を持つウイルスはほかにほとんど見当たらない。

インフルエンザウイルスが最初に細胞に付着してから細胞が破裂するまでに通常一〇時間ほどかかるが、それより短い場合があるし、めったにないことだが、長くかかる場合もある。こうして一〇万から一〇〇万もの新たなインフルエンザウイルスの群れが破裂した細胞から放出される。

「群れ」という言葉にあてはまるものはこれだけにとどまらない。

突然変異

生物が繁殖するときには必ず、その遺伝子が自己の正確な複製をつくりだそうとする。しかしときにはこのプロセスで何らかの間違い——突然変異——が生じることがある。

これは遺伝子がヒトのものであっても、植物あるいはウイルスのものであっても、間違いなく起きる。しかし生物が高等になればなるほど、突然変異を防ぐためのメカニズムがたくさん存在する。ヒトの突然変異速度は細菌に比べてはるかに遅く、細菌の突然変異速度はウイルスよりもはるかに遅い——そしてＤＮＡウイルスの変異速度はＲＮＡウイルスよりもはるかに遅い。

ＤＮＡには複製の際の間違いを減らすための一種の校正メカニズムが組み込まれている。ＲＮＡには校正メカニズムがいっさいなく、突然変異から身を守る術がない。したがって遺伝情報を運ぶのにＲＮＡを利用するウイルスの突然変異速度は、どんなＤＮＡウイルスと比べても一万倍から一〇〇万倍も速い。[3]
また、異なるＲＮＡウイルスは異なる速度で突然変異する。数種類のウイルスについては突然変異の速度が速すぎるため、ウイルス学者はそれらを同一ウイルスの複製集団というよりもむしろ、いわゆる「類似種」とか、「突然変異群」[4]としてとらえている。
こうした突然変異群には、近縁ではあるが異なるウイルスが何兆も含まれている。単細胞からできたウイルスにさえ、数多くの異なる自己の変異種が入っているし、総じて変異群には遺伝情報のありとあらゆる前兆変異（プレミューテーション）が見られるのが普通である。

こうした突然変異の大半はウイルスの機能を妨げ、即座にウイルスを破壊するか、もしくは感染能力を破壊してしまう。しかし突然変異はほかにもあって、ときとして遺伝情報一個、つまり一つの文字に生じるが、ウイルスは新たな状況に即座に適応できるようになる。こうした類似種や突然変異群が異なる環境をすばやく行き来し、薬剤への耐性をも瞬時に獲得する理由は、まさしくこの適応性にあるといえる。ある研究者が述べたように、急速な突然変異のため「ＲＮＡ（ウイルス）感染を伴う病気は進行の秩序を失う」[5]。

インフルエンザはＲＮＡウイルスである。ＨＩＶやコロナウイルスも同じだ。そしてＲＮＡウイルス全体のうち、インフルエンザとＨＩＶは突然変異の速度が最も速いウイルスの部類に入る。インフルエンザウイルスは突然変異の速度があまりにも速く、増殖過程で細胞から放出された一〇万から一〇〇万個のウイルスの九九パーセントは不完全なため、別の細胞に感染したり再び増殖したりすることはできない。しかしそれでも別の細胞への感染能力を持つ一〇〇〇から一万個のウイルスが残るのである。

インフルエンザやＨＩＶには、そうした類似種や突然変異群という概念があてはまる。両方とも、薬剤耐性の突然変異が数日内に発生する恐れがある。しかもインフルエンザウイルスは急激に増殖する――ＨＩＶよりもはるかに速い。したがって適応する速度も速く、あまりにも速すぎるために免疫システムが対応できない場合も多い。

第3章　免疫システム

感染は暴力行為であると同時に侵略や略奪の行為でもあるため、身体は激しく反応する。一八世紀の偉大な生理学者ジョン・ハンターは、生命とは腐敗や感染に抵抗する力であると定義した。[1] この定義に異議を唱える人がいるにしても、腐敗への抵抗とは、まさに生きる力を定義している。

身体を防御してくれるのは身体の免疫システムであり、各種の白血球や抗体や酵素、毒素、その他のタンパク質が、きわめて複雑に入り組んで織り交ざり連携し合っている。免疫システムの鍵は、身体に属するものとしての「自己」と、身体に属さないものとしての「非自己」を区別することである。こうした能力は、重ねて述べるが、形態の言葉を読み取る働きによる。

免疫システムの構成要素——白血球、酵素、抗体、その他の要素——は体中を駆け巡り、体の隅々にまで行き渡っている。他の細胞やタンパク質や生物に出くわすと、物理的な目印や構造に反応して、それらを読み取るが、それはインフルエンザウイルスが細胞を探して見つけ出し、細胞に結合する際の様子となんら変わりがない。「自己」の目印を持っていれば、免疫システムは何もしない（少なくとも免疫システムが正しく機能している場合には、そうである。免疫システムが自己の身体を攻撃する場合は、狼瘡や多発性硬化症などの「自己免疫疾患」にかかっているときである）。しかし「非自己」――外部からの侵入者や、病気にかかった自己の身体細胞――を感知すると、免疫システムが反応し、実際に攻撃を仕掛ける。

免疫システムが感知し読み取り結合する物理的目印は「抗原」と呼ばれる。この単語は、ごく簡単に言えば、免疫システムを刺激して反応を起こさせるものすべてを指している。

免疫システムの一部、いわゆるナチュラルキラー細胞などは、非自己の目印や異物と認識される抗原にはすべて攻撃を仕掛ける。こういった働きは「先天的」または「非特異的」免疫と呼ばれ、感染後数時間内に反撃を仕掛ける第一線の防御の役割を担う。

しかし免疫システムの大半は、ターゲットや焦点がそれよりもきつく絞られ、きわめて限定的に働く。例えば、抗体は認識した標的抗原に結合するため、抗体表面に数千のレセプターを持っている。それら数千のレセプターはすべて同一である。したがって、これらのレセプターを持つ抗体は、例えば、その抗原を持つウイルスだけを認識して結合する。ほかのいかなる侵入生物とも結合しない。

免疫の非特異的反応と特異的反応の橋渡しをするのが、樹状細胞と呼ばれる珍しいタイプの特別な白血球だ。樹状細胞は細菌やウイルスを無差別に攻撃し取り込んだあと、その抗原を「加工」し、抗原を「送り出す」——実際に樹状細胞は侵入した微生物をバラバラに細かく刻んで、優勝旗のようにその抗原を掲げる。

樹状細胞はその後脾臓やリンパ節に向かうが、そこには樹状細胞以外の数多くの白血球が集結している。これら樹状細胞以外の白血球は外部からの侵入者を抗原と認識できるよう学習するとともに、標的抗原や抗原の付着物全体を攻撃する膨大な数の抗体や白血球中のキラー細胞の生産工程を動かしはじめる。

異物である抗原を認識すると、身体が酵素を放出し並行して一連の反応が開始される。こうした酵素のなかには、体全体に影響を及ぼし、例えば体温を上げて発熱を促すものもある。直接標的を攻撃して殺すものもある。化学メッセンジャーとして働き白血球を侵入箇所に集めたり、キラー細胞が攻撃場所で血流から抜け出せるように毛細血管を拡張させたりするものもある。腫れや発赤や発熱はすべてこうした化学物質を放出した際の副作用である。

こうしたプロセス全体を「免疫反応」と呼び、いったん免疫システムが動員されれば、もう恐れることはない。しかし、プロセスの全行程をおこなうには時間がかかる。遅れると感染が身体への足掛かりを得て、致死性の手のつけられない状態になりかねない。抗生物質がない時代には、感染すると病原体と免疫システムの間で死への競争が始まった。もうだめかと思うほど病人の具合が悪くなっても、突然、奇跡的とも言えるほど、熱が下がって回復することもあった。こうした「危機による回復」は、免疫システムがかろうじて争いに勝った場合や反撃が大成功を収めた場合に生じた。

ところで、いったん感染に打ち勝った身体は利益も授かる。免疫システムは、生存者は強くなるという格言の典型であるからだ。

感染に打ち勝つと、特殊な白血球（「メモリーT細胞」と呼ばれる）と抗原に結合した抗体とが体内に残る。同じ抗原を持つ侵入者が再び攻撃を仕掛けてきても、初回に比べて非常にすばやく免疫システムが反応できるという仕組みだ。免疫システムがきわめて迅速に反応して新たに感染しても症状すら現れない場合、その病気に対して免疫を獲得したことになる。

ワクチン接種は人を抗原にさらして、そうした病気に反応する免疫システムを動員するものである。現代医学では、抗原のみを含むワクチンもあれば、感染能力を失わせた病原体を丸ごと入れたワクチン、生きてはいるが弱毒化した病原体を含んだワクチンもある。それらはすべて免疫システムに警告を与えて、その抗原を持っている物質が体内に侵入した際の身体のすばやい反応力を高められるようにするものである。

インフルエンザウイルスの場合にも当然、体内で同様のプロセスが起きる。インフルエンザから回復すると、免疫システムは感染したウイルスの抗原を即座に標的にするようになる。

だが、インフルエンザは免疫システムをかいくぐる術を持っている。

抗原ドリフト

インフルエンザウイルスの主な抗原は、ウイルス表面から突き出た血球凝集素とノイラミニダーゼである。だが、突然変異するインフルエンザウイルスの各部位のなかで、血球凝集素とノイラミニダーゼの突然変異の速度が最も速い。それで免疫システムはペースを合わせられないのである。

ウイルスの抗原は、RNAウイルス抗原でさえも、すべてがすばやく突然変異するわけではない。麻疹(はしか)ウイルスはRNAウイルスであり、インフルエンザとほぼ同じスピードで突然変異する。だが、麻疹の抗原は変化しない。ウイルスのほかの部位は変化するものの、抗原はそのままなのである（最も可能性の高い理由としては、麻疹ウイルスのうち、免疫システムが抗原として認識する部分が、ウイルス自体の機能に不可欠な役割を担っているためであろう。その部分が形状を変えてしまうと、ウイルスは生き残れない）。したがって一度麻疹に感染すれば、たいてい終生免疫が得られる。

しかしながら血球凝集素とノイラミニダーゼは形が変わり、しかも依然として機能する。その結果、突然変異によって免疫システムから逃れながら、ウイルスも壊れないでいられる。実際、突然変異速度があまりにも速いため、地域的流行の期間中にも、血球凝集素とノイラミニダーゼの両方が変化することも多い。

ときには突然変異によって引き起こされる変化がほんのわずかでしかないため、突然変異後も免疫システムが抗原を認識して結合し、同じウイルスによる二度目の感染に容易に打ち勝つことができる場合もある。

しかし、突然変異のおかげで、ときには免疫システムが読み取ることができないほど、血球凝集素やノイラミニダーゼの形が変わってしまうこともある。これまでの形に完璧に合っていた抗体が、新しい形にうまく合わなくなる。

この現象は頻繁に起こるため、「抗原ドリフト〔連続抗原変異〕」という名がつけられている。

抗原ドリフトが起こると、これまでの形と結合する抗体が備わる免疫システムを持つ人々にも、ウイルスは足掛かりを得ることができるようになる。言うまでもなく、この変わり方が大きければ大きいほど、免疫システムの反応効率は下がる。

抗原ドリフトを概念的に説明する一つの方法としては、白のパンツと緑のシャツ、緑のV字をあしらったヘルメットというユニフォームを着たフットボール選手を思い浮かべるといい。免疫システムはこのユニフォームを瞬時に認識して攻撃することができる。ユニフォームが多少変化しても――例えば、ほかの部分はまったく変えずに、緑のストライプを白のパンツに加えても――免疫システムはほとんど苦もなく、引き続きそのウイルスを認識する。しかし、ユニフォームを緑のシャツと白のパンツから、緑のパンツと白のシャツに変えてしまうと、免疫システムはそうやすやすとウイルスを認識できないであろう。

抗原ドリフトはエピデミックを起こす可能性がある。ある研究によれば、米国でそれと確認できるエピデミックが三三年間に一九回あったことがわかっている。これは隔年に一度以上の計算になり、米国だけを見ても、それぞれの流行について通常の病気によって出る数以上の、一万人から四万人もの「余分な死者」をもたらした。米国では、インフルエンザはエイズも含め他の感染症よりも多くの人々を死なせている。[2]

公衆衛生の専門家はこの抗原ドリフトをモニターするとともに、それに対応すべく毎年インフルエンザワクチンの調整をおこなっているが、完全に適応させることはこれからも不可能であろう。というのも突然変異の方向を予測したとしても、インフルエンザウイルスが突然変異する群れであるという事実は、ワクチンと免疫システムの両方をかいくぐることができるほど変異の大きいウイルスが必ず出現することを意味するからだ。

しかし抗原ドリフトがきわめて重大で、この現象から致死性のインフルエンザが生まれるとはいえ、大規模なパンデミックを引き起こすことはない。一八八九年から九〇年にかけて、あるいは一九一八年から一九年にかけて、そして一九五七年や一九六八年のような世界的流行を引き起こした爆発的なインフルエンザを引き起こすようなことはないだろう。

抗原シフト

世界的流行は通常血球凝集素かノイラミニダーゼのいずれか、または両方が激変したときに発生する。片方かまたは両方をコードするまったく新しい遺伝子が古い遺伝子にとってかわると、新しい抗原は古い抗原と形がほとんど変わってしまう。

これが「抗原シフト〔不連続抗原変異〕」と呼ばれるものである。

再度フットボールのユニフォームの例で言うと、抗原シフトはウイルスが緑のシャツと白のパンツからオレンジのシャツと黒のパンツに変わるのに等しい。

抗原シフトが起きると、免疫システムは抗原をまったく認識できなくなる。世界中で、こういう新型ウイルスから身を守ることのできる抗体を持っている人はほとんどいないだろうから、ウイルスは爆発的なスピードで人間集団に広がる。

血球凝集素（ＨＡ）には一五個、ノイラミニダーゼ（ＮＡ）には九個の基本型が存在することがわかっていて、亜型と結びついたさまざまな組み合わせが存在する。ウイルス学者はこれらの抗原の型によって、話題にされ調査の対象になっている特定のウイルスが何者かを確認する。例えば「H1N1」は一九一八年のウイルスに与えられた名称で、現在はブタに見られる。「H3N2」ウイルスはいま人間の間に流行しているものである。

抗原シフトは、本来ならトリに感染するウイルスが直接あるいは間接にヒトを攻撃する場合に起きる。香港で一九九七年に「H5N1」型と確認されたインフルエンザウイルスは直接ニワトリからヒトに広がり、一八人が感染、そのうちの六人が死亡した。トリとヒトではシアル酸レセプターが同じでないため、トリのシアル酸レセプターと結合するウイルスがヒトの細胞と結合する——ひいては感染する——ことはまずない。香港の場合、罹患した一八人がそうしたトリのウイルスに大量にさらされた可能性がきわめて高い。こうしたウイルスの群れ、つまり類似種のなかにヒトのレセプターと結合できる突然変異が含まれていた可能性があり、ウイルスに大量にさらされたことでその突然変異が犠牲者の体内に足掛かりを得たのではないか。だが、ウイルスがヒトに適応したわけではなかった。患者は全員ニワトリから直接感染していた。

しかし、こういうウイルスもヒトに適応しないとは限らない。動物のウイルスが丸ごとヒトに飛び移り、単純な突然変異を経て直接ヒトに適応することもあり得る。また間接的にもそうした事態が起こり得る。というのもインフルエンザウイルスには決定的かつ例外的な一つの特性があって、種の壁を乗り越えるのにとりわけ長けているからである。

インフルエンザウイルスは突然変異のスピードが速いだけでなく、そのゲノムが「分節」されている。これはつまり、ほかのほとんどのウイルスまたそれ以外のほとんどの生物では一本の核酸のストランド〔鎖〕に沿って遺伝子が連続しているのに対し、インフルエンザウイルスの遺伝子はそうなっていないことを意味する。インフルエンザの遺伝子は、八分節に分かれたRNAのストランドに乗って運ばれる。したがって二つの異なるインフルエンザウイルスが同じ細胞に感染した場合には、それらの遺伝子の「配列変更」が起こる可能性がきわめて高くなる。

配列変更すると、片方のウイルスが持つ遺伝子の分節の一部ともう片方のウイルスの分節の一部が混じり合う。異なる二組のトランプの札を切って、各組のカードが混ざった新しいトランプの組をつくるようなものだ。こうしてまったく新しい混成ウイルスが生まれ、一つの種から別の種へとウイルスが乗り移るチャンスが増える。

香港のトリインフルエンザに感染した人間が同時にヒトインフルエンザにも感染していたら、二つのウイルスの遺伝子がたちまち再集合していたかもしれなかった。一歩間違えば、人から人に即座に広がりかねない新型ウイルスが生まれていたかもしれなかった。しかも、そうした致死性のウイルスが人間に適応していたかもしれないのである。

インフルエンザウイルスは、媒介動物を通じても間接的に適応する。ブタが完璧な「ミキシングボウル」になっているという説を唱えるウイルス学者もいる。というのもブタの細胞のシアル酸レセプターはトリとヒトの両方のウイルスと結合できるからである。トリウイルスとヒトウイルスが同時にブタに感染するようなことがあればいつ何時でも、二つのウイルスの再編成が起こりかねない。そして人間に感染する恐れのあるまったく新しいウイルスが発生しかねないのである。一九一八年にはブタその他の哺乳類にインフルエンザが発生したことが複数の獣医によって指摘され、ブタはいまもなお、一九一八年に発生したウイルスの直系子孫からのインフルエンザに感染する。だが、このインフルエンザがヒトからブタに感染したものなのか、あるいはブタからヒトに感染したものなのかは不明である。

ニューヨークのマウント・サイナイ医療センターのピーター・パレーゼ博士はインフルエンザウイルスに関する世界有数の専門家の一人であるが、抗原シフトを説明するうえでミキシングボウル説を持ち出すには及ばないと考える。「ヒトの肺のある細胞でトリとヒトのウイルスが同時感染すれば、そうしたウイルスが生まれる可能性も同様にある。ブタであろうがヒトであろうが、肺ではミキシングができなかったとするいわれはない。またほかの種にこういう型のシアル酸レセプターは存在しないとも言い切れない。

トリのレセプターが実際にそれほどヒトと異なっているとは限らないし、アミノ酸をたった一つ変えただけで、ウイルスが別の宿主の体内でずっとうまくやれることもある」[3]*

現代のように交通機関のおかげで人々が短時間に移動できるようになるずっと以前は、抗原シフト、つまり従来の抗原からの極端な逸脱が、大規模な世界的流行の元凶であった。一五世紀から一六世紀にかけて発生したいくつかの世界的流行は、主に蔓延の速度と罹患した人々の数から、ほとんどの医学史家はインフルエンザだと確信しているものの、はたしてインフルエンザであったかどうかについては意見が分かれている。一五一〇年にアフリカから始まった肺疾患の世界的流行が「たちまちヨーロッパ全土を襲い、感染しない家庭や人間がほとんどいないほど猛威をふるった」[4]。一五八〇年にはアジアから別の世界的流行が発生し、その後アフリカ、ヨーロッパ、アメリカに広がった。その猛威はあまりにもすさまじく、「六週間でヨーロッパ中のほとんどの国々を苦しめ、

＊二〇〇一年オーストラリアの科学者マーク・ギブスは、インフルエンザウイルスもまた、遺伝子の「組み換え」ができるという説を考案した。組み換えは、一つの遺伝子の一部分をとって、別の遺伝子の一部分と結合させることである。二組のトランプをすべて細かく切り刻んで、破片をでたらめにテープで貼り付け、それを寄せ集め、はじめの五二枚のカードで新しい組をつくるようなものである。組み換えは研究室で実証されたが、大半のウイルス学者はギブスの仮説に疑いを抱いている。

病気を免れた人間は二〇人に一人にも満たなかった」ばかりか、スペインの数市では、「病気で人口がほとんど完全になくなってしまった」[5]。

しかし、これ以外の過去の世界的流行がインフルエンザであったことには異論がない。名誉革命の年一六八八年には、インフルエンザが英国、アイルランド、バージニアを襲った。これらの地域では、「人々が死に、まるで疫病の様相を呈していた」[6]。五年後インフルエンザは再びヨーロッパ中に広がった。「健康状態のいかんを問わず襲われた。きわめて丈夫で、体が弱いとか甘やかされて育ったとは思われていなかった人々も、老いも若きも」[7]。一六九九年一月にマサチューセッツではコトン・マザー〔一六六三―一七二八、アメリカの会衆派牧師・著述家〕が次のように書き記した。「病気はほとんど全戸に広がった。病気を逃れられた者は皆無に等しく、特にボストンでは数多くの人々が死亡し、なかには奇妙な、あるいは普通でない死に方をする人もいて、家族全員が同時に病気にかかった家や、ほとんどの住民が病気になる町もあり、まさに病気の時代であった」[8]

一八世紀には少なくとも三回、おそらくは六回の世界的流行がヨーロッパを襲い、一九世紀には少なくとも四回あった。一八四七年から四八年にかけてロンドンでは、一八三二年のコレラの大流行時にコレラで死亡した人の数よりもインフルエンザで死亡した人のほうが多かった[9]。さらに一八八九年から九〇年にかけて、大規模で凶暴な世界規模の大流行が――そうはいうものの凶暴という点では、一九一八年のものにはとても及ばないが——再び発生した。二〇世紀に入ると、世界的流行が三回発生した。それぞれが抗原シフト、つまり血球凝集素かノイラミニダーゼの抗原のいずれか、または両方の激変、もしくはそれ以外の一つないし複数の遺伝子の変化が原因で起きたものだった。インフルエンザのパンデミックが発生すると、一般的に一つの人口集団全体の一五から四〇パーセントが感染する。こんなに多数が感染し、そのうちかなりを死に至らしめるインフルエンザウイルスは、とにかく悪夢だといって割り切れるようなものではない。このところ公衆衛生当局は少なくとも二回、ヒトに感染する新型のウイルスを確認したが、ヒトに適応しないようにうまく食い止めた。感染者一八名のうち六名が死亡した一九九七年の香港ウイルスのヒトへの適応を阻止するために、公衆衛生当局は当時香港にいたニワトリ一二〇万羽を残らず殺処分した（これだけの措置をとってもH5N1型ウイルスを一掃することはできなかった。このウイルスはニワトリの体内で生き残り、二〇〇三年にさらに二人が感染し一人が死亡した。この特殊なウイルスに対抗するワクチンは開発されたのに、備蓄されていない）。

二〇〇三年の春、新型のH7N7型ウイルスがオランダ、ベルギー、ドイツの養鶏場に出現したときも、さらに大規模な動物の殺処分がおこなわれた。このウイルスによる感染者は八三人で、うち一人が死亡、同時にブタにも感染した。そのため公衆衛生当局は三〇〇〇万羽のニワトリとブタの一部を殺処分した。

こういう高くつく凄惨な殺処分は、一九一八年の悲劇を防ごうとして実施されたものだ。インフルエンザウイルスがヒトに適応し、ヒトを死なせることのないようにとられた措置であった。

三つの世界的流行

インフルエンザの特異な点はもう一つある。新型のインフルエンザウイルスが出現すると、激しく競り合い、同士討ちすらする。たいていは旧型を滅ぼしてしまう。感染によって身体の免疫システムが刺激され、それまでに接してきたすべてのインフルエンザウイルスに対する防衛機構を体が築き上げるため、こういうことになるのだ。旧型のウイルスは誰かに感染しようとしても、足掛かりが得られず、複製ができないまま死滅する。したがって、実際にほかのどんな既知のウイルスとも異なるある一つの型だけ――一つの群れ、または類似種だけ――が常に支配する。これ自体が新たな世界的流行の下地をつくるようすがにもなっている。というのも時間がたつにつれて、これ以外の抗原を認識できる免疫システムを持つ人が減っていくからである。

すべてのパンデミックが致死性を持つとは限らない。抗原シフトのため多くの人が新たなウイルスに感染するのは避けられないにしても、多数の死亡者が出るとは限らない。二〇世紀には三つの世界的流行が発生した。

ごく最近の新型ウイルスは一九六八年に発生し、その際はH3N2型「香港風邪」が罹患率が高かったこともあり世界中に広がったが、死亡率は低かった——つまり大勢が罹患したが、死亡する人はほとんどいなかったのである。一九五七年には「アジア風邪」と呼ばれるH2N2型ウイルスが出現した。一九一八年のものとはまったく型が異なっていたが、こちらも凶暴な世界的流行であった。さらに言うまでもないが、一九一八年に登場したH1N1型ウイルスがあり、このウイルスでは随所に修羅場が見られた。

Ⅱ 火薬庫

第4章　米国の参戦

一九一八年春、世界は人の死をなんとも思わなくなっていた。何しろすでにこの年までに五〇〇〇万人を超える兵士の肉体が、残忍さにかけては及ばなかったとはいえ、馬鹿丸出しの将軍たちの手で、いわゆる「腸詰め工場」の材料にされていたからだ。例えばドイツの司令官は、人口の大きさがものをいうから、ドイツが勝ちを制すると信じ、ベルダンで死者の数を競い合い、フランスに流血を強いて降伏させようと考えていた。フランスはエランビタール〔生命の飛躍〕が勝利を招くと考え、その後も自ら大規模な攻勢を仕掛けて反撃した。

殺しあいが勝敗の分かれ目であったが、ついにフランスの一個連隊が玉砕攻撃の命令に背いた。反乱は五四の師団に及び、大量検挙のあと反逆のかどで二万三〇〇〇人に有罪判決が下され、四〇〇人が死刑判決を受け、そのうち五五人が実際に処刑されてようやく事がおさまった。

だが、病気の蔓延防止のための塹壕内のネズミ駆除計画に関する衛生報告は、何ものにもましてこの戦争の残忍性を示していた。ある少佐はこう述べた。「ネズミ駆除の問題には、想定外の問題も含まれている。……ネズミにも取りえが一つある――ネズミは両軍の中間地帯（ノーマンズランド）で死体を食い尽くしてくれる。こんな仕事を喜んでやるのはネズミくらいしかいない。したがって、ネズミの集団を駆除するのでなく管理するほうが望ましいことがわかった」[1]

ヨーロッパ中が戦争にうんざりしていた。米国は別で、親英派や親仏派がいて、その多くは東海岸に集中し権力や影響力のある地位に就いていたが、うんざりしてはいなかった。米国だけは親英派も親仏派もいまだに戦争こそ栄誉に浴するチャンスだと見ていた。そしてウッドロー・ウィルソン大統領に参戦せよと激しい圧力をかけた。

戦争は一九一四年に始まっていたが、ウィルソンはこうした圧力に耐えてきた。一九一五年にドイツの潜水艦がルシタニア号〔英国の豪華客船。乗客のなかには米国人も含まれていた〕を撃沈したが、マスコミが激怒したにもかかわらず大統領は参戦を拒み、かわりにドイツから潜水艦戦を制限するとの確約を引き出した。参戦を正当化できる場面はほかにもあったが、大統領はじっと耐えていた。だからこそ、ウィルソンは一九一六年に「米国を戦争から守った男」というスローガンを掲げて、再選に向け正々堂々と選挙活動もおこなうことができた。また、「私の対立候補を選ぶのは、戦争を選ぶことだ」と警告したものである。

投票日の夜ウィルソンは敗北を確信して床についたが、翌日目を覚ますと歴史的な僅差で再選を果たしていた。

やがてドイツは大ばくちに打って出た。一九一七年一月三一日、わずか二四時間前に通告するというだけで中立国の船舶や商船への無制限潜水艦戦を宣言したのである。ドイツは米国が援護に乗り出す前に――最終的に米国が実際に宣戦布告するようなことがあれば、の話だが――兵糧攻めで英国とフランスを屈服させられると確信していた。このドイツの行動に国民の怒りは頂点に達した。

それでも、ウィルソンは参戦しなかった。

その後ツィンマーマン・メモが発覚した。手に入れた文書から、ドイツ外相がメキシコに対してドイツとともに対米戦に加わり、ニューメキシコ州、テキサス州、アリゾナ州の一部を奪還するようにもちかけた事実が明らかになった。

ウィルソンを批判する人々は憤激し、大統領は臆病風に吹かれたとまくしたてた。平和主義者で社会主義者でもあり、のちにインフルエンザの大流行で死亡したランドルフ・ボーンは、有名なエッセーのなかでこう嘆いた。「大企業関係者から戦争準備の声が起こるとともにじわじわながらも根強く戦争気分が芽生えてきて、次々とインテリ層の心をとらえた。（セオドア・）ルーズベルトの後押しを受けて、つぶやきは一本調子のシュプレヒコールに変わり、ついには力強い大合唱となり、背を向けようものなら、はじめのうちは恥さらし、さらに反社会的分子同然とされるようにまでになった。こうしてドイツを倒せという甲高いわめき声が次第に起こってきた」[2]

メモが発覚し閣僚が全員一致で参戦を要求して三週間後の四月二日、ウィルソンはついに連邦議会に参戦のメッセージを伝え、二日後、ある友人にこう説明した。「私にはきわめてゆっくり段階を踏んで、戦争回避こそが真の目的であることを示したうえで、国の意思統一をはかる必要があった」

こうしてウィルソンは米国にはまだ栄光がありうると確信し、堕落した旧世界の国々とは一線を画したまま、私利私欲のない使命感に満ちあふれて参戦したのだった。米国は「連合国」としてでなく「協力国」として英国、フランス、イタリア、ロシア側について戦った。

しぶしぶ戦争を承認したのだから、ウィルソンが積極的に戦争を推し進めることはないだろうと思った者は、ウィルソンのことが何もわかっていなかった。ウィルソンはほとんど頭がおかしくなるほどにまで厳しく自らの正義を疑わない、類まれな人間だった。

ウィルソンは事実、自らの意志や精神は、人民のさらには神の精神や希望に啓発されたものだと信じていた。自分がアメリカ国民全体と共有すると「確信する共感のつながり」を語り、またこうも述べた。「国民が心に抱く願いを私の心が代弁しているものと確信する」[3]。さらに「世界に罪や不正がはびこる限り、私は決して「平和」を口にしない」と続けた。「アメリカは、聖書の啓示に導かれた正義の原理に献身することを、身をもって証明するために生まれたのである」[4]

ウィルソンはひょっとすると、かくも強い確信を持ち、自らをつゆほど疑うこともなく、こうした信念を貫いた米国でただ一人の大統領なのかもしれない。それは政治家というよりも十字軍の戦士を思わせる姿勢である。

ウィルソンにとってこの戦争は聖戦であっただけに、総力戦をおこなう腹づもりであった。おそらく国のことよりも己のことを知り尽くしていたからだろう、ウィルソンは予言した。「国民をいったん戦争に導けば、寛容を忘れてしまうだろう。戦うためには、残忍かつ非情であらねばならず、非情で残酷な心は、まさしくわれわれの国民生活の骨の髄まで浸透し、連邦議会や裁判所、パトロール中の警察官、通行人まで犯してしまうだろう」[5]

アメリカでは、それまで、いやその後も、人身保護令状の一時停止を伴った南北戦争時代、朝鮮戦争とマッカーシズム時代、第二次世界大戦の間でさえも、最高権力者の意志をこれほどまで徹底させたことはなかった。ウィルソンは国家を武器に爆弾にと仕立て上げるつもりだった。

同時に米国は、思いがけず流行病の火薬箱にもなった。

宣戦布告

ウィルソンは宣言した。「戦争に向けて編成し訓練を施さなければならないのは軍隊ではない。国民だ」[6]

国民を訓練するにあたってウィルソンは、衣を脱いで鎧を見せた。大統領には気が気でない当然の理由、つまり強硬路線を正当化しなければならない理由があった。

戦争にはまったく関係のない理由からとはいえ、アメリカは変化と移動、本質とアイデンティティそのものがまだ定まらず騒がしい混乱の時期にあった。一八七〇年代の米国の人口はわずか四〇〇〇万人で、その七二パーセントが小さな町や農村に住んでいた。アメリカが参戦した頃には、人口は約一億五〇〇〇万人に増えていた。一九〇〇年から一九一五年までだけをとっても、一五〇〇万人もの移民が米国に氾濫した。大半が東ヨーロッパや南ヨーロッパからの移民で、浅黒い肌をしていたし、新しい言葉や宗教ももたらした。そして戦後初の国勢調査は、農村部より都市部で生活する人間の数のほうが多いことが判明した初めての調査であった。

米国で最大の単一民族はドイツ系アメリカ人であり、大部数のドイツ語新聞はドイツに好意的であった。ドイツ系アメリカ人がドイツと戦うだろうか。アイルランド共和軍は一九一六年の復活祭に英国の支配に反対して蜂起した。アイルランド系アメリカ人が、英国を支援するために戦うだろうか。アメリカ中西部は孤立主義をとっていた。米国がまだ攻撃されてもいないうちに、海の向こうへ兵士を送るようなことをするだろうか。人民党員も戦争に反対し、ウィルソン自身の国務長官ウィリアム・ジェニングズ・ブライアンは三たび民主党の大統領候補にもなったことがあり、一九一五年に、ドイツのルシタニア号への魚雷攻撃に絡んでウィルソンからの風当たりが強くなると閣僚を辞任した。工場で、ロッキーの炭坑地帯で、北西部で、社会主義者や過激な労働組合員が幅をきかせていた。徴兵されてもされなくても、彼らが資本主義を守るようなことをするだろうか。

強硬路線は、戦争への支持をためらう者を脅して無理やり支持派につかせ、どうしても支持しない者を抑えつけるか排除するためのものであった。参戦以前にもウィルソンは連邦議会に警告した。「恥ずかしながら認めざるを得ない……われわれの国民生活のまさしく動脈に不忠という毒を入れた米国民がいることを……。理性のない感情や不忠や無秩序に駆られるやからは締め出さなければならない[7]」

ウィルソンは本気でそうするつもりだった。

大統領の燃えたぎる情熱は、ファッションをはじめとする国内のほとんどのものに影響を及ぼした。布、つまり軍需物資を節約するべく——ありとあらゆるものが軍需物資だったが――デザイナーは襟の折りかえしの幅を狭めてポケットはなくすか小さくした。そしてウィルソンの激情は特に米国政府の各法令にも及んだ。南北戦争中にリンカーンは人身保護令の権限を停止し、数百人を投獄した。しかし投獄されたのは現実に武装反乱を起こしかねない者であった。リンカーンは異常とも言えるほど手厳しい批判を受けたが、何ら耳を傾けなかった。ウィルソンは自分がまだ手ぬるかったことを痛感し、いとこに話した。「エイブラハム・リンカーンに勉強させてもらった。同じ轍は絶対に踏まないつもりだ[8]」

政府は服従を強い、さまざまな手を使い、アメリカがそれまでも、それ以降も経験したこともないようなすさまじい方法で言論を統制した。宣戦布告直後にウィルソンは協力的な議会で防諜法を強引に通過させたが、徹底的な報道検閲は――ウィルソンが「絶対必要[9]」と言ったにもかかわらず――否決された。

法案では、政府に対して非愛国的または批判的と思われる定期刊行物はすべて、配達を拒否する権限が郵政長官アルバート・シドニー・バールソンに与えられた。しかも、テレビやラジオが登場するまで、この国では政治的コミュニケーションは大部分が郵便を介しておこなわれていた。バールソンは南部出身で狭量、嫌われ者で肩書は人民党員だったが、同党のウィリアム・ジェニングズ・ブライアン派よりもむしろピッチフォーク・ベン・ティルマン派寄りで、まもなく、戦争支持にあまり乗り気でなさそうな事実上すべての刊行物と外国語の刊行物を郵便局に配達差し止めにさせた。トーマス・グレゴリー司法長官はさらに大きな権限を要求した。グレゴリーは、ウィルソンが自由党員で初のユダヤ人判事であったルイス・ブランダイスを最高裁判事に任命する際に主に仲介の労をとった進歩党員であった。いまやアメリカを「世論に支配される国」[10]と見てとったグレゴリーは、ウィルソンが世論を支配するにあたって、さらには世論を介して国を支配するにあたって手を貸そうとした。連邦議会図書館司書に特定の本の貸し出しを求めた人物の名前を報告するよう要求し、政府が「個人の不用意な、または衝動的な反逆的発言」[11]を監視する必要があるとも言った。後者を実施するにあたって、グレゴリーは「善意の動機からなされた場合、……反逆的な動機が証明できない場合の」[12]発言でさえ処罰の対象にできる適用範囲の広い法律をつくれと迫った。

政府はそうした法律を手にした。一七九八年、連邦派のジョン・アダムズ大統領とその党は、フランスとの宣戦布告なしの戦争にのぞんで、圧力をかけて治安法を可決、政府に反対して「虚偽、中傷、または悪意ある文書を印刷、発表、出版する」行為を違法とした。しかし批判者に対する起訴を大陪審からとりつけるのにサミュエル・チョイスがひと役買い、さらにその批判者に最高刑の判決を下した際に、この法律は物議をかもし、アダムズの次期大統領選敗退と、歴史上唯一の最高裁判事弾劾という事態を招いた。新ウィルソン政権はそれよりも一段と踏み込んだが、反対はほとんど起きなかった。

治安法では「米国政府に関して、反逆的、冒瀆的、不道徳的、侮辱的な言葉を発したり、印刷したり、書いたり、出版したりした」場合には二〇年間の投獄という処罰が可能になった。発言が真実であっても、政府に悪態をついたり批判したりすれば、刑務所に入れられかねなかった。オリバー・ウェンデル・ホームズは、法律は合憲であるという最高裁意見書を書き――戦後は被告人の長期刑を支持し――「使用された言葉が、明らかに差し迫る危険を生み出す」場合、米国憲法修正第一条〔議会が宗教・言論・集会・請願などの自由に干渉することを禁じた条項〕は言論の自由を保護しないと主張した。

新治安法実施のため連邦捜査局の前身機関の局長は、司法省付属機関としてアメリカ保護連盟（ＡＰＬ）と呼ばれる有志団体の結成を承認し、会員には「シークレット・サービス」の身分証のバッジの携帯を許可した。数カ月以内にＡＰＬは九万人にふくれあがり、一年もたたないうちに二〇万人ものＡＰＬメンバーが、一〇〇〇もの地域で活動するようになった。[13]

シカゴでは、連盟のメンバーによる「特別捜査隊」と警察が世界産業労働者組合（ＩＷＷ）の組合員に対して尾行や嫌がらせや殴打をおこなっていた。アリゾナ州では、連盟のメンバーと自警団員が一二〇〇人のＩＷＷメンバーとその「協力者」を有蓋貨車に閉じ込めて、州境を越えたニューメキシコ州の砂漠に引き込まれた待避線に放置した。イリノイ州ロックフォードでは、白人女性を暴行したとして告訴された二一人の黒人兵士の自白をとってくれるようにと陸軍から連盟に要請があった。全国で連盟のアメリカ自警パトロールが「路上の煽動的なスローガン」[14]を目の敵にし、ときには治安紊乱行為のかどで演説者を逮捕するよう警官に要請したり、ときにはもっと直接的な……行動に出たりした。しかもそこかしこで、同盟の連中が近所の家庭をスパイし、「兵役忌避者」や「食料を貯め込んでいる人物」を調べあげ、なぜ自由国債を買わないのか——もっとたくさん買わないのか——白状しろと迫った。

アイオワ州の政治家が「ドイツ語を教える者は男も女も九〇パーセントが反逆者だ」[15]と警告したし、州もドイツ語の教育を禁止した。路上や電話でのドイツ語の会話には疑惑の目が向けられた。ザウアークラウト〔塩漬け発酵キャベツ、ドイツ料理のつけあわせ〕は「リバティキャベツ〔自由のキャベツ〕」と名前が変えられた。『クリーブランド・プレイン・ディーラー』紙はこう書いた。「国が求めるのは、見え隠れしていようと白日のもとに暴露されようと、反逆罪は根絶しなければならないということである」[16]。『プロヴィデンスジャーナル』も連日大見出しで次のような警告を載せた。「米国在住のドイツ人とオーストリア人は、長年の交友関係が判明しない限り、全員スパイとして扱うべきである」[17]。イリノイ州弁護士会も、徴兵拒否者を弁護した弁護士は「非国民」であり「弁護士にふさわしくない」と明言した。共和党の全国レベルでのリーダーでもあったコロンビア大学総長ニコラス・マレー・バトラーは、政府に批判的な教職員を解雇してこう言った。「かつて許されたことがいまや許されなくなった。かつての判断の誤りはいまや煽動罪となった。かつての愚行もいまや反逆罪になった[18]」数千枚もの政府ポスターや広告が国民に向かって、「悲観的な話を広めたり、軍の極秘情報を漏らしたり——または嗅ぎまわったり——平和を求めて叫んだり、戦争勝利に向けたわれわれの努力を軽んじたりする[19]」者は、いかなる者でも司法省に報告するよう尻をたたいた。ウィルソン自身でさえも、「諜報員やその手先」がアメリカ国内で「あらゆる階級」にまきちらす「悪意ある陰謀[20]」があると口にするようになった。ウィルソンの政敵も、国際主義に立つ共産党員でさえも、外国人を信用していなかった。当初米国には二つの共産主義政党が登場したが、片方のメンバーは生粋のアメリカ人からなる党、もう片方は移民が九〇パーセントを占める党であった[21]。

サイモン・フレクスナー〔ロックフェラー研究所所長〕の親友の一人でもあるラーニド・ハンド判事は、のちにこう語っている。「こういう社会はすでに崩壊の過程にあり、そこでは互いが隣人を敵と疑って目を光らせるようになる。宗教的さらに政治的に認められた主義に同調しない者は疑惑の的にされ、詳しい説明や裏付けがないまま非難が浴びせられる[22]」

だが、アメリカ社会は崩壊しつつあるようにはほとんど見えなかった。実際は、一つの焦点を中心に結晶化しつつあった。アメリカ社会はかつてないほど、またその後二度と例を見ないほど、一つの目標に邁進していた。

広報委員会

ウィルソンは強硬路線をとり、反対者に投獄の脅しをかけた。連邦政府も国民生活の大半を統制した。戦時産業局は原材料を工場に分配して利益を保証するとともに軍需物資の生産と価格を管理し、全国戦時労働局と協力して賃金設定もおこなった。鉄道局もアメリカの鉄道産業を実質上国営化した。燃料局は燃料の流通を管理し、しかも燃料節約のためにサマータイムを設けた。食品局は――ハーバート・フーバーのもと――農業生産や価格設定や流通を監視した。そして政府は自らの声しか耳に入れさせないようにし、反対者に投獄をちらつかせながら、それ以外の国民は怒鳴りつけて黙らせるというやり方で、アメリカの精神に深く侵入していった。

戦争の前、ダグラス・マッカーサー少佐は、国が本気で参戦する場合には徹底した検閲をおこなうべきであると、長い提言をしたためていた。ウィルソンの相談相手であったエドワード・ハウス大佐と親しかったジャーナリスト、アーサー・バラードは別の方策を述べた。連邦議会が検閲を採択しなかったので、この問題はバラードの思いどおりに落着した。

バラードはヨーロッパから戦争の記事を『アウトルック』や『センチュリー』、『ハーパーズ・ウィークリー』誌などにも寄稿していた。彼は英国がマスコミを検閲して英国民を惑わせ、政府への信頼や戦争への支持を損ねたことを指摘した。事実のみを利用すべきだと言ってやまなかった。だが、真実そのものを特に強く望んでいたわけではなかった。ただ効果の大きさという点でそう言ったのだ。「真実とか嘘とかはご都合主義的な言葉だ。経験上からもこっちよりあっちがいつもよいと言えるわけがない。あるのは活気のない真実と生き生きとした嘘である。思想の力はインスピレーションを与えるかどうかによる。真実か嘘かはほとんど問題ではない」[23]

やがてアメリカが宣戦布告して一週間後の一九一七年四月一二日に、ウォルター・リップマンはおそらくハウスの要請に基づき、広報局設置に関するメモをウィルソンに送った。革新（プログレッシブ）〔民主主義の理念と科学技術の力で問題を解決できるとした二〇世紀初頭から大恐慌までのアメリカの楽観的な改革志向〕の時代、つまり多くの分野にわたって専門家が出現したのを踏まえて、エリートなら一番よく知っているという確信が生まれたからであろう。その後リップマンは例によって、社会は「あまりに大きく複雑すぎて」、普通の人間には理解できないと言った。ほとんどの国民が「精神的には子どもか野蛮人同然だからである。自己決定は人間が享受するさまざまな利益の一つにすぎない」[24]。リップマンは、自律は「秩序」や「権利」や「繁栄」よりも下位に置くべきものであると強く訴えた。

メモを受け取った翌日、ウィルソンは大統領令二五九四を発令し、広報委員会（CP

Ⅰ）を創設、ジョージ・クリールを委員長に任命した。

クリールは情熱的で激しやすいだけでなく、魅力的で破天荒な男でもあった（戦争が終わって数年後、すっかり中年になってから、臆面もなく舞踏室のシャンデリアによじ登ってぶらさがったことがある）[25]。彼は「同胞愛、献身、勇気、不滅の決意を持った……燃えさかる群衆[26]」をつくりだすつもりだった。

そのためクリールは、いつもは編集せずになまのまま新聞に掲載されている何万もの発表記事や特集記事を利用した。ところがその当の刊行物が自己検閲を始めたのだった。編集者は士気を損ないかねないと判断した記事はいっさい発表しないことにした。クリールはさらに集会や映画やボードビルショー、ありとあらゆる類の娯楽が始まる前に短いスピーチをおこなう「フォー・ミニット・メン〔四分間の男たち〕」という部隊――その数は最終的に一〇万人を超えた――を組織した。ボーン〔ランドルフ・ボーン。本書に頻出するビクター・ボーンとは別人〕は悲しげに述べた。「あまりにもヒステリックに、鼻息をうかがいながら広がっていくかに見える知的な団結――群衆本能――が、いかにも理性的な言葉づかいで迫ってくる[27]」

クリールは、慎重に選びぬいた末、さらに、事実のみを報告しようと努め、恐怖を道具として利用することを避けて肯定的なキャンペーンのみをおこなうようにしていた。しかしこの路線は即座に変更された。新たな方針は、クリールの抱えるライターの一人が作成した「真実はあらゆるモットーのなかでこのうえなく崇高なものである、という語句のさらに上に大見出しで刻まれた――「われわれは奉仕する」[28]という宣言に具体的に現れた。彼らは主義主張を推し進めた。自由国債を売り込むためにデザインされた一枚のポスターには次のような警告が見られた。「私が民意だ。全国民が私を恐れている！……。買う金があるのに買わないというのなら、ここを無法地帯にしてやる！」[29]。CPIの別のポスターは問いかけた。「このようなドイツびいきの連中に会ったことはありませんか。ホテルのロビーや喫煙室、クラブ、会社、さらには家庭でも見つけられます。彼らは最も危険なタイプのゴシップ屋です。わが国が戦争で果たす役割について、ありとあらゆる噂や批判や嘘を言いふらします。とても話がうまい連中です。一般大衆はそうした話が好きです。虚栄心や好奇心や反逆心を利用して、ドイツの宣伝機関が不満の種をまくのに手を貸しています……」

クリールは「一〇〇パーセントのアメリカニズム」を要求し「印刷という銃弾が必ず標的に当たる」[30]よう計画を練った。同時にフォー・ミニット・メンにも伝えた。恐怖は「国民の心に植え付ける重要な要素だ。最高級の倫理的レベルの話だけで国民をまとめるのは難しい。理想のために戦うには、たぶん自衛本能に訴えなければならないだろう」[31]。

「リバティ・シングズ（自由は歌う）」――週ごとの地域の催し――がフィラデルフィ

アから国中に広がった。子どもたちのコーラスや床屋のカルテットや教会のコーラスが、一様に愛国的な歌を演奏し、観客はそれに合わせて歌った。集まりがあると必ずフォー・ミニット・メンのメンバーのスピーチで式が始まった。

士気を損なう恐れがある歌は禁止された。プリンストン大学でウィルソンに師事し、ロックフェラー財団の役員（のちに会長）でもあったレイモンド・フォスディックが、訓練キャンプ活動委員会の委員長を務めた。この委員会は「アイ・ワンダー・フーズ・キッシング・ハー・ナウ〔いま彼女にキスしているのは誰だろう〕」といった歌や、「リップバン・ウインクル氏が留守の間に、リップバン・ウインクル夫人のために家賃を支払っていたのは誰だろう」という「不愉快きわまりないパロディ」を禁じた。またさらに「いかがわしいジョークやそのほかもろもろのジョーク、明らかに無害とわかっているものの、とげを隠した——兵士の心に不満と心配と不安の毒を残して、家庭のことを心配させるようなジョーク……。そういう歌やジョークは、とかく家庭のことが気がかりでならない男たちにありもしないことを語りかける、ドイツ野郎の扇情的な手紙書きプロパガンダのきわみだった」[32]。

それでもウィルソンは容赦しなかった。自由国債購入熱を盛り上げようと、ウィルソンは迫った。「力だ！　とことん力を使え！　力を出し惜しむな！　正義を世界の原理とし、利己的なあらゆるごり押しを撃滅する正義と勝利の力を[33]」

アメリカ赤十字社の活動

そうした力が、間接的にしろ、結局インフルエンザの攻撃を激化させ、社会をぼろぼろにした。同時にウィルソンは国民により柔軟な路線――ほんの一部ではあるが――でのぞもうとしたこともあって、ダメージを軽減する面もあった。

その柔軟路線とは、アメリカ赤十字社だった。

アメリカ保護連盟は、ほとんどのメンバーが男であり、戦争批判派に目を光らせ攻撃するために一般市民を動員した。これに対しアメリカ赤十字社は、ほとんどが女で、それよりも有意義なやり方で一般市民を動員した。国際赤十字社は戦争をテーマにした第一回ジュネーブ条約が規定した捕虜の適切な待遇に基づき、一八六四年に設立された。一八八一年クララ・バートンがアメリカ赤十字社を設立し、翌年米国は条約の指針を承認した。第一次世界大戦では交戦国すべてが国際赤十字社のメンバーに加わっていた。しかし、各国の支部はまったく別個に活動をおこなっていた。

アメリカ赤十字社は公的機関に準じた存在で、名目上の社長は合衆国大統領であった。アメリカ赤十字社は、緊急時に国家に奉仕する目的で連邦議会から正式に設立許可を受けただけに、戦時中は一層政府寄りになった。その中央委員会の委員長はウィルソンの一代前の大統領ウィリアム・ハワード・タフトが務め、赤十字社の実際の支配組織である「戦争会議」のメンバー全員をウィルソンが選んだ。

米国が第一次世界大戦に参戦するのとほぼ同時に、赤十字社は「連合国を支援しうる方法であれば、いかなる方法を使っても尽力するつもりである。赤十字社はこうした深刻な世界の緊急事態において、究極の目的の達成に向けた国民の寛容と努力の連携に専念するつもりである」[34]と明言した。

これほど愛国的な組織はなかった。何万人もの看護婦を軍に提供する全責任を負っていた。フランスでは五〇の兵站(へいたん)病院を設立した。病気が発生した場合の特別研究室として数台の貨車を配備し――だが一般市民ではなく軍の使用のみに限定された――「(国内の)いかなる地点にいても二四時間以内に搬送できるように」[35]病院を配置した(ロックフェラー研究所も最新の研究室として貨車を用意し、国中に配置した)。赤十字社は軍需工場で数回の爆発事故があった際は、負傷したり家を失ったりした市民に手を差し伸べた。

しかし、一番重要な役目は医療や災害とはまったく関係がなかった。一番重要な役割とは国を一つにまとめることであった。というのもウィルソンが国内のあらゆる地域に入り込もうとして赤十字社を利用したからだった。赤十字社も、アメリカ人の暮らしに自らの存在感を広げるチャンスにと活用した。

赤十字社は数度の災害ですでに評判が高くなっていた。ダムが決壊し濁流がペンシルベニアの都市部をハンマーで叩きつぶすように破壊し、二五〇〇人が犠牲となった一八八九年のジョーンズタウンの洪水。一九〇六年のサンフランシスコ大地震。一九一二年に発生したオハイオ川とミシシッピ川の大洪水。また米西戦争やその後のフィリピン暴動の際にもアメリカ軍に従軍した。

それでも第一次世界大戦を迎えた頃にはたった一〇七の地方支部しかなかった。戦争が終わったときはそれが三八六四支部になっていた。

赤十字社は大都市だけでなく、きわめて小さな村にまで広がった。赤十字社の活動に加わることは、文明のため、とりわけアメリカ文明のための偉大な聖戦に加わることだとされた。そして巧妙な手法と社会の圧力を利用して参加せざるを得ない状況にもっていった。町で最も著名で影響力の大きい人物、誰もが言うことを拒めないような人物に目星をつけ、地域の赤十字支部の支部長を依頼した。戦争の遂行にどれほど重要で、どれほど必要な人物であるかを説いて迫ったため、拒否されることはほとんどなかった。さらに有力な女性、都市の「社交界」のリーダー——フィラデルフィアでは、米国初の園芸クラブを設立し、実家も夫の家族もメインライン〔フィラデルフィア郊外の高級住宅地〕きっての名士と誉れの高かったJ・ウィリス・マーティン夫人——とか、小さい町でも「社交界」があればそのリーダー——ハスケル郡では西部随一の大地主だったローリング・マイナー夫人——に、女性の支援団体のトップになってほしいと頼んだ。

一九一八年には三〇〇〇万人もの——一億五〇〇〇万人の総人口のうち——アメリカ人が積極的な支援者として赤十字社に加わっていた。総人口のおよそ八パーセントを占める八〇〇〇万人が地方支部で生産の担い手になっていた(第二次世界大戦時には国の人口が三〇パーセント増加していたにもかかわらず、第一次世界大戦時のほうが赤十字社に志願する人数が多かった)。こうした膨大な志願者はほとんどを女性が占め、その労力は工場で働くのと同じようなものだった。各支部には生産割り当てが課せられ、その割当数量が製造された。何百万枚というセーターや毛布や靴下がつくられた。家具もつくられた。要請されればどんなものでも製造し、しかも立派にやり遂げた。連邦食品局がガスマスクに使う活性炭を製造するのに、桃、プルーン、ナツメヤシ、プラム、アプリコット、オリーブ、サクランボの種が必要だと言うと、新聞は次のように報じた。「町の菓子屋やレストランでは、種や殻を供出すべく、原価でナッツやフルーツの提供を始めた。愛国心に満ちたサービスである……。軍隊に親戚や友人のいるアメリカ人は男、女、子どもを問わず全員が、その兵士のガスマスクの原料にできる活性炭を供出することを義務とすべきである」[36]。そこで国中の赤十字支部が果物の種を何千トンも集めた——量が多すぎて、ついに中止命令が出されたほどであった。

イリノイ州リンカーン育ちの小説家で『ニューヨーカー』の編集者でもあったウィリアム・マクスウェルはこう振り返る。「兵士に包帯を巻くために母はよくかがんでいた。

正面に赤い十字のマークが入った皿ふきタオルのようなものを頭にかぶって白衣をまとい、戦争への取り組みを町中が意識するために、僕たちは学校でガスマスクになるプルーンの種を集めていた。なにしろ、戦争のためがんばっているという自覚があった」[37]

学生も動員

国全体が戦争にのめりこんでいた。当初は二一歳から三〇歳の男に限られていた徴兵年齢は、すぐに一八歳から四五歳にまで広げられた。年齢範囲を広げても、この年齢層の男は全員が一年以内に「一人残らず」召集されると政府は言明した。

陸軍でも少なくとも一〇万人の将校が必要とされた。陸軍学生訓練センターがその多くをまかなうことになった。やがてセンターは「志願して入隊した兵士は、即座に常時勤務に就かせる」ことを認めた。

一九一八年五月、陸軍長官ニュートン・ベイカーはマサチューセッツ州ケンブリッジのハーバード大学からオレゴン州ポートランドのノースパシフィック歯科大学までの「大学レベル」の全校の総長に手紙を書いた。協力を求めたわけではなかったし、ましてや許可を求めたわけでもなかった。ただ次のようにしたためた。「一〇〇人以上の男子学生が入っている大学レベルの全学園では、陸軍の将校や下士官による軍事教育をおこなうものとする……。一八歳以上の学生には全員入隊を勧める。指揮官は軍規を施行する（ことになる）[38]」

一九一八年八月、一人の部下がメモとベイカーの手紙を携えて大学の管理者をまわり、戦争では次のことが必要になると告げた。「当日から一〇カ月以内に二一歳未満の身体壮健な登録者の動員……。志願入隊した学生は、合衆国陸軍の兵士となって軍服を着用し、軍規に従い、一等兵の報酬で……常時勤務に就く[39]」。戦時編制になると、ほぼ全員が前線に送られることになった。二〇歳の学生は編制前にたった三カ月の訓練しか受けられなかったし、それより若い学生でもほんの数カ月訓練期間が延びただけだった。「学生兵士の大半が大学に残れる期間が比較的短いことや学生を待ち受ける厳しい軍務を考えれば、大学教育はどうしても軍への直接の貢献に応じて変更しなければならない」

したがって教養課程の授業は中止され、軍事訓練に変更された。軍の将校が国内の各大学で実際に指揮をとることになった。高校でも「一七歳と一八歳の男子ができるだけ早く大学への入学資格が得られるよう教育の加速が求められた」。

ベッドも共有

ウィルソンが戦争への道を選んだ途端、挙国一致の戦争が開始された。当初ヨーロッパのアメリカ海外派遣軍の戦力では、小規模戦に毛が生えた程度の戦いしかできなかった。しかし、アメリカ陸軍は増強されつつあった。そして米国全土を一つの武器に変える作業が完了しようとしていた。

そういうなか、ほんの少人数用に建てた兵舎に数百万という若い男たちがぎゅう詰めでひしめき合うようになった。この過程で何百万という労働者が工場や町にやってきたものの、住む家もなく、男と女が部屋だけでなく寝床まで、それも寝床を交替で共有した。つまり一方の組の労働者が家——その部屋が家と呼べるものなら——に帰ると、もう一方が仕事に出かけてちょうど空いたばかりの寝床に潜り込み、同じ空気を吸い、同じカップで飲み物を飲み、同じナイフやフォークを使いまわしていた。

こういう状況からわかるのは、現実に目を向けないまま、脅しと自発的な協力ふたつながらの手段を駆使して、政府が情報の流れを統制していたことではないだろうか。

挙国一致の戦争により、巨大な腸詰め工場は肉体をすりつぶす方法をいくつも手に入れた。技術と自然が共有する冷徹な中立性でもってすりつぶすわけだが、これはしがない弾丸のえじきどもだけの運命ではなかった。

第5章　戦争と医学界

アメリカがまだ中立を保っていた頃、当時の全米科学アカデミー会長ウィリアム・ウエルチ〔ウエルチは米国医師会長、全米科学アカデミー会長を歴任。エール大学で医学を修めたあと、一八七六年にドイツ、ライプチヒ大などで当時最先端の知識を吸収。八四年からジョンズ・ホプキンズ大で医学を教えた。学問上のこれといった業績はなかったが、組織者として医学の進歩に大きく貢献した〕らはヨーロッパの相手国が完成させようとしていた殺人装置から目を離さなかった。

戦争では科学技術が必ずものをいう。それにしても、これは最初の科学戦争、つまり大砲だけでなく潜水艦や飛行機や戦車を製造する技術者とその能力が問われる初めての戦争であると同時に、最も致死性の高い毒ガスを考案したり防いだりする化学者や生理学者の研究が問われる初めての戦争でもあった。科学技術は自然と同じように、たとえ結果がどれほどすさまじいものであっても、常に冷徹な中立性を示す。なかには戦争自体を、自然科学だけでなく群集行動や生産手段の科学的管理方法、新しい広報の理論を検証し改良するための絶好の研究室と見るむきもあった。

全米科学アカデミー自体は、科学に関する助言を政府におこなうため南北戦争のさなかに設立されたが、戦争技術に関する科学的研究の指揮や調整はおこなっていなかった。そこまでやる機関はアメリカになかった。一九一五年に天文学者のジョージ・ヘイルが全米科学アカデミーのウエルチらに、そうした施設設立の陣頭に立つようにと強く訴えた。説得がみのり、一九一六年四月、ウエルチはウィルソンに手紙を書いた。「戦争ないしは戦争の準備に際して、アカデミーは今回自発的に支援を買って出るとともに、われわれが提供できるいかなる任務にもメンバーが参加することを保証するのは当然の義務と考える」[1]

ウエルチがホプキンズ大学〔ジョンズ・ホプキンズ大学の医学部は一八九三年に創設。アメリカで最高水準の充実した医学教育をおこなった。アメリカのノーベル医学生理学賞受賞者の最初の四人のうち三人はホプキンズ出身〕に着任した当時大学院生だったウィルソンは、すぐにウエルチやヘイルその他数人をホワイトハウスに招待した。そこでウエルチらは米国学術研究会議を創設し、戦争関連の科学研究全体を主導してはどうかと提案した。だが、大統領が正式に創設を要請する必要があった。ウィルソンは即座に同意したものの、その動きは極秘にしておくようにと口止めした。

大統領が極秘にしておきたかった理由は、戦争の準備は、たとえどのようなものであっても、物議をかもし、さらに、国防会議の設立に政治資金をありったけ注ぎ込もうとしていた矢先でもあったからだった。国防会議では国が参戦したあかつきに、経済資源の生産と流通を実質上どこまで国有化するかの計画を練ることになっていた。会議のメンバーは、陸軍と海軍の長官を含めた六人の閣僚と外部からの七人で構成された（皮肉なことに、ウィルソンが強固なキリスト教主義であったのに、七人のうちアメリカ労働総同盟のリーダー、サミュエル・ゴンパース、資本家のバーナード・バルーチ、シアーズ〔通信販売会社〕社長のジュリアス・ローゼンウォルドの三人は、ユダヤ人であった。ウィルソンはほぼ同時期にブランダイスを最高裁判事に任命した。これは政府の要職についた初のユダヤ人代表であった）。

だが、ウィルソンが極秘の承認をしただけで十分だった。ウエルチとヘイルらは新しい組織を立ち上げ、いくつかの分野で高い評価を受けた科学者を招き入れた。他の研究とうまく結びつき、応用がききそうな特定の研究を他の同僚に任せられるような科学者であった。そして医学も戦争の武器になった。

軍隊と流行病

この頃までにアメリカの医学界では、組織図のようなものが生まれていた。もちろん正式な意味の図ではなかったが、現実に存在していた。

頂点にいたのはウエルチだった。めがねにかなった人物の人生を一変させ首をタテに振れば研究所に莫大な資金を流すことも可能な、完璧な指導者。アメリカの科学界でこれほどの権力を手中におさめた人物はウエルチだけであり、その後もこういう力を手に入れた人物は現れていない。

その下に少数の同年代の研究者が続いた。米国の医療を変えるべくウエルチのかたわらで戦い、しかるべき名声を得た男たちであった。研究所の創設者としては、おそらくビクター・ボーンがウエルチに次ぐ二番手であったと思われる。ボーンはミシガン大学で確固たる地位を築き、ホプキンズ大学以外で医学教育の改革に声をあげた、唯一の重要人物であった。外科分野ではチャールズとウィリアムのメイヨー兄弟が双璧で、協力し合ってきわめて重要な変革を推し進めた。研究面ではシオボルド・スミスがヒントを与えた。公衆衛生の分野では、ハーマン・ビッグズがニューヨーク市衛生局をおそらくは世界のトップと言えそうな市立保健機関にしたが、まだ州の保健局を引き継いだばかりであった。一方ロードアイランド州のプロビデンスではチャールズ・チェイピンが公衆衛生の問題に科学を厳密に適用し、公衆衛生の取り組みを根底から覆すような結論を導き出した。また米国陸軍の軍医総監ウィリアム・ゴーガスも国際的な名声を確立し、ジョージ・スターンバーグ〔一八八一年に肺炎球菌を最初に発見したアメリカの軍医〕の伝統を引き継ぎ発展させていた。

米国学術研究会議と国防会議にはいずれもウエルチ本人とゴーガス、ボーン、メイヨー兄弟が運営する医学委員会があり、五人はすでに全員が米国医師会長の経験者であった。メンバーに入っていないが人目を引いた人物がいた。当時民間の衛生総監で米国公衆衛生局(USPHS)長を兼ねるルパート・ブルーだった。ウエルチらはブルーの能力と判断力に疑いを抱いていたため、委員会のメンバーに加わるのを阻止しただけでなく、ブルーが選んだ代表を委員会で指名することすら許さなかった。かわりに五人が信頼するUSPHSの科学者を選んだ。公衆衛生局長がこれほど軽視されたのは、いい傾向と言えなかった。

計画の当初から、彼らは戦時最大の殺戮者――戦闘ではなく流行病――に注目していた。戦争の歴史を通観すれば、戦闘や負傷よりも、病気で死亡する兵士の数のほうが多いことがしばしばあった。[2] しかも流行病はいつも軍隊から一般市民へと広がった。

このことは戦闘による死亡者一人につき二人が病死した古代やアメリカ南北戦争時代(両軍を合わせると、戦闘あるいは負傷で死亡した兵士が一八万五〇〇〇人だったのに対し、三七万三〇〇〇人が病死した)だけにあてはまるわけではなかった。科学者が細菌説と近代的な公衆衛生対策を取り入れてから起こった戦争でも、戦死より病死した兵士の数のほうが多かった。一八九九年から一九〇二年にイギリスと南アフリカの白人入植者の間で勃発したボーア戦争では、常に戦闘による死者一人につき一〇人ものイギリス兵が病死した（英国軍は同時にボーア人の約四分の一を強制収容所に送り、二万六三七〇人の女性と子どもを死亡させた）。一八九八年の米西戦争では、戦闘や負傷で死亡した兵士一人につき六人の米兵が、ほとんどは腸チフスが原因で病死した。

特に米西戦争での死者はまったく無意味なものであった。陸軍は数カ月で二万八〇〇〇人から二七万五〇〇〇人にふくれあがり、議会は軍に五〇〇〇万ドルを支出したが、陸軍衛生部にはびた一文まわってこなかった。その結果、六万人の兵士が駐留するチカモーガのキャンプには一台の顕微鏡すらない始末だった。[3] しかも陸軍軍医総監のスターンバーグにも権限が与えられていなかった。恐ろしく不衛生なキャンプの構造や給水にスターンバーグが怒りの抗議をしても、軍の技術者や戦闘部隊の将校は全然受け入れなかった。彼らの頑迷さのおかげで、アメリカの若者およそ五〇〇〇人が死亡した。

ほかにも命を脅かしかねない病気があった。百日咳や水痘やおたふく風邪といった普通なら穏やかな病気でも、「免疫のない」人間の集団、それまでそうした病気にさらされなかった集団に侵入した場合には、大勢の死者が出ることがよくあった――しかも若い成人は特に影響を受けやすい。[4] 例えば一八七一年の普仏戦争では、パリ包囲の間に病気で倒れた兵士の四〇パーセントが麻疹（はしか）で死亡したし、一九一一年には米国陸軍に麻疹が大流行して、罹患者（りかんしゃ）の五パーセントが死亡した。[5]

ウエルチ、ボーン、ゴーガスらにとって、これは深い心痛の種であった。彼らは軍隊が最高の医学をきちっと利用できるように尽力した。ずんぐりとして息切れしがちの六七歳のウエルチは、軍服を着込んで陸軍の仕事に多くの時間をさき、ワシントン滞在の折には必ず使うゴーガスの個人オフィスには専用の机も置かれていた。六五歳でやはり一二五キロもの肥満体のボーンも軍服に身を包み、陸軍伝染病局長に就任した。五四歳のフレクスナー〔フレクスナーはウエルチの弟子。独学で医学を修め、ウエルチの推挙でジョンズ・ホプキンズ大の病理学部教授に。髄膜炎の抗血清を開発した。一九〇三年ロックフェラー研究所の初代所長に就任〕も軍服をまとっていた。ゴーガスは、全員を当時許される最高位の階級である少佐に任命した（その後規則が変更され、全員が大佐に昇格した）。

彼らは戦闘で負傷した兵士の看護だけを考えていたわけではなかった。ドイツから輸入していたジギタリス〔強心剤用の植物〕（オレゴン州でボーイスカウトが集めたキツネノテブクロが、かわりに使える薬剤であることが実験でわかった）や、手術用縫合針（すべて輸入されていたため、米国に製造工場を建設した）の入手先を探したり、膨大な量の洗濯物を最も効率的に消毒する方法を見つける（チェイピンに検討するように依頼した）ようなことばかりを考えていたわけではなかった。

流行病についても考えていた。

軍医総監ゴーガス

ただ一人軍事医学の推進に大きな責任のあった人物は、陸軍軍医総監のウィリアム・クロフォード・ゴーガスであった。陸軍はゴーガスに職務遂行上に必要な権限をほとんど与えなかった――スターンバーグの場合とたいして変わらなかった。だが、ゴーガスは上官から悪意のない無視、さらに、あからさまな反対に遭いながらも、多くの業績を成し遂げることができた。

アラバマ大学の総長にまでなった南部連合の将校の息子として生まれ、元来が楽天的で快活、敬虔でもあったゴーガスは、別の道を志していたのに皮肉にも医学を選んだ。別の道とは軍人としてのキャリアであった。ウエストポイント〔陸軍士官学校〕への任官がかなわなかったために、陸軍に入隊する道はそれしかないと考え、父親の激しい反対を押し切って医学の道に進んだ。まもなく医学の水にすっかり馴染み、「総監」の座に上りつめてからも、職階ではなく「ドクター」と呼ばれるのを好んだ。学問好きで、読書に毎日一定の時間をさき、小説、科学、古典文学と次々興味を変えた。[6]

ゴーガスは目もとに独特の柔らかさをたたえ、穏やかな印象を与えたが、じかに接する人物には威厳を示すことも忘れなかった。とはいえ、その容貌と態度の裏には、激情や決意、こだわり、ときおり垣間見せるすごみを秘めていた。危機や障害が発生していても表向きは落ち着いているため、安らぎの要になった。つまりほかの人々を落ち着かせて信頼感を与える類の人物であった。しかし、底なしの愚かさとはいえないにしても、上官の鈍さを見せつけられると、人目につかないところで引き出しを叩きつけたり、インク壺を投げつけたり、辞めてやると脅し文句をつぶやきながら、部屋を飛び出したりもした。

スターンバーグと同様にゴーガスも、ベルビュー大学でウエルチの講義を受けたが、入隊したての頃はやはり大半を西部の辺境地域の駐留地で過ごした。ただスターンバーグとは異なり、自分では研究室での重要な研究にまったく携わらなかった。だが、あらゆる点でねばり強く、あらゆる点で行き届いていた。

職務を遂行するゴーガスの能力と決意を示す経験談が二つある。まず、米西戦争後のハバナでのことだ。彼はウォルター・リードの率いる黄熱病調査チームのメンバーではなかった。チームの調査では、実際に蚊が黄熱病の媒介をしているとは言い切れなかった。にもかかわらずハバナで蚊を駆除する任務を与えられた。ゴーガスは――はたして役に立つかと疑いを抱いていたにもかかわらず――この任務を見事にやり遂げ、しかも大成功をおさめ、一九〇二年にはハバナで黄熱病による死者がいなくなった。なんと皆無になったのだ。マラリアによる死者も七五パーセントも減少した(これによって、蚊の媒介説が正しかったことをゴーガスは確信した)。その後パナマ運河の工事現場から黄熱病を一掃する仕事を任された際、さらに大きな勝利がもたらされた。この場合は上官が蚊の媒介説を否定して、最低限の資材しか寄越さなかったうえに、ゴーガスの権限や努力を否認し、果てはゴーガスの更迭すら迫って、ゴーガス個人までないがしろにしようとした。だがゴーガスは断固としてやり抜き——そしてやり遂げた——ときには知識を武器に、また病気が提起する問題に洞察力を働かせ、ときには官僚的に動きまわる能力を発揮した。そのなかで、公衆衛生と衛生管理の世界的権威としての名声も獲得していった。

一九一四年に軍医総監となったゴーガスは、米国の参戦に備え、資金や権限を得ようと上下院の議員に取り入るようになった。米西戦争のときのスターンバーグの二の舞いはもう踏みたくなかった。もう仕事は終わったと思い、一九一七年に辞表を提出しロックフェラー財団が資金援助する国際保健プロジェクトに加わったが、米国が参戦すると、その辞表を撤回した。

当時六三歳で白髪、カイゼル髭をたくわえ、細身の——少年時代には虚弱といってもよいほどだったし、ウエルチに負けないほど食欲があるのに痩せていた——ゴーガスは、手始めの仕事として、可能な限り最高のメンバーで自らの脇を固め、同時に陸軍の企画にも影響を及ぼそうとしていた。陸軍省の上官らは新たに設営する何十もの兵営の立地を衛生部に相談しなかったが、陸軍の技術者は実際に訓練キャンプを設計する段になると、衛生部の指示によく耳を傾けた。彼らにしても一八九八年に数千人もの兵士を死に至らしめた過ちを二度と繰り返したくなかった。

しかし陸軍衛生部が陸軍省の上層部から意見聴取まで受けた分野がほかに一つだけあった。大規模な性病撲滅キャンペーンだった。俗世間を完全な社会に仕上げられると信じる者が多い革新主義の政治連合と、キリスト教倫理主義から固い支持を得たキャンペーンでもあった（これと同じ奇妙な政治コンビがやがて合体して禁酒法を制定することになった）。軍医総監室では、「性倫理主義者がどこまで極端に走るのか。科学的にはまあまあ妥当だとしても、どれほど非実用的、狭量、過度、理不尽になれるのか」[7]がわかっていた。しかし同時に、病気のために陸軍が失った全勤務日数の三分の一は、性病によるということもわかっていた。これほどの損失を軍が黙って見過ごすはずはなかった。

医療隊は兵士に売春婦を利用せずに自慰をするように言った。「性病を移された兵士は反逆者である」[8]というスローガンを掲げたポスターも作成した。兵士にはひと月に二度の性病検査もおこない、感染者には誰とどこでセックスをおこなったかも確認させるようにし、性病にかかった兵士や水兵を減給処分にし、そのうえ軍法会議にまでかけた。トップに立つ政治家の手を借りて、軍は法律で売春および基地から八キロ以内での酒の販売を禁止したが、一万人以上の兵士や水兵がいる軍の基地は全国七〇カ所に散在していた。二七州の衛生委員会は、「地域への危険がなくなるまで」[9]性病の罹患者を拘留できるという規則を可決した。八〇の売春地区が閉鎖された。ニューオーリンズでも、売春が合法とされていて、バディ・ボールデンやジェリー・ロール・モートンやルイ・アームストロングらが売春宿でジャズを生み出したと言われたのに、その伝説のストーリービルを閉鎖しなければならなかった。ニューオーリンズの市長マーティン・バーマンは改革派ではなかった。政党組織をがっちり握り、幹部はひっくるめて「一味」と呼ばれるほどであった。

　性病に対して決然と行動する力がゴーガスにはあった。給水の設計にあたって技術者がゴーガスのもとにいる衛生専門家の指示に耳を傾けた。そういうことはあったとしても、陸軍はそれ以外のことではゴーガスをほとんど無視した。必要なのは科学知識、つまり政治的な影響力を持たない科学知識だけというようなテーマであっても、陸軍の上官から意見を聞かれたことなどついぞなかった。アメリカの研究者が壊疽の抗毒素を開発したときも、ゴーガスはそれをテストする資金を提供するようにと正面きって説得できなかった。そこでウエルチは、ロックフェラー研究所には調査チームをヨーロッパに派遣する費用を出してくれるように、英国陸軍には英国の病院で抗毒素の研究をしてくれるようにかけ合った（完璧ではなかったが、なんとかうまくいった）[10]。

　当時いろいろな面で、ゴーガス、ウエルチ、ボーンらは、陸軍から独立したチームで動いていた。しかしこと流行病に関しては独自に、あるいは単独では動けなかった。キャンプに何十万——実際には何百万——という若い兵士がひしめき合っているのに目もくれず、単独で動くことは不可能だった。

入隊する医師たち

開戦時、米国には一四万人の医師がいた。陸軍か海軍に勤務していたのは、そのうちたった七七六人だった。

軍は何万もの医師を、しかも早急に必要としていた。科学者だからと特別扱いされそうにはなかった。それでも、ほとんどの者が志願する気になった。この偉大な聖戦に加わりたいと思う者がほとんどだった。

ウエルチとボーンは、体重が四五キロもオーバーし、陸軍規定による定年を超えていたにもかかわらず入隊したが、この二人に限ったことではなかった。フレクスナーも五四歳で入隊を果たした。ペンシルベニア大学でフレクスナーに師事したポール・ルイスやハーバード大学のミルトン・ロズノー、ワシントン大学のユージン・オーピーらも加わった。全国各地の実験科学者が続々と入隊を果たしていた。

だが、志願あるいは徴兵のいずれにしろ科学者が先細りするのを避けようと、フレクスナーは、ロックフェラー研究所を丸ごと陸軍に組み込んではどうかとウエルチに提案した。ウエルチはそのアイディアをゴーガスのところに持ち込み、ゴーガスの副官はフレクスナーに「ご希望どおり部隊を編成されたし」[11]と電報を打った。こうしてロックフェラー研究所は陸軍付属研究所第一号になったが、その後付属研究所第二号が現れるようなことはなかった。研究所や病院の廊下を軍服の男たちが闊歩した。陸軍の副官が技術者や雑役婦に命令を出して軍紀の維持に努めるとともに、ヨークアベニューで行進の訓練も施した。昼食は「大混乱」になった。建物や病棟、研究室、洗濯室、台所に至るまで車に積み上げ、移動病院部隊が六四番街から六六番街に及ぶ研究所の前庭に入ってきて、手に負えない負傷兵を治療した。曹長は将校の階級を与えられた科学者——下士官だった二名のカナダ人を除く——に向かって敬礼をした。

これは、従来どおりの研究生活を続けるための、単に表面をとりつくろうだけの変更[12]ではなかった。[*]ロックフェラーでは、研究組織が再編成された。研究のほとんどが戦争に多少関連したもの、あるいは教育に移行した。組織培養——三二年間もニワトリの心臓の一部を生きたまま保存した——だけでなく、手術による四肢の再付着と臓器移植の先駆けをしたというので一九一二年にノーベル賞を受賞したアレクシス・カレルは、新たに軍に配属された何百という医師たちに手術のテクニックを教えた。細菌学を教える

＊ベトナム戦争時には多くの医学者が徴兵を避けるために公衆衛生局に入った。しかし研究は従来どおり続けた。国立衛生研究所に配属され、同研究所は才能流入のおかげで、歴史的に見てきわめて実り多い数年間を謳歌した。

研究者もいた。ある生化学者は毒ガスを研究した。別の化学者はデンプンからより多くのアセトンを抽出する方法を研究した。アセトンは爆発物のもとになるだけでなく飛行機の翼を覆う布地の強度を高めるためにも使われた。ペイトン・ラウスは、のちに――数十年後に――ノーベル賞を受賞した研究をすでに終えていたが、血液保存の研究指導を再開した。彼が方法を開発したので一九一七年に戦地での血液銀行の草分けが開設されたわけだが、この方法は現在も利用されている。

開業医も戦争で供給が追いつかなくなった。ゴーガス、ウエルチ、ボーンの三人は、対策をすでに練っていた。一九一六年一二月、国防会議を通じて州の医師会に密かに医師の格付けをおこなうように要請した。開業中の全医師のおよそ半数は軍務に不適格と判断された。そこでアメリカが実際に参戦すると、軍はまず、一九一四年、一九一五年、一九一六年の医学校の男子卒業生をくまなく調査し、ボーンが言うところの「これらの年度で最高の人材」[13]を探した。これでだいたい一万人の医師が供給できるようになった。最高といわれる医学校の多くは、フランスに教職員を送ってもいた。そうした学校は丸ごとで一機関の役割を果たし、軍病院にそっくりスタッフを送り込んだり、内密に名前を貸したりしていた。

だが、こうした手段をもってしても、ニーズを満たすことはできなかった。休戦が締結されるまでに三万八〇〇〇人の医師、少なくとも四五歳未満で兵役に適格と思われる全医師の半数が軍務につくようになった。[14]

軍、特に陸軍はこれで終わらなかった。一九一七年四月には五八人の歯科医師が陸軍に入っていたが、一九一八年一一月には五六五四人になった。[15] さらに軍には看護婦も必要だった。

深刻な看護婦不足

看護婦の数はきわめて少なかった。一九世紀後半は医学と同様に看護も激変した。やはり科学的になったのである。しかし、看護の変化には純粋に科学で割り切れない要因も伴った。つまり社会的な地位や権威、女性の役割といった要素である。

看護は女性に機会と社会的地位を与え、女が占めた数少ない分野の一つであった。ウエルチらがアメリカの医学を改革していた一方で、ジェーン・デラノやラビニア・ドック――二人ともウエルチがベルビュー大学で医学生に新たな現実を身につけさせていた頃、同じ大学の看護課程の学生だった――やほかの女性らは看護の改革をおこなっていた。しかし、同じ看護職のうちのごりごりの保守派とよりも医師とやり合うことが多かった（ときには聡明で教養ある看護婦に脅威を覚えた医師が、事実上のゲリラ戦を仕掛けたこともあった。また病院によっては、医師が薬剤瓶のラベルを数字に換え、処方箋のことで看護婦が質問できないようにした）。[16]

ゴーガスは、まだ軍医総監になる前の一九一二年に、戦争が始まれば、陸軍は膨大な数の、とても確保できそうもない人数の看護婦が必要になるに違いないと予想した。しかし看護婦全員が十分な訓練を受ける必要もあるまいと考えていた。「正看護婦」よりも教育や訓練が足りない「准看護婦」部隊をつくりたいと考えていたのである。

ほかの者もこうした考えを持ってはいたが、いずれも男の考え方だった。看護職にある女なら、断固拒否しただろう。看護を教えていたジェーン・デラノは陸軍看護婦部隊のリーダーも務めていた。タフで気力に満ちあふれ、また誇り高く聡明、それでいて権威主義者でもあったデラノは、ちょうど当時陸軍を離れて赤十字看護プログラムを策定しようとしていた。また、赤十字社は看護婦の評価や募集をおこない、配属することも珍しくなく、看護婦を陸軍に提供する責任をすべて任されていた。

デラノはゴーガスの計画を受け入れず、看護という専門職の社会的地位を「深刻に脅かすもの」だと同僚に訴え、次のように警告した。「医師が組織し教育し、医師の指導のもとで仕事をおこなう、私たちとは関係のないこういう女性の集団と一緒にされては、私たちの看護の仕事はなんの役にも立たなくなるだろう」。赤十字社にも単刀直入に伝えた。「このような計画がまかり通るなら、即座に赤十字社との関係を絶たせていただきます……（そして）州や地方の委員会のメンバーからも、脱退させていただきます」[*17]

赤十字社と陸軍はデラノに屈した。補助看護婦の訓練は開始されなかった。米国の参戦時には、一九一〇年以前に訓練を受けた多くの――ほとんどではなかったが――医師をしのぐと思われる訓練の行き届いた「正看護婦」の女性が九万八一六二人いた。戦争はほかのあらゆるものを吸い尽くしたように、看護婦をも吸い尽くした。一九一八年五月には約一万六〇〇〇人の看護婦が従軍していた。陸軍だけでも五万人は必要だとゴーガスは考えた。

ゴーガスは再度「作成済みの計画を実行」してもらえないかと赤十字社に泣きついた。[18]その後野戦病院の絶望的状況の極秘情報を耳にしてから、デラノは一転してゴーガスの支持にまわり、同僚に「准」看護婦の必要性を説いてまわった。

看護職の同僚は二人の要請をはねつけた。そのような補助看護婦の大型訓練プログラムの編成には参加しないとつっぱねたが、陸軍看護学校の設立だけは承諾した。一九一八年一〇月まで、この新しい看護学校は訓練の行き届いた看護婦を一人も送り出さなかった。

赤十字社と米国陸軍、つまり戦時の軍隊に対し、看護職全体が勝利をおさめたのは驚

＊看護婦は社会的な地位を守る必要があったように思える。一九一八年の夏に財務省が陸軍長官に、捕虜となった従軍看護婦は兵士と異なり、戦争捕虜期間中の給料の受給資格はないと告げた。この政策は激しい怒りを招き、のちに破棄せざるを得なくなった。

くべきことだった。勝者が女であったという事実が、さらにそれを前代未聞の出来事にした。皮肉にもこの勝利は同時に、ジョージ・クリールの広報委員会が真実に打ち勝ったということでもあった。クリールの宣伝機関は、看護婦不足がどれほど深刻かという真実を一般市民に知らせていなかったからである。

そのうちにも、軍医と看護婦への要求は肥大するばかりだった。四〇〇万人ものアメリカ人の男が兵役につき、その数はなおも増えつつあり、ゴーガスは三〇万床の病院用ベッドを用意するつもりだった。確保した訓練済みの医療従事者の数では、これだけの必要数をまかなうことはまず不可能だった。そこで軍は看護婦や医師をどんどん吸い上げて、兵営に送り、船に乗せてフランスに送った。ついには一番優秀な若い医師たちをほとんど絞り出してしまった。一般市民への医療は急速に悪化した。市民生活のなかにとどまったのはおおむね、無能な若い医師か、古い医療技術を学んできた者が大多数を占める四五歳以上の医師であった。看護婦不足はさらに深刻であることがその後明らかになる。現実に、特に市民の暮らしの面で、これが致命的であることがわかってくる。

こうした状況のすべてが重なり合って火薬庫への火種を増やした。しかも火種はさらに増えていった。

第6章　悪夢の広がり

ウィルソンは「容赦なき残忍な精神が国民生活の髄まで入り込むように」強く求めた。号令の実施にあたり政府広報委員長のクリールは、「火だるまの大衆」、「不滅の決意」に突き動かされた大衆をつくりたいと考えており、実行に移してもいた。これはまさに総力戦であり、その総力には当然医療従事者も含まれていた。

クリールの精神は、陸軍が発行する医師向けの雑誌『ミリタリー・サージョン』〈軍医〉にも吹き込まれ、同誌はこう書いている。「この国の活動の一つ一つが、ただ一つの目標に向けられる。戦争に勝つことだ。それ以外のものはいまや価値がないうえ、戦争に勝たなければ、そもそも価値のあるものなどなくなってしまうだろう。こうした目的が視野になく、効率本位に手を差し伸べるだけの組織は、いかなるものであれ、容認すべきではない……。したがって医学も戦争に利用され、その技術を用いてカムフラージュの仕上げや、娯楽などによる兵士の気力回復をもたらすのだ」[1]

この医学雑誌は、人の生命を救うことを本分とする医師が読者であるのに、こう言ってはばからなかった。「人間の生命への配慮は、得てしてまったく二次的になる……。軍医は個別よりも全体のために尽くしてきた。そのため個人の生命や手足は、非常に重要ではあるが、公益の立場ではかれば二次的である」[2]。しかも当のこの雑誌は、「負傷した敵を（塹壕で）発見した場合には、（尋問に）十分な数の捕虜が確保できていれば、銃剣で刺し殺すべきだ」[3]というベテラン軍人、ドナルド・マクレー少佐のアドバイスを肯定的に引用し、公益とはどのようなものかについて意見を開陳した。

巨大な兵営

軍医総監のゴーガスと雑誌の編集者では意見が異なっていた。ロックフェラーの資金援助を受けた研究者が、発見した壊疽の抗毒素に効果があるとわかり、その成果を発表したいと考えていた――これはドイツを助けることにもなりかねなかった。ゴーガスとニュートン・ベイカー陸軍長官は二人ともそうすべきだと賛成し、研究者は公表した。全米科学アカデミー会長のウエルチはロックフェラー研究所のフレクスナーに言った。「長官と軍医総監の両者があえて、こうした立場をとったのがとても嬉しかった」[4]

しかしゴーガスには『ミリタリー・サージョン』の編集者に目を光らせる以上にしな

ければならない重要な懸案があった。自分の任務（ミッション）に専念するだけでなく、宣教師（ミッショナリー）のようなこだわりで任務に取り組んでいた。というのもゴーガスは悪夢を恐れていたからだ。

戦前は数万人の兵士しかいなかった米国陸軍は、数カ月後には数百万人に激増した。それぞれ約五万の兵士を抱える巨大な兵営が、数週間足らずで急造された。キャンプが完成しないうちに、何十万もの兵士が兵営に入った。兵舎ができあがっても、兵士の人数よりもはるかに少ない収容人員向きに設計された兵舎はすし詰め状態になり、一方で若い兵士数万人は最初の冬をテントで過ごした。病院の設営は一番あとまわしにされた。

このような状況で、膨大な数の兵士が極度の密集状態におかれただけでなく、農村の少年が数百キロ離れた都市の少年と接触することにもなった。病気に対するそれぞれの免疫力と感染しやすさが、まったく異なっていた。これまでのアメリカの歴史のなかで——おそらく世界のこれまでの歴史を見ても——そうした方法でこんなに大勢の兵士がかき集められたことは一度もなかった。中国やインドやアフリカからの労働者が流れ込むこともあるヨーロッパの前線ですら、感染のしやすさが異なる人間が片っ端からかき集められたアメリカの訓練キャンプほど、一触即発の危険をはらんだるつぼのような状態ではなかっただろう。

ゴーガスの悪夢とは、そうしたキャンプに流行病が蔓延することであった。キャンプからキャンプへと兵士が移動する仕方を考えると、感染病が一カ所で発生した場合、そのキャンプを隔離して病気がほかの場所に広がらないようにするのはきわめて困難だった。数千、おそらく数万の兵士が死ぬ恐れがあった。こういう流行病は一般市民社会にも広がりかねない。ゴーガスはその悪夢が現実にならないようにするため、自らの権限の範囲で手を尽くそうとした。

特別部隊の編制

一九一七年には医学は病気に対して決して無力ではなくなっていた。実際、医学はステュクス〔ギリシャ神話に出てくる三途の川〕の川岸に立っていた。その川を歩いて渡り、渡船場から数人の人々を連れ戻すことができれば、もっと多くの人々を救える見込みが研究室にあった。

事実、科学はその時点までにパウル・エールリッヒが考えていた「魔法の弾丸」のうち開発したのは一発だけだった。梅毒を治療しようとしてエールリッヒはある同僚と九〇〇もの化合物を試験し、六〇六番目の化合物の再試験をおこなった。それはヒ素化合物だった。今度は成功した。患者に中毒症状が現れることもなく、梅毒は治癒した。サルバルサンと命名されたものの、「六〇六」とだけ呼ばれることも多かった。

だが、科学は免疫システムの操作や公衆衛生でもかなりの成功をおさめていた。ワクチンによって、炭疽菌(たんそきん)や豚コレラといった、家畜に大打撃を与える何十もの病気を予防した。研究者はまた、天然痘予防に初めて成功してからなおもはるかに前進して、いまや治療用の抗毒素や血清だけでなく、数多くの病気を予防するワクチンも開発していた。科学はジフテリアにも勝利をおさめた。衛生管理や公衆衛生の対策をとり、腸チフスやコレラ、黄熱病、腺ペストを封じ込め、腸チフスやコレラ、ペスト用のワクチンも登場した。蛇に咬まれた場合の抗毒素も生産された。赤痢用の抗血清も発見された。破傷風の抗毒素が奇跡的な効果を発揮した——これが広範に用いられるようになる前の一九〇三年には、米国で破傷風の治療患者一〇〇〇人当たり一〇二人が死亡した。一〇年後抗毒素が世界的に用いられるようになり、死亡率は治療患者一〇〇〇人当たりゼロにまで下がった。主にフレクスナーの抗血清のおかげで髄膜炎も、克服したとまではいかないが、抑えられるようになった。一九一七年に壊疽の抗毒素が開発された。ほかの抗毒素ほど効かなかったが、科学者は時間をかけてほかのものと同じように、抗毒素の効果を改良できた。免疫システムを操作して感染症をやっつける可能性に、大きな期待が持てそうであった。*

運営面でもゴーガスは動いた。兵営に配属された多数の新任の軍医がロックフェラー研究所で世界屈指の科学者数人から訓練が受けられるように取りはからった。膨大な量のワクチンや抗毒素や血清も備蓄しはじめた。ゴーガスは製薬業者のこうした製品を信頼していなかった。あてにならなかったし、役にも立たなかった。実際、一九一七年にニューヨーク州衛生局長のハーマン・ビッグズが数種類の病気に適応するという市販品を試してみたところ、あまりにもお粗末なことがわかったため、全製薬業者の製品の販売をニューヨーク州で全面的に禁止した。[6] そこでゴーガスは信頼のおける人物を製造にあて、陸軍医学校で五〇〇万人分の腸チフスワクチンをつくることになった。[7] ロックフェラー研究所も肺炎と赤痢と髄膜炎の血清を製造することになった。のちの国立衛生研究所であるワシントンの衛生試験場は、天然痘のワクチンとジフテリアや破傷風の抗毒素を準備することになった。

ゴーガスはまた、数台の貨車を最新の研究施設につくりかえ——こうした貨車の装備費用は政府ではなく、ロックフェラー研究所とアメリカ赤十字社が支払った——フレクスナーがゴーガスの科学問題担当の副官フレデリック・ラッセル大佐に言ったことだが、「肺炎やそのほかの流行病が蔓延するキャンプのどこにでも送れるよう」[8]に、全国の戦略地点にこの移動研究室を配置した。

さらに兵営の建設がまだ開始されないうちに、ゴーガスは「感染症予防」[9]のための特別部隊を編制し、ここに最高の人材をあてた。すでにイギリスとフランスのキャンプの視察を終え、問題がありそうだと警鐘を鳴らしていたウエルチがこの部隊を率い、そのほか五人のメンバーがいたが、フレクスナー、ボーン、ラッセル、ビッグズ、そしてロードアイランドのチャールズ・チェイピンという、いずれも世界的に著名な人物だった。

一同は流行病の可能性を最小限に抑えるため、軍が従うべき手順をこと細かに示した。その一方で、一九一七年、キャンプに兵士たちが流れ込むなかで、研究の焦点を肺炎に移していたロックフェラー研究所の同僚、ルーファス・コールやオズワルド・アベリーらが特別な警告を発した。「肺炎は主に地方病の形をとって発生するが、小さな流行はもちろん大流行ですら確認できていない。肺炎はパナマ運河の建設を脅かした最も深刻な病気なのだ」――ゴーガスが知り尽くしている黄熱病よりもさらに深刻である――「しかも感染しやすい労働者が多数集まる地域に蔓延すれば、重大なことになる……。肺炎は特に新兵を襲う傾向がある（ように思える）。（一九一六年に）エピデミックの形で肺炎が発生したメキシコ国境で少数の兵士がかかったが、感染しやすい兵士を多数冬に召集した場合、軍でこうした事態が起こりかねないという警告と受け止めるべきだ」[10]ゴーガスの上官は助言を無視した。その結果、陸軍はまもなく流行病の苦い経験を味

＊一九三〇年代から四〇年代にかけて初めて抗生物質が登場したとき、魔法のような効き目を示したので、こうした研究の多くが中止された。一九六〇年代はじめには、公衆衛生当局が感染症に勝利宣言を出していた。現在、数十種もの細菌株が薬剤への耐性を獲得し、ウイルスも以前に比べてすばやく耐性を獲得するようになり、かつて撲滅したと考えられた結核などの病気も復活している状況で、研究者は感染症からがんに至るまであらゆる病気に対して、免疫システムを活性化させる方法を模索する方向に戻っている。

わった。これはウイルスにとっても医学にとってもテスト走行だったのではないか。

麻疹の流行

一九一七年から一八年にかけての冬はロッキー山脈東部で観測史上最も寒く、兵舎はすし詰め状態で、しかも何十万もの兵士がまだテント暮らしをしていた。キャンプの病院やほかの医療施設もまだ完成していなかった。陸軍の報告書では、防寒衣料ばかりか暖房すら提供できなかったことを認めていた。だが、一番危険だったのは、人が密集していたことだった。

フレクスナーは、そうした状況は「まるで兵士たちがそれぞれの病気を持ち寄って、人がかかっていない病気を選ぶようなものだった……キャンプにおける配置上の欠陥や、お粗末な管理状況、適切な研究施設の不足によって、ますますそれに拍車がかかった」[11]と警告した。抗議をしてもむなしく、ボーンはのちに陸軍のやり方をこう言った。「正気の沙汰じゃなかった……。命がどれほど犠牲になるか見当もつかなかった……。そのあとでとる動員方法の危険性にしても、しかるべき当局は集める前に指摘を受けても、「動員の目的は、一般市民をできる限り迅速に訓練の十分な兵士に変えることであって、予防医学の証明をおこなうことではない」と答える始末だった」[12]

その厳寒の冬に麻疹（はしか）が陸軍の兵舎を襲い、しかも地域的流行の形で到来した。もちろん麻疹は通常子どもに感染し、発熱、発疹、咳、鼻水、不快感が起きるだけである。だが、そのほか数多くの子どもの病気――とりわけウイルス性の病気――と同様に、麻疹が大人に感染すると、重症化することが多い（二一世紀はじめになっても麻疹が原因で、世界中で年間一〇〇万人が死亡する）。

この病気の発生で患者は、高熱と光に対する極端な過敏症状と激しい咳に苦しんだ。合併症には、ひどい下痢、髄膜炎、脳炎（脳の炎症）、激しい中耳炎、痙攣などがあった。

感染した兵士がキャンプからキャンプへと移動するにつれ、麻疹ウイルスも一緒に移動し、ピンをなぎ倒すボウリングの球のようにキャンプを次々と征服していった。ボーンが報告した。「一九一七年の秋にキャンプ・ウィーラー（ジョージア州メーコンの近く）に入る軍用列車には、すでに発疹期に入った一例ないし六例の麻疹患者が必ず乗っていた。こうした兵士が……野営地や車中で麻疹の種子をまき散らしたのだ。こんな状況では麻疹の蔓延をまったく食い止めようがなかった」[13]

サンアントニオ郊外のキャンプ・トラビスには三万六七人の兵士がいたが、クリスマスまでに四五七一人が麻疹で倒れた。ファンストンには兵員数五万六〇〇〇人を超える平均的な規模の部隊があったが、そのうち三〇〇〇人は入院が必要になるほど、具合が悪くなった。[14]サウスカロライナ州グリーンリーフやマサチューセッツ州ディベンズでも、患者の数は同じようなものだった。ニューメキシコ州キャンプ・コーディの二万五二六〇人の兵士は、ファンストンからの兵士が到着する直後までは麻疹に感染していなかった。だが、その後コーディでも麻疹に苦しむうめき声が聞こえはじめた。

そして若い兵士のなかには死者も出はじめた。

肺炎を合併

研究者は麻疹予防用のワクチンも治療用の血清も開発することができなかったが、大半の死亡者は主に、ウイルスのせいで防衛機能が弱まったところに、肺に細菌が侵入して引き起こされる二次感染によるものだった。ロックフェラーなどの研究者は、こうした細菌感染を抑える方法を見つけ出そうと躍起になっていた。若干の進歩は見られた。

その一方で陸軍は兵士たちがストーブの周りに集まることを禁止する命令を出し、将校はその実施徹底のため兵舎やテントに入った。しかし、とりわけ記録的な寒さのなか、テント生活をしていた何万という兵士が、ストーブの周りに集まらないようにすることなどできるはずはなかった。

麻疹に伴うあらゆる合併症のなかでも、断然致死性が高いのが肺炎だった。[15] インフルエンザの流行が起きる前の一九一七年九月から一八年三月の六カ月間に、アメリカ国内で三万七八四人の兵士が肺炎で倒れた。そのうち五七四一人が死亡。これらの肺炎のほとんどは、麻疹の合併症だった。キャンプ・シェルビーでは、死亡者全体——病気や自動車事故、労働災害、不運な訓練事故をひっくるめた死亡者総数——の四六・五パーセントが麻疹後に起こる肺炎によるものだった。キャンプ・ボウイでは、一九一七年の一一月から一二月にかけて二二七人の兵士が病死したが、そのうちの二一二人は麻疹後の肺炎によるものだった。二九の兵営での肺炎による平均死亡率は、同年齢の一般男子の一二倍にも達した。[16]

一九一八年、共和党が多数を占める上院では、ウィルソン政権〔民主党〕の兵士動員時の過ちに関する公聴会が開かれた。共和党は、投票数の四一パーセントしか獲得できなかったにもかかわらず一九一二年から大統領に就任したウィルソンを毛嫌いしていた（共和党の前大統領でその後第三党から出馬したテディ・ルーズベルトと在任中の共和党大統領ウィリアム・ハワード・タフトがGOP〔グランド・オールド・パーティ、共和党のニックネーム〕の票を奪い合ったうえ、社会主義者のユージン・デブズも六パーセント獲得したからだった）。動員の失敗はウィルソンに恥をかかせる絶好のチャンスに思えた。しかもこの攻撃には個人的な恨みもあった。上院多数党院内総務へンリー・カボット・ロッジの娘婿だった下院議員のオーガスタス・ピーボディ・ガードナーが下院議員を辞めて入隊し、キャンプで肺炎にかかり死亡したのだった。

ゴーガスは麻疹で演じた大失態の説明を求められて召還された。その証言と参謀総長への病気流行の報告が新聞のトップ記事を飾った。二〇年前に腸チフスで大失敗をやらかした際の先任のスターンバーグ同様、最低の公衆衛生基準も満たしていない生活環境の兵営に兵士をあわてて送り込み、ぎゅうぎゅう詰めに押し込んで、免疫を持たない新兵を麻疹にさらし、ろくな設備もない病院や、ときにはまったく病院もないところで、訓練を受けてもいない「田舎小僧」を使って息も絶え絶えの患者の世話をさせたと、ゴーガスは陸軍省の同僚や上官を激しく非難した。さらに陸軍省は陸軍衛生部を軽視しているようだとも述べた。「彼らは私の言うことをいっさい信頼しませんでした。まったく」[17]とある上院議員の質問に答えた。

ゴーガスは証言すれば、陸軍が兵士を守る権限をもっと自分に与えざるを得なくなるのではないかと期待した。おそらく証言が功を奏したのであろう。陸軍は三カ所の兵営で軍法会議を開始した。だが、証言したことで孤立もした。ゴーガスは姉妹に打ち明けた。陸軍省の「友人はみんな、私から離れてしまったようだ。おまけに横を通り過ぎるたびに、みんなが私を蹴飛ばしていく」[18]。

一方、ウエルチは被害の最も大きいキャンプ、麻疹自体の流行は去ったものの、合併症に苦しむ患者がまだ残るキャンプの一つを訪れた。彼はゴーガスにこう告げた。麻疹後に肺炎を発症した兵士の死亡率は「三〇パーセントとされているが、今後、入院している兵士の死亡が増えるだろう。病院には優秀な統計学者が必要だ――入院受付係では役に立たない」。入院中の兵士が生き残る可能性を増やそうと、言葉を続けた。「肺炎球菌型に効果があるアベリーの薬を出すよう、ラッセル大佐に命令を出してもらえ」[19]

ウエルチが口にした人物は、ロックフェラー研究所のオズワルド・アベリーのことだった。研究所でただの一兵卒として陸軍に徴兵されたカナダ人の一人だった。兵卒であろうがなかろうが、やがて、当時はまだそこまでいってなかったが、世界でトップレベルの肺炎研究者となる人物であった。アベリーは結論を出すわけだが、テーマそのものよりもはるかに――ずっとずっとはるかに――重要なものとなった。その発見は遺伝子研究全体の流れを変え、現代の分子生物学をつくり出す科学革命を生み出すに至った。だが、それはまだまだ先のことである。

臨床医のウィリアム・オスラーは肺炎を「死のキャプテン」と名づけた。肺炎は世界中で、結核やがん、心臓病、ペストを大幅に上まわる主な死因だった。

そして麻疹同様、インフルエンザで死亡する場合にも、肺炎を併発して死亡することがたびたびあった。

第7章　試行錯誤

医学辞典では肺炎を「硬化を伴う肺の炎症」と定義している。この定義では感染について触れられていないが、実際のところ肺炎は必ずといっていいほど、肺に侵入するある種の微生物によって引き起こされるため、発症後、感染に抵抗するために体が持つ武器が投入される。その結果、炎症を起こした細胞や酵素、細胞残屑（ざんせつ）、体液が混ざり合ったもの、瘢痕（はんこん）組織に相当するものが生じて肥厚し硬化に結びつく。すると、正常なときには柔らかくてスポンジ様をしている肺が縮んで固くなり、弾力性が失われる。肺炎で死亡するのは、硬化が広範囲に及んだために肺が十分な酸素を血流に送れなくなった場合か、または病原体が血流内に入り込み、全身に感染を広げた場合のいずれかである。

肺炎は一九三六年以来、ずっと米国で死因の第一位を占めていた。肺炎とインフルエンザはきわめて密接な関連があるため、米国疾病対策センターが編集したものも含めて、現代の世界保健統計でも、通常この二つを一つの死因としてまとめて分類しているほどである。現在、抗生物質や抗ウイルス剤、酸素、集中治療室が存在する二一世紀初頭でさえも、インフルエンザと肺炎を合わせるとたいてい、米国内での死因の五位ないし六位――通常インフルエンザ・シーズンの激しさによって、その年どしで異なる――を占め、また感染症の死因のトップでもある。

インフルエンザでは、肺に大量のウイルスが侵入することで直接肺炎が起きる場合と、間接的に――こちらのほうが一般的だが――身体が持つ防衛機能のある部分が破壊され、いわゆる二次侵入者である細菌が、ほとんど反撃を受けないで肺に寄生できるようになり、肺炎が起きる場合がある。インフルエンザウイルスは、一般的に防衛機構を破壊するだけでなく、肺組織に付着する細菌の能力を特に高めて、細菌を肺に侵入しやすくさせるという証拠もある。[1]

ワクチンの開発

多くの細菌やウイルスや菌類は肺に侵入できるけれど、肺炎の原因としてただ一つ最も一般的なものは、一次侵入者か二次侵入者のいずれかになり得る細菌、つまり肺炎球菌である（この細菌は、一つまたは二つ以上の肺葉全体に広がる大葉性肺炎の約九五パーセントの原因となるが、気管支肺炎の場合には割合がずっと少なくなる）。ジョージ・スターンバーグは一八八一年に陸軍の駐留地にある仮研究所で研究をしている頃、自分の唾液からこの細菌の分離に初めて成功し、それをウサギに接種したところ、致死性があることが判明した。その病気が肺炎であることには気づかなかった。細菌の発見は遅かったが発表が最初だったため、科学界のしきたりから最初の発見者となったパスツールも気づかなかった。三年後、三人目の研究者により、この細菌がたびたび肺に定着して肺炎を引き起こすことが実証され、この名前がついた。

顕微鏡下では、肺炎球菌は典型的な連鎖球菌、つまり通常はほかの細菌と鎖状に結合した中型で楕円または円形の細菌のように見えるものなのだが、肺炎球菌は通常ほかの細菌一個としか結合せず——それで双球菌と呼ばれることもあるが——まるで二粒の真珠を横に並べたような形をしている。日光にさらされると九〇分以内に死んでしまうが、暗い部屋の湿った痰のなかでは一〇日間も生存する。ときどき埃の粒子に付着しているのが見られる。悪性のタイプのものは、高い感染性を持つ恐れがあり——事実この菌だけでエピデミックを起こすこともある。

早くも一八九二年には、科学者は治療用の血清を開発しようとしていた。だが失敗に終わった。その後の一〇年間、ほかの病気に対しては、研究者は大きな成果を上げたにもかかわらず、肺炎についてはほとんど進展が見られなかった。これは努力不足によるものではなかった。ジフテリア、ペスト、腸チフス、髄膜炎、破傷風、毒蛇咬症（こうしょう）、そのほかの致死性の疾病に対して進展が見られたときには必ず、すぐに同じ方法を肺炎に応用してみた。だが、成功の糸口すら見出せなかった。

研究者は科学のまさに一番外側で研究していた。動物を守る血清を製造する能力は次第に向上したものの、人間の血清までには至らなかった。こうした血清にどういう効き目があるかを知ろうと四苦八苦し、ゆくゆくは治療に結びつきそうな仮説を進めていった。腸チフスワクチン開発の功績によりナイト爵を授けられたサー・アームロス・ライトは、免疫システムは白血球細胞が侵入者をいともたやすく貪食（どんしょく）できるようにする、いわゆる「オプソニン」という物質で侵入微生物の表面を覆うと考えた。ライトの洞察は正しかったが、この洞察から導いた結論は間違っていた。

南アフリカの金やダイヤモンドの鉱山労働者の間で発生した肺炎ほど重篤なものはなかった。エピデミックの状況がほぼ四六時中続き、発生すると決まって患者の四〇パーセントが死亡した。一九一四年、南アフリカの鉱山の所有者はライトに肺炎予防のワクチンを考えてくれと頼んだ。ライトは成功したと言った。実際は失敗だったどころか、考案した予防接種は人を殺しかねないものであった。あれやこれやの失敗で、ライバルの研究者からは失敗を揶揄（やゆ）する「サー・オールモスト・ライト（当たらずといえども遠からず）」というあだ名さえもらった。

しかし、その頃には二人のドイツ人科学者が肺炎の治療と予防という問題への糸口を発見していた。一九一〇年、二人はいわゆる「定型」肺炎球菌と「非定型」肺炎球菌を区別した。ほかの研究者も、この手掛かりを発展させようとした。

だが第一次世界大戦が始まっても、肺炎に対してはほとんど進展が見られなかったため、オスラー本人もまだ瀉血（しゃけつ）――血液を抜くこと――を勧めていた。「数年前に比べて最近そうした方法をよく使うが、肺炎の初期よりも後期におこなうことが多い。病気の初期の段階に、きわめて激しい症状と高熱を出す丈夫な健康人から血を抜くのならよい方法だと思う」

オスラーは瀉血によって肺炎が治癒できると断言したわけでなく、一部の症状を緩和するかもしれないと言ったにすぎない。だが、間違いだった。一九一六年版のオスラーの教科書には、「肺炎は決まった期間に一定の経過をたどる疾患であり、既知の方法で思いどおりに中断したり短縮したりすることはできない」[2]と書いてあった。

アメリカ人がこの結論に異を唱えようとした。

肺炎の治療と予防

ルーファス・コールは付属病院院長への就任に際しロックフェラー研究所を訪れたとき、自分が揃えたチームと力を合わせ精力の大半を肺炎に注ごうと決意した。肺炎は最大の殺戮者であったから、当然の選択であった。

肺炎の治療と予防には、その当時のほかのあらゆる感染症がそうだったが、身体そのものの防衛機能、つまり免疫システムの利用が重要だった。

科学者が打ち負かすことのできた病気では、抗原――免疫システムの反応を促す侵入微生物の表面についた分子、つまり免疫反応が狙う標的――に変化が生じなかった。ジフテリアについて言えば、危険な部位は細菌そのものですらなく、細菌がつくりだす毒素であった。

生物でもなく進化もしない毒素は決まった形をしていたため、抗毒素の製造が常套手段だった。ウマに注射する毒性細菌の量を次第に増やしていく。細菌は毒素をつくりだす。今度はウマの免疫システムが毒素と結合して、それを中和する抗体をつくりだす。次にそのウマから血液を採取し、その血液から固形物を取り除いて最終的に血清だけを残し、この血清から不純物を取り除くと、救命用によく使う抗毒素がとれた。

同様のプロセスを使って、破傷風の抗毒素やフレクスナーの髄膜炎治療の血清、そのほか数々の血清や抗毒素を製造した。科学者は病気に対するワクチンをウマに接種し、その抗体を抽出、それを人に接種していた。こうした外部からの免疫システムによる防衛機能の借用は「受動免疫」と呼ばれるものである。

ワクチンが人自身の免疫システムを直接刺激して、細菌やウイルスに対する自己防衛機能を高める場合は、「能動免疫」と呼ばれる。

それまでに治療に成功した病気はすべて、抗原、つまり免疫システムが狙う標的には変化が生じなかった。標的はじっとしていて動かなかった。したがって撃つのは簡単であった。

肺炎球菌は違った。「定型」と「非定型」肺炎球菌の発見がきっかけで、研究者はいまや実に多くの型の細菌を発見しつつあった。異なる型には異なる抗体が存在した。ときには同型の菌が猛毒であったり、そうでなかったりするし、片方の細菌は致死性があるのに、もう片方は病状が穏やかだったり、まったく病状が出なかったりするのはなぜかという疑問に対しては、解明できる実験のデザインをまだ誰一人おこなっていなかった。データを引き寄せる一種の引き波のように、未来のためにそこに広がっていたと言うべきか。むしろそれよりもすぐ目前のことに関心が集まっていた。治療用の血清か予防用のワクチンのいずれか、または両方を見つけ出すことだった。

一九一二年までにロックフェラー研究所のコールは、肺炎球菌の一つの型に対して劇的とは言えないまでも、かなりの治療効果を持つ血清を開発した。まったく異なるテーマ——結核患者の二次感染——に関するアベリーの論文にたまたま目を通したときだった。内容が狭くほとんど特筆すべき論文とは言えなかったが、それでもコールは論文に深い感銘を受けた。それなりの根拠に基づき綿密かつ簡潔、それでいて分析が深く、結論に将来性が含まれ、新たな研究方向への可能性があることもよく把握していた。そこにはまた、化学知識や患者の病態を研究室で徹底的に研究できるアベリーの能力も示されていた。コールはアベリーにロックフェラー研究所で働いてみないかと勧めるメモを書いた。アベリーの返事はなかった。コールはもう一度メモを送った。それでも返事はなかった。ついにコールがアベリーのところに出向いて、給料の提案をした。アベリーはめったに自分宛ての郵便を読まないことがあとで判明した。いかにもアベリーらしかった。彼の関心はもっぱら実験にあったので、今度は申し出を受け入れた。第一次世界大戦開戦直後、まだアメリカが参戦しないうちに、アベリーもまた肺炎の研究にとりかかったのである。

肺炎はコールの情熱であった。アベリーの場合はそれが執念にまでなっていた。

オズワルド・アベリー

オズワルド・アベリーは背が低く痩せぎすのきゃしゃな男で、体重もせいぜい五〇キロ弱しかなく、まさに小男だった。その巨大な頭と鋭いまなざしから「インテリ」――当時その言葉が使われていたらの話だが――とからかわれて、少年時代に校庭でいじめられていそうな人物にも見えた。たとえそうだとしても、なんの傷跡も残さなかっただろう。アベリーは親しみやすく快活で、社交的にすら見えた。

モントリオールに生まれ、ニューヨーク市で育ち、父親は市内の教会で説教をするバプティスト派の聖職者だった。アベリーには数多くの才能があった。コルゲート大学では雄弁コンテストで級友のハリー・エマーソン・フォスディックと優勝を分け合った。フォスディックは二一世紀初頭の最も著名な牧師の一人になった人物である（フォスディックの弟レイモンドもロックフェラー財団の代表にまでなった。ジョン・ロックフェラー・シニアはハリーのためにリバーサイド・チャーチを建てた）。アベリーはコルネットの演奏をよくし、国立音楽学校のコンサート――アントニン・ドボルザークが指揮したコンサート――で演奏したり、しばしばインクで風刺漫画を描いたり風景画を描いたりもした。

だが外見の親しみやすさや社交性とは裏腹に、アベリーは自分の「真の内面は研究だ[3]」と言った。

アベリーに師事したルネ・デュボスが思い出を語っている。「けれども、毎日顔を合わせる私たち数人には、別の面がたびたび見えた……より強く印象に残っている性質……歌劇『トリスタンとイゾルデ』で歌われる羊飼いの歌の悲しげな旋律を独り口笛で吹いている、哀愁をおびた姿。孤独という代償を払ってでもなおプライバシーを求める切実な気持ちがアベリーの行動の大半を左右していた[4]」

電話が鳴るとアベリーはまるで電話をかけてきてくれたことが嬉しいかのように快活に話をしたものだったが、電話をいったん切ると「まるで仮面がはずれ落ちたかのようだった。笑顔が疲れ果てた苦悶に近い表情にとってかわり、侵略してくる世界に対する抗議だと言わんばかりに電話はデスクの向こう側に押しやられた」[5]とデュボスは振り返った。

ウエルチと同じで、一度も結婚せずに、男女を問わず誰とも感情的に親密な関係があったという噂もなかった。ウエルチのように魅力的で注目を集めたと思われる。喜劇役者のものまねがとてもうまかったので、「生まれながらのコメディアン」[6]と言った仲間もいた。だが、自分に対する押しつけには、どんなことであっても、憤慨し、他人が楽しんでもらおうとしてとる行為にすら腹を立てた。

それ以外の部分はウエルチと正反対だった。ウエルチは幅広く本を読み、何事にも好奇心旺盛、ヨーロッパや中国や日本の各地を旅してまわり、全世界を把握しているような印象があった。手の込んだディナーに息抜きを求めることも多く、毎日といっていいほどクラブに引きこもった。しかもウエルチはずいぶん若いときから数々の偉業を達成した将来有望な人物と見られていた。

アベリーにはそうしたところがまったくなかった。若くて優秀な研究者とは絶対に見られていなかった。コールが雇ったとき、アベリーは四〇歳前後であった。四〇歳までに、ウエルチは国際的にも科学界のトップに向かいつつあった。アベリーと同年代で重要な科学的遺産を残した研究者も四〇歳までに名声を博していた。しかしアベリーは、ロックフェラーのはるかに年下の研究者と同様に見習いの立場で、とりたてなんの評判もなかった。まさしく人の目を引くような業績は何もなかった——だが、野心に欠けていたわけでも、研究が足りないわけでもなかった。

ウエルチが絶えず人と付き合ったり、旅をしたりするのに対し、アベリーにはほとんど私生活というものがなく、そういうものから逃げていた。客をもてなしたりすることもほとんどなかったし、外食をすることもめったになかった。弟と両親を亡くしたいとことは仲が良く、この二人に対する責任は感じていたが、彼の生活や世界は研究一筋だった。研究以外のものとはいっさい無縁だった。かつて科学雑誌の編集者から、ロックフェラーでともに親しく研究していたノーベル賞受賞者のカール・ラントシュタイナーを追憶する文章を書いてほしいと頼まれた。そのなかでアベリーは、ラントシュタイナーの私生活にはまったくふれなかった。[7] 編集者は私的な部分もいくらか入れてほしいと頼んだ。アベリーは、個人的な情報を入れても、肝心な事柄、つまりラントシュタイナーの業績や思考過程を読者に理解してもらうのに役立たないと言ってはねつけた（ラントシュタイナーもおそらくアベリーの対応に賛成したのではないか。ノーベル賞の受賞を知らされたとき、ラントシュタイナーは一日中研究室で働き続け、かなり夜遅くに帰宅したため妻はもう寝てしまっていたが、わざわざ起こしてそのニュースを知らせるようなことはしなかった）。[8]

肝心なのは研究であって生活ではないと、アベリーは言った。そしてどんな芸術生活でもそうであるように、研究生活は内面にあった。かつてアインシュタインはこう言ったことがある。「人を芸術や科学の世界に導く最も強い動機の一つは、日常生活からの逃避である……。こういう否定的な動機があるから肯定的な動機が生まれる。人間はいかなる方法であれ、自分に合った方法で、単純化した、わかりやすい世界のイメージを自分でつくりあげ、このイメージをある程度経験の世界に置き換えようと努力しながら、経験の世界を克服しようとする。これこそ、画家や詩人や思索にふける哲学者や自然科学者がそれぞれ、自分のやり方でおこなう行為である。渦巻く個人の経験という狭い領域内では見つけることのできない平和や平静を得るために、各人はこうしたイメージやイメージの知識に感情生活の重心を置くのである」[9]

音楽を愛していたのはむしろ例外であって、アベリーは研究室の外ではまったく存在感がないように思えた。ロックフェラーでともに親しく研究していたもう一人の独身科学者アルフォンス・ドチェスと長年同じアパートの一室で生活していた。ほかに結婚や転職をすると出ていく、入れ替わりの多い、ほんの一時だけの科学者のルームメイトもいた。アベリーのルームメイトは普通の生活を送っていて、外出や週末の旅行を楽しんでいた。家に戻るとアベリーが待っていた。実験の問題や結果について長々と深夜にまで及ぶ話を始めようと待ちかまえていた。

だが、アベリーには私生活がほとんどなかったにしろ、野心だけはあった。長年鳴かず飛ばずの状態が続いたため、名声を手に入れたいという願いから、ロックフェラー研究所着任直後二つの論文を発表した。最初の論文でアベリーとドチェスは、実験を数回しただけで「疫病と免疫に関する包括的代謝論」[10]を編み出した。二番目の論文でも実験証拠をはるかに超えた結論を出した。

論文は二つとも間違いだったことがすぐに判明した。恥をかいたアベリーは、こういうきまりの悪い思いは二度とするものかと心に誓った。どんな発表をするにせよ、また研究室の外で何を言う場合でも、極度に慎重に、細心の注意を払い、さらに控えめにもなった。実験に関する大胆かつ遠大きわまりない解釈を——一人で——じっくり考えることはやめなかったが、それ以降は試験をこのうえなく綿密におこなった控えめな結論のみを発表した。それ以来アベリーは——人前では——小きざみに前進していくようになった。一度に進むのは少しずつだったが、究極的にははるか遠くまで驚くほどの距離を踏破した。

重なる失敗を乗り越えて

ゆっくりと歩めば、進歩は遅くても解決につながることがある。コールとアベリーは、ロックフェラー病院設立時にまさしくコールが望んでいたように協力しながら研究した。

しかも重要なのは、その研究が成果を生んだことだった。

研究室ではアベリーとドチェスが陣頭に立った。シンプルな研究室でシンプルな装置を使って研究をおこなった。各部屋には磁器製の深い流し台が一つと数台の作業台があり、それぞれにブンゼンバーナー用のガスの出口と、下にはいくつかの引き出しがついていた。台上のスペースには、試験管立てや簡素なメーソンジャー〔広口の密閉式ガラス瓶〕やペトリ皿――各種の染料や化学薬品を入れた点滴器や、ピペットや白金耳（はっきんじ）を入れたブリキ缶などがところ狭しと広げられていた。その同じ作業台の上で、研究者は細菌接種や採血、動物の解剖など、ほとんどの作業をおこなっていた。作業台の上には、ペットとして飼われている予備の動物の檻（おり）も一つ載っていた。部屋の中央には細菌の培養器や真空ポンプや遠心分離器もあった。

最初は二人とも技術に慣れるという目的もあって、以前の実験を繰り返し、ウサギとネズミへの肺炎球菌の量を徐々に増やしていった。動物はまもなく細菌に対する抗体をつくりだした。採血をおこない、固形物を沈殿させて血清を取り出し、薬品を加えて残りの固形物を沈殿させたあと、いくつものフィルターで濾過して血清から不純物を取り除いた。ほかの研究者も同様の実験をおこなっていた。二人はその血清でネズミの治療に成功した。ほかの研究者も同じだった。だが、ネズミはヒトではなかった。

ある意味では、そうしたネズミも実際のネズミとは異なっていた。科学者は実験の結果がもたらした原因を、明確に理解しやすくするため、できるだけ多くの因子を一定にし、変動要因を制限する必要があった。したがってネズミも、任意の系統のネズミが性別以外、すべて実質上同一の遺伝子を獲得するまで、同系交配をおこなう（オスのネズミはときとして相互に攻撃し合うことがあるため、通常、今も昔も実験に使われない。たとえ一匹でも死んだり怪我をしたりしてしまうと、その理由が何であれ、実験結果をゆがめ、数週間の研究を台無しにしかねない）。こうしたネズミは元気旺盛で、しかも複雑な因子や多様性、生物の自発性をできるだけ取り除いたモデル系であり、生物としてできる限り試験管での実験向きに繁殖させたものだった*。

だが、科学者がネズミを治療しても、人間の治療には、なんの進展も見られなかった。実験はことごとく失敗した。同様のアプローチを試していたどこかよその研究者も、失敗にかんがみ、説が間違っているのではないか、技術が未熟なために結果が出せないのではないかと考えて手を引いた——あるいはただ単に我慢できなくなって、解決しやすい問題に移っていった。

アベリーはあきらめなかった。得られた証拠の断片から自分の説に間違いはないと判断した。実験を繰り返し、失敗の一つ一つから学ぼうとしながら、あくまでもやり抜いた。ドチェスとともに何百という肺炎球菌の培養組織を育て、株を変えたり、代謝のことをもっと詳細に調べたり、細菌を育てる培地の成分を変えたりした（やがてアベリーは、さまざまの細菌について効果的に育てるにはどの培地が適しているのかを見ることにかけては、世界の研究者のトップクラスに名を連ねるようになった）。化学と免疫学両方にわたる知識が成果を生みはじめ、二人は情報の一つ一つをくさびにして打ち込み、それをすりつぶして課題にし、砕いてほかの秘密をこじあけ、技術を向上させ、ついにはほかの研究者の成果をじわじわと追い越すに至った。

二人をはじめ研究者は、肺炎球菌にはかなり形の似た三つの代表的な株があることを確認し、単純にⅠ型、Ⅱ型、Ⅲ型と呼んだ。それ以外の肺炎球菌、発生頻度の少ないその他数十の株（これまで九〇株が確認されている）については、まとめてⅣ型といった。最初の三つの型は、開発した抗血清のきわめて特異的な標的になった。その他の肺炎球菌の場合は、培養組織を血清に入れると、血清中の抗体は適合する培養組織だけと結合して、それ以外のものとは結びつかないことがわかった。顕微鏡を用いなくとも、試験管のなかで結合状態が観察できた。細菌と抗体が結合して塊をつくった。このプロセスは「凝集」と呼ばれ、特異性を確かめるための検査になった。

＊アベリーが使用した実験用マウスと同じ遺伝子系統が現在もまだ使用されている。有効な材料としてこのマウスは少なくとも一九〇九年から同系交配されてきた。国立がん研究所のある科学者は言う。「私はネズミのがんを、一〇〇パーセントいつでも治すことができる。治療できないという人がいたら、研究者をやめたほうがいい」

しかし、生体外、つまり試験管という狭い世界のなかで成功した多くの事例も、生体内、つまり複雑きわまりないといっていい生命の世界ではうまくいかなかった。そこでウサギやネズミの実験をやり直した。致死性を見極めるために、動物を使ってさまざまな細菌株を調査し、動物がどれほど効果的に抗体をつくりだせるのか、抗体がどれほど効果的に細菌株と結合できるのかという実験をやった。死菌を大量に注射してみて、免疫反応を大きく刺激できないだろうかと考え、その手法で開発した血清も使ってみた。少量の生菌と大量の死菌を混合してもみた。生菌でも試し、ついにネズミで目を見張るような治癒率を達成した。

同時に、アベリーの細菌への理解度も、科学者が免疫システムに対する考え方を変えざるを得ないほど深まった。

肺炎球菌のこのうえなく難解な点の一つは、一部は悪性で致死性を持つのに、そうでないものもあるということだった。アベリーはこの疑問に対する答えの鍵を自分が握っていると考えた。ドチェスとともに、一部の肺炎球菌が——ほんの一部だが——多糖という一種の砂糖からなるカプセルに包まれているという事実に着目した。多糖とはまるでエムアンドエムズ〔商標名。マース社製の粒チョコレート〕の砂糖の固い殻のようなものである。一九一七年に出したアベリーの肺炎球菌に関する初論文は、こうした「特定可溶性物質」をテーマにしたものだった。彼はこのテーマを四半世紀以上も追究するようになった。難問を解明するなかでアベリーは、肺炎球菌、この致死性の細菌を「砂糖でコーティングした微生物」と呼ぶようになった。この探求から生命そのものにかかわる重大な発見と深い理解がもたらされたのである。

その一方、米国以外の西洋がすでに戦争に突入しているさなか、コール、アベリー、ドチェスらは、自ら開発した免疫血清を人体で試す用意を整えていた。

第8章　ワクチンの誕生

コールが初めて患者に新しい血清を試したときにも、血清は効果を発揮した。アベリーと協力して研究室ですぐに、ウマへの感染方法と血清の製造や投与方法の手順を改良することに大わらわであった。ようやく完成品で慎重に一連の試験をするまでにこぎつけた。大量の血清――半リットル――を静脈内に注射することで、I型肺炎の死亡率を二三パーセントから一〇パーセントへと、半分以上減らせることがわかった。

これでは決め手にならなかった。ほかの型の肺炎球菌が引き起こす肺炎はそう簡単に屈しなかった。しかもアベリーとコールが言ったように、「ヒトの防御機能はネズミの防御機能よりも劣っている」[1]。

しかし肺炎全体では、I型肺炎球菌によるものが一番多かった。一番多い肺炎で死亡率を半分以上減らせたことは進歩、かけ値なしの進歩だったし、一九一七年に研究所はコール、アベリー、ドチェス、ヘンリー・チカリングおよびもう一人ロックフェラーの若い科学者を加えて、「急性大葉性肺炎の予防と血清療法」という題名の九〇ページにわたるモノグラフを発表した。

画期的な論文だった。肺炎を治療できる血清の調製と使用法を初めて段階的に解説したものだったからだ。しかも、「現在の戦争においても肺炎があらゆる病気を抑えて死亡原因の一位になりそうである」[2]と指摘し、陸軍の兵営でも肺炎流行の見込みが非常に大きいことを予測していた。

一九一七年一〇月には軍医総監のゴーガスが陸軍病院の司令官に、「今後、肺炎が兵士の間で最も重要な病気の一つになる可能性を考え」[3]、血清の準備と投与法を習得させるべく、医師をもっとロックフェラー研究所に派遣しなければならないと告げた。アベリーはまだ一等兵であったが、研究よりも兵営勤務になる将校に細菌学を教えることに時間をさくようになっていた。今度は同僚とともにこの血清療法も教えた。教え子はアベリーを「一等兵」と呼ばずに、敬意を込めて「プロフェッサー（教授）」と呼んだ――すでにときどきこのニックネームで呼ばれていたのだ。同僚は縮めて「フェス」と呼び、生涯ずっとこの名がついてまわった。

同時にコール、アベリー、ドチェスの三人はⅠ型、Ⅱ型、Ⅲ型の肺炎球菌による肺炎の予防ワクチンの開発もおこなっていた。動物で効果があることを実証したあとで、ロックフェラーで働くほかの六人の研究者とともに自らをモルモットに、多量のワクチンを接種し合い、ヒトでの安全性を確かめた。全員にワクチンそのものへの拒否反応が起き、うち三人の反応は重篤だった。[4] この用量でワクチンを投与するのはあまりに危険だという判断を下したが、もっと少ない用量で一週間に一度、四週間投与するという別の実験を考えた。被投与者は徐々に免疫をつける時間を与えられた。

　このワクチンの誕生は麻疹（はしか）の大流行を食い止めるのには間に合わなかったものの、アトランタ郊外のキャンプ・ゴードンでは、折から発生していた肺炎の大半の原因だった肺炎球菌株のワクチンが、麻疹にかかっていた兵士一〇〇人に試され、五〇人がワクチンの接種を受け、残りの五〇人は対照群とされた。[5] 非接種群では一四人がこの肺炎を発病したのに対し、ワクチンの接種群ではたったの二人しか発病しなかった。

　その一方でコールは、科学者として陸軍で働いていたとき、自分でも腸チフスワクチンを大幅に改良したフレデリック・ラッセル大佐に、「肺炎予防のワクチン接種で、当方がすでに果たした進歩」について手紙に書いた。コールはさらに付け加えた。「ワクチンの大量製造は大きな問題になるだろう。腸チフスワクチンの製造よりもはるかに困難だ……。必要とする大量の培養基（メディア）を準備する態勢を整えるとともに、大規模にワクチン製造ができるような組織をまとめあげようとしているところだ」[6]

一九一八年三月、ちょうどカンザスの兵士の間で初めてインフルエンザが出現しつつあった頃、コールの組織では大規模な試験の用意ができていた。ワクチンはロングアイランド州のキャンプ・アプトンに駐留する一万二〇〇〇人の兵士に接種された――これで備蓄したワクチンを使い切ってしまった――他方、一万九〇〇〇人の兵士は対照群としてワクチンを接種されなかった。ワクチンを接種された兵士は、その後三カ月間誰一人として接種を受けた肺炎球菌の型の肺炎にかからなかった。対照群で発病したのは一〇一例であった。[7]この結果は必ずしも確たるものではなかったが、大いに示唆に富むものであった。しかも世界各地で得られたどの結果よりも格段に優れていた。[8]肺炎ワクチンの試験はパスツール研究所でもおこなわれていたが、失敗に終わっていた。

もしアベリーとコールが死のキャプテンに抗して実際に効果のある血清かワクチンを開発することができていれば……。もし本当にできたならば、医学が経験した未曾有の最も偉大な勝利となっていたに違いない。

ゴーガスの決意

ついに肺炎をやっつけられそうだと見通しがつき、しかも陸軍のキャンプで肺炎が発生したこともあって、肺炎による殺戮に歯止めをかけようとするゴーガスの決意はいよいよ固まった。彼はウエルチに、肺炎に関する特別委員会をつくって委員長に就任するよう要請した。ゴーガスは文字どおり自分の部屋で委員会を運営したいと考えていて、ウエルチの机もゴーガス自身の部屋にあった。

ウエルチは渋ってフレクスナーに電話をかけた。二人の間では、委員長にふさわしい人物は、国内でも、おそらく世界を探してもルーファス・コールしかいないのではないかと意見が一致した。翌日フレクスナーとコールは列車でワシントンに出向き、コスモスクラブでゴーガスとウエルチに会った。[9] ここで肺炎委員会、ゴーガス、ウエルチ、フレクスナー、さらに三人が代表する施設にいる学識ある人々も含め、全面的に支援していく委員会のメンバーを選んだ。

選任は適切におこなわれた。選ばれた人物はそれぞれ、のちに世界で最高の専門科学団体といえる全米科学アカデミーのメンバーに選ばれた。

アベリーはニューヨークにとどまり、もちろん自ら実験研究を指揮した。ほかのメンバーは大半が現場で研究をおこなうことになった。ホプキンズの卒業生でウエルチに師事したトマス・リバーズ中尉は、世界でトップレベルのウイルス学者となり、コールの後を継ぎロックフェラー研究所の病院長になった。もう一人のロックフェラーの科学者フランシス・ブレイクはのちにエール大学医学部の学部長になった。ウエルチに病理学の手ほどきを受けた学生のなかで最も優秀と見られていたユージン・オーピー大尉は、陸軍に入隊したときすでにワシントン大学医学部の学部長であった。実際に委員会のメンバーではなかったが、彼らに協力したのが、のちのノーベル賞受賞者であるロックフエラーのカール・ラントシュタイナーとホプキンズのジョージ・ホイップルであった。数年後、「肺炎チームの一員に入るのはたいへんな名誉だった」[10]と、別のロックフェラーの科学者が回想している。

日常的に――こういう緊急事態が日常と言えるなら――コールはワシントンに出向いてゴーガスの部屋にいるウエルチや先輩の軍医官と最新の研究成果を話し合った。コール、ウエルチ、ビクター・ボーン、ラッセルの四人はきわめて厳格な兵営視察を次々おこない、キャンプの軍医や細菌学者や疫学者の能力からキャンプのキッチンでの皿洗いの仕方に至るまでチェックした。[11]彼らが与えた忠告は、どのようなものであれ、即座に実行するよう命じられた。だが、いたずらに指図していただけではなかった。キャンプの病院や研究所の多くは彼らが尊敬する人物が運営していて、そうした人物の意見にも耳を傾けた。

その春遅く、コールは麻疹に対して一つの結論を米国医師会に報告した。「麻疹のため呼吸器の粘膜は特に二次感染を受けやすくなるようである」。こうした二次感染は、麻疹と同様に「たいてい地域的流行になる……。新たな感染事例が発生するごとに、流行の範囲も激しさも大きくなる」[12]

一九一八年六月四日コール、ウエルチ、ほか数人の肺炎委員会のメンバーがゴーガスの部屋を再び訪れたが、このときはニューヨーク州衛生局長のハーマン・ビッグズと当時海軍少佐であったハーバードの著名な科学者ミルトン・ロズノー、ロックフェラー研究所の設立に尽力したL・エメット・ホルトが一緒だった。今回は、麻疹の地域的流行よりもっと恐ろしい病気が蔓延する可能性を最小限に抑える方法に絞り、幅広い内容で話し合った。全員がゴーガスの悪夢を憂慮していた。

メンバーはインフルエンザの発生を追跡調査していたが、特に病気そのものを懸念していたわけではなかった。さしあたって、そうした発生は穏やかなものであったし、それまでの麻疹ほど危険ではなかった。インフルエンザで死者が出る場合には、肺炎によるということは全員が十分承知していたが、ゴーガスはロックフェラー研究所に肺炎の血清とワクチンの製造と研究に力を入れるようにすでに依頼済みであり、研究所と陸軍医学校が大規模な取り組みを開始していた。

その後話題は研究所のことから疫学上の問題に移った。キャンプを視察してみて、ウエルチ、コール、ボーン、ラッセルの四人は、麻疹がらみの肺炎の死者は多くが交差感染によることを確信した。そういう問題を二度と起こさないため、コールは特別の訓練を受けたスタッフのいる伝染病病棟、市中の最高級の病院にあるようなものをつくってはどうかと提案した。ウエルチは、英国には完全に独立した組織と厳しい規律を定めた隔離病院があることを指摘した。交差感染に対するもう一つの解決法は、院内で仕切りを利用すること——病院のベッドの周りをウサギ飼育場のように仕切ることであった。

一同はまた病院の過密状態と兵士の隔離についても話し合った。一九一六年以来カナダ陸軍は、前線におもむく準備が整った訓練済み兵士の感染防止のため、英国に到着する兵士全員を二八日間隔離していた。[13] ウエルチは「一〇日ないし一四日間兵士を入れておける新兵用の収容施設」[14]を設置してはどうかとアドバイスした。

こうしたことを実施するように、また兵舎の過密状態という一層深刻な問題に決着をつけるようにと陸軍を説得するのが容易でないことは全員が認識していた。

それでも別の軍医官が朗報をもたらした。病院そのものの過密状態は解消されたと言ったのである。陸軍の各病院は五月一五日現在で少なくとも一〇〇床の空きベッドがあるため、全体で二万三〇〇〇床が空いている。陸軍が集めた個々の疫学統計で、全体的な衛生状態も改善したことがわかった。施設と訓練は適切だったと軍医官は断言した。

事態はやがて明らかになる。

自然の報復

人間は、自らを自然に合わせるのではなく、自然を支配しようと企てるからこそ、「近代的」と定義されるのであろう。自然とのこうした関係のあり方からみて、近代の人間は概して侵略者であり、しかも川の流れを変え、断層の上にものを建て、いまや、現存する種の遺伝子の組み換えさえもおこなう、傲慢な侵略者ともなった。自然は、ひとたび揺さぶられると挑みかかり、ときに凶暴性を発揮することがあっても、これまでの反応は概して無気力であった。

一九一八年、人間は完全に近代化し科学知識をきわめた。だが自然を侵略する戦いにかまけていた。けれども自然は自らの機会を選ぶ。いま、そのときを選んで人間に攻撃をしかけてきたし、しかも、もの憂げに突っつくようなことではすませなかった。近代の人間、つまり近代の科学的手法を実践する人間は、怒り心頭に発した自然と初めて対決させられたのである。

Ⅲ　始まり

第9章　迫りくる危機

カンザス州ハスケル郡の誰かが、キャンプ・ファンストンにインフルエンザウイルスを持ち込んだかどうかを証明することはできない。だが、状況証拠は真っ黒である。一九一八年二月の最後の週に、ディーン・ニルソン、アーネスト・エリオット、ジョン・ボトム、ほかに地元紙に名前が載らなかったと思われる者が何人か、「重症型インフルエンザ」が猛威をふるっていたハスケル郡からファンストンを訪れた。おそらく二月二八日から三月二日の間に到着しており、キャンプの病院は、三月四日にインフルエンザにかかった兵士を初めて受け入れた。このタイミングは、まさにインフルエンザの潜伏期間と一致する。三週間もしないうちにファンストンで一一〇〇人の兵士の体調が悪化し、入院せざるを得なくなった。

ハスケル郡とファンストンを行き来する人間の数はほんのわずかだったが、ファンストンそのほかの陸軍基地とフランスの間では、おびただしい数の兵士が移動した。ファンストンで最初の患者が発生してから二週間後の三月一八日、ジョージア州フォレストとグリーンリーフの両キャンプでインフルエンザが発生、二つのキャンプを合わせると部隊の一〇パーセントが病欠届を提出するようになった。その後、まるでドミノが倒れるように、ほかのキャンプでもインフルエンザが発生。この春は、最大規模の陸軍キャンプ三六カ所のうち合計二四カ所でインフルエンザが発生した。国内五〇大都市のうち三〇都市のほとんどは軍施設がそばにあったが、インフルエンザが原因で、四月に突然「超過死亡率」が急上昇した。[1]これはあとでわかったことだった。

はじめは何も心配することはなく、肺炎の合併症が伴う麻疹（はしか）の流行とはまったく違っていた。インフルエンザが深刻なのはハスケル郡だけだった。ただ心配なのは、病気の場所が移動していることであった。

マクファーレン・バーネットがのちに述べたように、「この時期のインフルエンザの話はアメリカとヨーロッパにおける陸軍の動きを中心にしてみればわかりやすい」[2]。

アメリカからヨーロッパへ

パンデミックのあと、ファンストンでの発生以前にもインフルエンザが異常な動きをしていた兆候があったかどうか、著名な疫学者が米国の軍や民間のカルテで調べた。なんの兆候も見つからなかった（ハスケル郡に関連のある警告は日付が間違っており、誤ってファンストンよりもあとになっている）。フランスでは冬期に局所的なインフルエンザの激発が一部見られたものの、広がって地方病や流行病のようになることはなかったようだ。

ヨーロッパの最初の異常発生は、アメリカ軍兵士が四月初旬に上陸したブレストで起きた。そのブレストで、フランス海軍のある司令官が突然麻痺状態に陥った。そのあと病気はまさにブレストを起点にして、たちまち同心円状に広がっていった。

患者の数は多かったものの、こうした発生はやはり米国の場合と同じで、概して穏やかなものであった。兵士は一時的に衰弱したが、やがて回復した。例えば、ショーモン近辺で米国兵士と民間人に流行が見られた。同地で司令部の警備にあたっていた一七二人の海兵隊員のうち大半が病気に倒れ、五四人が入院を必要とした——が、全員回復した。[3]

フランス陸軍で初めて発生を見たのは四月一〇日だった。[4] インフルエンザは四月遅くにパリを襲い、ほぼ同時にイタリアに到達。イギリス陸軍でも最初の患者が四月中旬に発生、その後病気は爆発的に急増した。五月にはイギリス陸軍第一軍だけでも三万六四七三人が入院し、軽症患者が数万人発生する事態に見舞われた。[5] イギリスの報告書は、第二軍でも「五月の終わりにインフルエンザが激発し、感染者はきわめて多数にのぼった……。四八時間以内に砲兵旅団の兵士は三分の一が病気に倒れ、旅団の弾薬隊では一四五人の兵力のうちたった一五人しか部署につけない日もあった」[6]と指摘している。イギリス陸軍第三軍も同様の状態だった。六月には大陸から帰還した兵士がイギリスにインフルエンザを持ち込んだ。

しかし、ここでも合併症はほとんど見られず、兵士のほぼ全員が回復した。ただ一つ深刻な不安は——しかもこれは実に深刻なことだったが——インフルエンザのため兵士の戦闘能力が損なわれないかということであった。

ドイツ陸軍にしても同じだったようだ。戦場のドイツ兵も四月の下旬に始まった激しい流行に悩まされていた。その頃ドイツ軍司令官エーリッヒ・フォン・ルーデンドルフは最後の大攻勢を仕掛けていた——ドイツが勝利するための、まさしく最後のチャンスだった。

ドイツの攻撃は、当初大きな戦果を上げた。ハルステッド〔ウィリアム・ハルステッド。ジョンズ・ホプキンズでウエルチと懇意だった医学者〕の弟子ともいうべきハーベイ・クッシングが前線近くからドイツ軍の進撃を記録していた。「やつらは突破した……」[7]「戦況は楽観を許さない……午後一一時。前線から続々と撤退してくる兵士の数は減らない」「ヘイグからこのうえなく不安な軍への命令……結びは次のとおり。「背水の陣を敷くとともに、われわれの大義の正しさを疑うことなく、おのおの最後まで戦わねばならない。家庭の安全や人類の自由もしかり、この瞬間のわれわれ一人一人の行動にかかっている」」

しかしその後クッシングはまたこうも言った。「予想されるドイツ軍の大規模攻撃の第三波は日一日と延びている」[8]「次の攻撃がいつになるかは誰にもわからない。たぶん、そんなに引き延ばせないはずだ。フランドルではグリッペ〔ドイツ語でインフルエンザのこと〕が大流行し、わが部隊は相当ひどくやられたが、ドイツ軍全体の状況はさらにひどく、これが延期の原因なのではなかろうか」[9]ルーデンドルフ本人も緒戦の敗北と最後の攻撃をしなかったことをインフルエンザのせいにした。「毎朝参謀長からインフルエンザの患者数を報告され、兵力が弱体化するとぐちを聞かねばならないのは、苦痛だった」[10]

インフルエンザのため攻撃はがたがたになり、兵士が戦闘能力を失ったということもあろう。あるいは、ルーデンドルフは言い訳としてインフルエンザをうまく利用したのかもしれない。イギリス、フランス、アメリカの兵士もおしなべてインフルエンザにかかっていたのに、ほかのことで責任があったとしても、ルーデンドルフはそれを認めなくてよかったわけだ。

そのさなか、ウイルスはスペインで名前がついた。

スペイン風邪という名称

実をいうと、スペインでは五月までほとんど患者が見られなかったが、この国はずっと中立国であったこともあって、政府が報道検閲をおこなっていなかった。つまりフランス、ドイツ、イギリスの新聞――否定的な報道や士気を損ねかねない報道はいっさいおこなわなかった――とは異なり、スペインの新聞は、とりわけアルフォンス八世の病状が深刻になるにつれ、インフルエンザの報道で埋め尽くされるようになった。

おそらくスペインの新聞しか、他国での病気の流行を集めた記事を掲載しなかったからであろう。病気はまもなく「スペインインフルエンザ」もしくは「スペイン風邪」の名で知られるようになった。

インフルエンザはポルトガル、次にギリシャを襲った。六月から七月にかけて、イングランド、スコットランド、ウェールズの三地域で死亡率が急上昇。ドイツでは六月に初期の散発的な発生が見られたが、その後本格的な大流行が国中を席巻した。デンマークとノルウェーでは七月に、オランダやスウェーデンでも八月に患者が出はじめた。ボンベイでは、五月二九日に到着したばかりの輸送船で最初の患者が発生した。はじめは波止場で働くインド人警備兵七人が警察病院に入院、続いて政府の造船所で働く男が倒れた。翌日にはボンベイ港の従業員が、二日後には「政府造船所と港湾合弁会社にはさまれた港に隣接する」[11]地域で働く男が倒れた。そこからインフルエンザは鉄道の線路に沿って広がり、ボンベイに続いてカルカッタ、マドラス、ラングーンに到達、さらに別の輸送船でカラチまで運ばれた。

インフルエンザは五月の終わり頃、上海に到達。ある監視官は「まるで津波のように国中に押し寄せた」[12]と述べている。報告によれば重慶の住民は半数が罹患した。インフルエンザはニュージーランドにも飛び火し、その後九月にはオーストラリアに渡った。シドニーでは人口の三〇パーセントが罹患した。

だが、爆発的な流行を見せたにしろ、ハスケル郡で死亡者を出した凶暴なインフルエンザとはまだほとんど類似点はなかった。フランスの流行期には六一三人のアメリカ兵が入院したものの、死亡者は一人だけだった。フランス陸軍でも、四万人の入院者に対し、死亡者は一〇〇人にも満たなかった。英国艦隊では一万三三一三人の水兵が病気で倒れ、一時的に海軍の行動に支障をきたしたものの、死亡者はたった四人しかいなかった。[13]兵士はこの病気を「三日熱」と呼んだ。アルジェリア、エジプト、チュニジア、中国、インドでは「どの地域でも見られる穏やかな型」[14]であった。

実際、病状が穏やかなので、なかには、この病気は本当にインフルエンザだろうかと疑う医師もいた。英国陸軍のある報告には、「インフルエンザに類似する」症状だが、「持続時間が短く合併症も伴わない」ため、インフルエンザとは思えないとの指摘もあった。[15]イタリアの医師はさらに割り切った立場をとる人が何人かいて、それぞれ医学雑誌の記事で、この「現在イタリアに広く流行している熱病はインフルエンザではない」[16]と主張した。『ランセット』という雑誌に執筆したイギリスの医師三名も同意見で、症状はインフルエンザに似ているが、「持続期間がきわめて短く、これまでのところ再発や合併症もなく」[17]、穏やかすぎるため、この流行病が実際にインフルエンザである可能性はないと結論を出した。

これが一九一八年七月一三日付の『ランセット』の記事であった。

異常な症状

米国では三月から四月にかけて、病気が陸軍のキャンプからキャンプへと飛び火し、ときには近隣の都市にも広がったが、ゴーガス、ウエルチ、ボーン、コールはほとんど関心を示さなかったうえ、アベリーのほうも研究室での調査を始めていなかった。麻疹がまだ長びいていて、このほうが多数の死者を出していたからだ。

しかし、ヨーロッパ全体にインフルエンザが激増するにつれ、関心をひくようになった。医学雑誌の記事には一般的に良性と書かれているものの、この病気はことによると必ずしもそれほど良性ではなく、インフルエンザが本当に猛攻を仕掛けてくるようになれば、とてつもなく凶暴――麻疹以上に凶暴――なのだという、気がかりな例外や兆候をいろいろ耳にするようになった。

ある軍の報告には、「湿性の肺出血を伴う劇症肺炎」――つまり感染が急激に広がり血液で肺がふさがれる――で「二四時間から四八時間後に死亡する」[18]とあった。これほど短時間に肺炎で死亡するのは普通ではない。さらにシカゴ市民の犠牲者を検死解剖したところ、同様の症状を伴う肺が見られた。あまりにも症状が異常だったことから、検死解剖をおこなった病理学者は組織標本をラドウィブ・ヘクトエン博士に送る気になった。ヘクトエン博士はウエルチ、フレクスナー、ゴーガスと懇意で、ジョン・マコーミック記念感染研究所の所長も務めるたいへん著名な学者であった。病理学者はヘクトエンに「新しい病気としてご覧ください」[19]と頼んだ。

そしてケンタッキー州ルイビルでも、インフルエンザの統計に気がかりな例外現象が現れていた。死亡者は決して少なくはなく、しかも、さらに驚くべきことには、死亡者の四〇パーセントが二〇歳から三五歳で、統計的に見てもこれは異常な現象だった。

フランスでは五月下旬に一〇一八人しかいない小さな駐屯地で、フランス陸軍の新兵六八八人の病状が入院するほどにまで悪化し、四九人が死亡した。[20]人口全体の五パーセント――とりわけ健康な若者――が数週間で死亡するとは、なんとも恐ろしいことである。

六月中旬、ウエルチ、コール、ゴーガスらはヨーロッパで蔓延しているインフルエンザの経過についてできるだけ情報を集めようとしていた。コールは公式ルートからは何も得られなかったものの、フランス陸軍にいるロックフェラーの元（そしてのちに復帰する）研究者ハンス・ジンサーなどから憂慮すべき情報を得た。七月、コールは戦争関連の医学研究の調整役で米国学術研究会議の科学者、リチャード・ピアスに「ヨーロッパで蔓延しているインフルエンザについての正確な情報」を優先事項とするように要請し、さらに付け加えた。「ワシントンの衛生総監室にも数回問い合わせているが」――これは米国公衆衛生局長である民間の衛生総監ルパート・ブルーのことであって、ゴーガスではない――「この件に関して確かな情報を持っている者は誰もいないようだ」[21]。コールの懸念はさらに高まり、数日後、この関連の研究にあたる人材を増やすようピアスに進言した[22]。

これに応じてピアスは、臨床医、病理学者、疫学者のほか、フィラデルフィアのポール・ルイスをはじめとする数人の実験科学者にもあたり、新しい調査を始めてもらえないかと問い掛けた。調査結果の情報交換センターの役割を果たすつもりだったのである。

消えた病気

六月一日から八月一日にかけて、フランスに駐留していた二〇〇万人のイギリス兵のうち、一二〇万八二五人がインフルエンザにものすごくやられ、激戦のさなかというのに任務に就くことができなかった。やがて病気は消えた。八月一〇日、英軍司令部はインフルエンザの終息を宣言した。[23] 八月二〇日、イギリス本土でもインフルエンザの大流行は「完全に消滅した」[24] という記事が医学雑誌に掲載された。

フランスに駐留するアメリカ海外派遣軍医療衛生部の『ウィークリー・ブレティン〔週報〕』は、イギリスのようにインフルエンザの大流行が完全に終息したと書こうとはしなかった。七月下旬には「大流行はほぼ終息しつつある……相当な数の兵士が任務に就けなくなったものの、一貫して良性型であった」と発表した。

しかし、続けて次のように指摘した。「多くの病状が髄膜炎と間違われた。……続発症としての肺炎は四月よりも七月のほうが多かった」[25]

西ヨーロッパや東洋各地と違い、米国ではインフルエンザが全国に広がることはなかったが、まったく消えたわけでもなかった。

陸軍の肺炎委員会のメンバーは分散して数カ所で研究をおこなっていたが、依然としてインフルエンザの兆候が見られた。キャンプ・ファンストンのあるフォートライリーでは、フランシス・ブレイク大尉が健康な兵士と病気の兵士両方の喉から採集した細菌を培養しようとしていた。通常の作業に比べるとはるかにおもしろくない、とりとめのない作業であり、おまけに彼はカンザスが嫌いだった。妻にこうこぼした。「二日間君からは手紙が届かない、涼しい日もない、涼しい夜もない、酒も、映画も、ダンスも、クラブも、美人も、シャワーのついた風呂も、ポーカーも、人間の姿も、楽しみも、喜びもない。暑さや強烈な太陽や焼けつくような風、汗や土埃や喉の渇き、長く暑苦しい夜、昼夜を分かたぬ激務、孤独、一面の地獄を取り除いてくれるものなど何もない——これがカンザスのフォートライリーだ」[26]。数週間後には、あまりの暑さで菌が死ぬことがないように培養器のなかで菌を保存したと言っている。「冷やすために培養器に入れるなんて想像もできないだろう」と手紙を書いた。

ブレイクはこうも書いた。「一日中病棟当番で忙しい——いくつか興味深い症例がある。だが、現在はほとんどがインフルエンザだ」[27]

インフルエンザがまさに関心の的になろうとしていた。

というのもウイルスは消えたわけではなかったからだ。山火事は木の根本で燃え続け、寄り集まって姿を変え、適応し、爪をとぎ、虎視眈々（こしたんたん）と、炎となって燃え上がる機会を待ちに待っていた。

第10章　パンデミックの襲来

一九一八年のインフルエンザの世界的流行(パンデミック)は、ほかの数多くのインフルエンザのパンデミック同様、波をなして襲来した。最初の春に訪れた波では、死者はほとんど出なかったが、第二の波になって死をもたらした。この現象は、三つの仮説を立てて説明することができる。

一つ目は、穏やかなインフルエンザと死を招くインフルエンザは、二つのまったく異なるウイルスによって起きたというものである。この可能性はきわめて低い。第一波の犠牲者の多くが第二波に高い抵抗力を示したが、これは死を招くウイルスが穏やかなウイルスの亜種だったという強力な証拠である。

第二の可能性は、穏やかなウイルスが春の地域的流行を引き起こし、それがヨーロッパで別のインフルエンザウイルスと出会ったというものである。二つのウイルスが同一の細胞に感染し、それらの遺伝子が「再編成」されて新型の致死性ウイルスが生まれた。この現象が起きた可能性はなきにしもあらずで、第一波の犠牲者の一部が部分免疫を獲得したことから説明されているが、少なくともこの仮説は一部の科学的証拠と真っ向から矛盾しているので、現在大方のインフルエンザ専門家は、この現象はなかったと考えている。[1]

三番目の説明はウイルスの人間への適応に関連するものである。

継代と変異

一八七二年フランスの科学者C・J・ダベーヌが、炭疽菌の群がる血液標本を調べていた。致死量を決定するため、この血液をさまざまな量に測り分け、ウサギに注射した。四〇時間以内にウサギを死亡させるには、一〇滴が必要だということがわかった。このウサギから血液を抜いて、別のウサギに感染させると、そのウサギも同様に死亡した。このこの工程を繰り返し、二匹目のウサギから採取した血液で三匹目のウサギを感染させるなどして、五匹のウサギに感染させ続けた。

毎回、死亡させるのに必要な血液の最少量を測定した。そのたびごとに細菌の毒性が強まることがわかり、五匹目のウサギのあとは、致死量が血液一〇滴から一〇〇分の一滴にまで下がった。一五匹目のあとは、致死量が四万分の一滴になった。[2] 二五匹目のあとは、血液中の細菌の毒性がきわめて高くなり、一〇〇万分の一滴未満で死亡した。こうした毒性は、培養菌を保管しておくと消えてしまった。この現象は、種に特有なものだった。微量でウサギを死亡させた同じ血液をネズミとトリに大量に接種しても死ななかった。

ダベーヌの一連の実験は、「継代」という現象を初めて実証したものである。この現象は環境に適応する生物の能力を反映する。弱い病原性を持つ微生物が、動物から動物へと感染していくうちに、以前よりも再生能力が高まり、効率的に成長し広まる。こうして毒性が強まることが多い。

言い換えれば、より優れた、効率のよい殺戮者となるのである。試験管内でも環境を変えれば、同様の効果を得ることができる[3]。ある研究者によれば、細菌培養に使用した培養基をビーフの液体培養基からビール〔子牛の肉〕に変えると、実験中の細菌株が致死性を持つ細菌に変化した。

しかし、この現象は複雑だ。殺戮の効率は限りなく上昇し続けるわけではない。病原体があまりにも効率よく殺してしまうと、宿主がいなくなって自らも破滅する。ついに毒性が安定し、減退することすらある。特に種の壁を越える場合には、危険性が強まるのではなく、逆に弱まることもある。こうした現象は、通常はヒトに感染しないエボラウイルスで起こる。当初エボラは極端に高い死亡率を呈するが、ヒトを継代し数世代を経ると毒性が非常に弱まり、特別恐ろしいものではなくなってしまう。
したがって、継代で病原体を弱めることもできる。パスツールがブタ丹毒の病原体を弱めよう、すなわち彼の言葉を借りれば、「弱毒化」しようとしたとき、ウサギを継代するだけでうまくいった。丹毒菌がウサギに適応するにつれ、ブタの体内で増殖する菌の能力の一部が失われた。[4]その後ウサギで増殖した細菌をブタに接種すると、ブタの免疫システムがすぐに丹毒菌を破壊した。弱毒化した株も通常の株も抗原であることに変わりはないから、ブタの免疫システムは通常の株をも認識――そして破壊――することができるようになった。ブタは丹毒に免疫を持ったのである。一八九四年には獣医がパスツールのワクチンを用いてフランスで一〇万頭のブタを予防し、ハンガリーでは一〇〇万頭を超えるブタにワクチンが接種された。[5]
インフルエンザウイルスもその動き方は、ほかのあらゆる病原体と変わりがなく、やはり進化の壁にぶつかる。一九一八年ウイルスが動物から人間に飛び移って広がりはじめたとき、新しい種に適応するにつれ、自らの内部からの衝撃を受けたかもしれない。常に悪性の兆候はとどめていたものの、こうした衝撃で毒性が弱まり、比較的穏やかになったのでないか。ところがその後、新たな宿主への感染能力がどんどん高まり、致死性を持つウイルスに変化した。
マクファーレン・バーネットは免疫システムの研究でノーベル賞を受賞したが、経歴の大半を疫学史をはじめとするインフルエンザの研究に費やした。継代によって無害なインフルエンザウイルスが致死性を持つウイルスに変化した事例も指摘した。インフルエンザにかかった人を乗せた船が東グリーンランドの人里離れた開拓地を訪れた。船が出航してから二カ月後、死亡率一〇パーセントという深刻なインフルエンザが大流行した。患者の一〇パーセントが死亡した。バーネットは「この地域的流行病は主にウイルス性インフルエンザであったことを確信」[6]し、ウイルスが新たな人口集団に適応して悪性で致死性を持ったウイルスに変容するまで、穏やかなままで数代——推定では人間で一五回から二〇回の継代——を経たのだと結論を出した。

バーネットは一九一八年のパンデミックを研究し、一九一八年四月下旬までに「新型株の本質的な特性が確立したと思われる」と結論づけ、さらにこう続けた。「米国に見られた春の流行の原因となった祖先ウイルスが継代し変異した……。フランスでもこのプロセスが繰り返された」[7]

致死性は、このウイルスの遺伝の確率から生まれた。つまりこの特別な変異群がほかのインフルエンザウイルスよりも悪疫性が高まる可能性を常に秘めていたのである。継代によって凶暴性が高まった。ウイルスは根本でくすぶりながら、適応し、ヒトの体内で再生の効率を次第に高めてきたところで継代し、殺戮の猛火に変貌した。

錯綜する情報

一九一八年六月三〇日、イギリスの貨物船シティ・オブ・エクセター号は水上検疫所で短期停留ののち、フィラデルフィアに停泊した。船内には死病が潜んでいたが、民間の衛生総監で米国公衆衛生局長でもあったルパート・ブルーは、インフルエンザが蔓延する船舶をとどめておくようにと海事局に通達を出さなかった。船はそのまま入港した。とはいえ、乗員の病状はあまりにもひどく、イギリス領事は外科手術用マスクをつけた運転手が乗る救急車が待機する埠頭に船をつけるよう前もって手配していた。「絶望的病状」の乗員数十人がただちにペンシルベニア病院に搬送され、感染症の予防措置として病棟が封鎖された[8]。かつてペンシルベニア大学の名誉ある教授職の争奪戦でサイモン・フレクスナーに敗れたが、フレクスナーが大学を去ったあと教授就任を果たしたアルフレッド・ステンゲル博士は、米国内科学会の会長にまでなった。感染症の専門家であるこの人物が個人的に船員の看護の監督をした。昔はフレクスナーと張り合っていたものだが、このときはフレクスナーの弟子になったポール・ルイスにもアドバイスを求めた。それでも、次から次へと死亡する船員の数は増えた。

患者は肺炎で死亡したと見られたが、ペンシルベニア大学のある医学生によると、鼻血などの奇妙な症状を伴う肺炎であった。ある報告には「乗員はインフルエンザだという見解に達した」[9]とある。

一九一八年にはどの感染症も恐ろしいものだった。アメリカ人はドイツの攻撃に遅れが出るほど「スペインインフルエンザ」が深刻であることをすでに知っていた。こんなに死者が出たのはスペインインフルエンザのせいなのだという噂が流れ、フィラデルフィアは騒然となった。戦時の宣伝機関当局は士気を損ねかねないことはいっさい発表させなかった。医師が二人いたが、船員たちはインフルエンザで死亡したのではないと新聞紙上できっぱり言い切った。二人は嘘をついたわけだ。

病気は広がらなかった。簡易検疫で船が停留する時間があったため、停泊したときには乗員にはもう感染力がなくなっていた。とりわけたちの悪いこのウイルスは新鮮な燃料が見つからないまま、自ら燃え尽きてしまった。町は弾丸をかわした。

その頃には、ウイルスは人から人へ数限りなく渡り歩いていた。医学雑誌は病気は穏やかな性質だといろいろ見解を出してはいたが、世界中で不吉な流行の兆しが現れていた。

七月八日から始まる週、ロンドンでは、二八七人がインフルエンザ肺炎で死亡、バーミンガムでも一二六人が亡くなった。

検死解剖を何件かおこなった医師はこう述べた。「肺の病変は、複雑ないし変化に富んでおり、ここ二〇年間におこなわれた数千という検死解剖でいつも目にしてきたものとは、とにかくかなり性質が異なるという印象を受ける。平年の一般的な気管支肺炎とは異なっていた」[10]

米国公衆衛生局が発行する週刊の『パブリック・レポート』もようやく注目し、ついにこの病気の重大さに気づいて「地域的に流行するインフルエンザが発生……イギリスのバーミンガムで報告された。この病気は急速に拡大しつつあり、ほかの地域でも発生していると言われる」[11]と公衆衛生担当者に注意を呼びかけた。さらに「死亡例」についても警告を発した。

それまで、この病気が穏やかすぎるために、インフルエンザではないと主張する医師がいた。いま、この病気はやはりインフルエンザではなかったのだろうかと疑いを持ちはじめる医師が現れた――ただし、今回はあまりにも死亡が多すぎるように思えたからだった。ときには極度の酸素不足から患者はチアノーゼ症状を呈していた――身体の一部もしくは全体が青味がかり、ときには濃い藍色に変色しつつあった。

八月三日、海軍のある情報将校が一通の電報を受け取り、即座に「極秘機密」の判を押した。「信頼のおける」情報源からであるとみて、次のように報告した。「私は、現在スイス全土で流行している病気はスペイン風邪と称されておりますが、一般的に黒死病とされるものであることを極秘にお知らせします」[12]

第二波の訪れ

何度も繰り返されるパンデミックの歴史では、死の病の発生——第二波の鉄槌——は、世界各地の遠く離れた場所で突然同時発生し、したがってきわめて謎の多いものであると描かれている。ところが、第二波はじわじわと訪れたのだった。

ポットに入れた水が沸騰するときには、まず一粒の気泡が底から離れて表面に浮かび上がる。そしてもう一粒。今度は同時に二、三粒、そして六粒。だが、温度を下げなければ、たちまちポット内の湯は躍り、表面は凶暴に逆巻く混沌状態になる。

一九一八年、死の病の初期爆発はそれぞれが別個に発生しているように思われたが、沸騰寸前のポットの水面に沸き上がる気泡の最初の一粒とよく似ていた。ハスケルで燃え上がった炎が、最初の爆発を開始した。小さな基地に駐留するフランス軍の新兵全体の五パーセントを死に至らしめた流行が、もう一つの爆発だった。ルイビルもやはりもう一つの爆発であったし、シティ・オブ・エクセター号で発生した死亡者やスイスでの流行も同様であった。これらはすべて死病の爆発、つまり表面に沸き上がる凶暴な気泡であった。

パンデミックの比較的直後に書かれた疫学研究でも、こうした現象が確認された。ある研究では、米国の陸軍の兵営で「一九一八年八月四日に終わる週からはインフルエンザと報告される患者が、八月一八日に終わる週からはインフルエンザ肺炎患者の数がいずれも次第に増加した。もしこれが実際に大流行の波のはじまりだとすれば、こうした一連のデータを対数目盛で示した場合には、週ごとの増加は流行曲線〔発生患者数を線グラフにして時系列で表したもの〕を普通の対数方式で表せば一本の直線になると言えそうである。……こうした状況は、対数方眼紙上にほぼ直線で示される増加曲線とほぼ一致する」[13]と指摘された。

この報告ではまた、米国とヨーロッパの両地域で夏期に「流行が発生して次第に確実に重症化」し、「大規模な秋の波と混じり合って判別できない」[14]こともわかった。

八月初旬、フランスからニューヨークに向かう汽船の乗員がインフルエンザにひどくやられ、ゴーガスの部屋の疫学者によれば、「乗員全員が船上に横たわり、船はハリファックスに入港しなければならなくなった」[15]。そして船員がある程度回復し、ニューヨークに向かえるようになるまで停泊した。

八月一二日、ノルウェーの貨物船ベルゲンスフィヨルド号がインフルエンザで死亡した四人の乗員を海に埋葬したあと、ブルックリンに入港した。まだ二〇〇人の乗員が病気にかかっていて、その多くは救急車で病院に搬送された。

ニューヨーク市衛生局長のロイヤル・コープランドと港湾衛生担当官は合同で、この病気は「栄養状態のよい人間」[16]を襲うことはめったにないため、「地域的流行になる危険はみじんもない」と発表〔局長の言うことが正しかったとしても、保健局自身がおこなった調査では、市の二〇パーセントの学童が栄養失調に陥っているとの結論を出していた)。[17] 局長は感染拡大の防止策をいっさいとらなかった。

海軍の広報でも八月一四日と一五日にインフルエンザ患者を乗せてニューヨーク市に到着したノルウェーとスウェーデンの両汽船に関する警告を出した。[18] 八月一八日には、ニューヨークの新聞がロシャンボー号とニューアムステルダム号の船内での発生を報じた。両船の患者はセント・ビンセント病院に運ばれた。

八月二〇日、さすがのコープランドも、穏やかで——というのは彼の言い分だが——はっきりと流行の形はとっていないものの、インフルエンザがニューヨーク市にも発生したことを認めた。

インフルエンザウイルスの致死性を持った亜種が人間の体内に住みつこうとしていた。今度は、何千キロもの海を隔てた三つの大陸で——ブレスト、シエラレオネのフリータウン、ボストンで——ほぼ同時に、沸騰する殺戮のうねりが始まろうとしていた。

ブレストから

フランスに到着したアメリカ兵二〇〇万人の約四〇パーセント——七九万一〇〇〇人——は、水深が大きくて同時に数十隻の船舶に対応できるブレストに上陸した。世界中の兵士が港に上陸してきた。ブレストでもほかの多くの都市と同様、ただし、多くの町では穏やかだったが、すでにインフルエンザは発生していた。

高い死亡率を伴う最初の流行は七月、アーカンソー州キャンプ・パイクからきたアメリカ兵の交代要員に発生した。[19] 離れた場所にキャンプを置いていたため、当初流行は封じ込められたように思われた。だがそうではなかった。

イギリス軍がインフルエンザの流行は終息したと宣言したまさにその日の八月一〇日、ブレストに駐留していた多数のフランス軍水兵がインフルエンザと肺炎で入院し、海軍病院に殺到したため、病院を閉鎖せざるを得なくなった。[20] おまけに水兵の死亡率も急激に上昇しはじめた。

八月一九日、『ニューヨーク・タイムズ』はまた別の流行に目を向けた。「馬の輸送船でフランスに向かった相当数のアメリカの黒人が上陸後スペインインフルエンザにかかり、肺炎が原因でフランスの病院で死亡した[21]」

その後数週間のうちにブレストの周辺地域全体が炎に包まれた。アメリカ兵は町への流入と流出を続け、周辺で訓練中だったフランス兵とも交じりあった。両軍の兵士がその近辺から去ったあと、ウイルスが大量にまき散らされた。

船積みされたインフルエンザ

西アフリカ沿岸で石炭供給の主要な中心地であったシエラレオネのフリータウンは、

ヨーロッパから南アフリカおよび東洋に向かう船舶に石炭を提供していた。八月一五日、イギリスの軍用船マンチュア号がインフルエンザに罹患した乗員二〇〇人を乗せて到着した。汗まみれの黒人が数人の乗員から指示を受け、大量の石炭を積み込んだ。労働者が家に持ち帰ったものは、給料だけではなかった。まもなくインフルエンザは船に石炭を積み込んだ労働者にも広がった。しかも、このインフルエンザは穏やかではなかった。八月二四日、二人の現地民が肺炎で死亡した。[22] ほかにもまだ病気で苦しむ者が大勢いた。

八月二七日、イギリス軍用船アフリカ号入港。この船も石炭が必要だったが、シエラレオネ石炭会社で働く六〇〇人の労働者のうち五〇〇人が、その日仕事に出られなかった。[23] アフリカ人労働者と肩を並べて、乗員も石炭の積み込みを手伝った。船には乗員が七七九人いた。数週間のうちに六〇〇人近くが病気で倒れた。そして五一人が死亡した——死亡者は乗員全体の七パーセントであった。[24]

ニュージーランドから前線に兵士を運ぶイギリス軍用船チェプストウ・カースル号は、八月二六日と二七日にフリータウンで石炭を積み込んだが、三週間もたたないうちに乗員一一五〇人のうち九〇〇人がインフルエンザに倒れた。[25] 死亡者は三八人だった。

タヒチ号も同じとき石炭を積み込んだ。乗船していた六八人はイギリスに到着しないうちに死亡。到着はチェプストウ・カースル号と同じ日であった。停泊後、両船の乗員は、さらに八〇〇名の患者と一一五名の死亡者を出した[26]。

　当局は直後に、シエラレオネだけでもアフリカ人の三パーセントがインフルエンザで死亡したと推定。そのうちのほとんどが数週間のうちに死亡していた。最近の知見からして、死亡者数はそれよりもかなり多い可能性がきわめて高く、おそらくこの数字の二倍、あるいは、おそらくそれ以上だったことがわかっている。

ボストンでも死者

　大西洋の彼方ボストンのコモンウェルス（大衆の福利）埠頭では、海軍が「補給船」を運航していた。埠頭の名は現実離れしていた。実際は、船の乗り継ぎをする七〇〇〇人もの水兵が、海軍自身も「耐えがたいほどすし詰め状態の[27]」兵舎と呼ぶところで食事や睡眠をとっていたのである。

　八月二七日、二人の水兵が医務室にインフルエンザを申告。八月二八日、さらに八人の水兵から病気が申告された。八月二九日、五八人が入院した。

　ブレストやフリータウンや船内と同じように、死者が出はじめた。そのうち五〇人はただちにチェルシー海軍病院に搬送されたが、そこには、ミルトン・ロズノー少佐と補佐の若い中尉ジョン・J・キーガンがいた。

　水兵をあずかったのは優秀な人物であった。キーガンはのちにネブラスカ大学医学部の学部長になったし、ロズノーも当時の大家の一人であった。

たくましく頑丈で猪首(いくび)のロズノーは、敵をねめつけるレスラーのように威圧的で強固な意志を持っているかに見えた。だが、誰に対しても一様に礼儀正しく協力的で、人々はその下で働くのを喜んだ。米国公衆衛生局衛生試験場設立の際の立役者で、のちに米国細菌学会会長も務めたロズノーは、陸軍でも海軍でも軍医の「聖書」[28]とされた教科書、『予防医学と衛生』を執筆したことでもたいへんよく知られていた。ほんの数週間前にウエルチ、ゴーガス、ボーンと会い、新たな流行病に備えてあらゆる予防法や阻止法を話し合ったばかりだった。[*]

ロズノーとキーガンはただちに兵士を隔離し、病気を封じ込めるために可能な限りのあらゆる手段を講じたのち、患者が接触した人物を追跡隔離するべく、各患者の過去にまでさかのぼって調べた。彼らは細菌分析に重点を置き、ワクチンや血清を準備しようと病原体を探した。結果が思わしくなかったので、数週間もしないうちに、海軍刑務所からの志願者を使い、ウイルスが病気を引き起こすかどうかを確かめるために人間に対して世界初の実験を開始した。

病気を封じ込めるという希望はとっくについえていた。九月三日、一般市民が一人インフルエンザでボストン市立病院に入院した。九月四日、ボストン市内のチャールズリバーを渡ったところにあるケンブリッジのハーバード海軍無線学校に通う学生四人が病気に倒れた。

次はディベンズだった。

＊ロズノーとフレクスナーは長年、よきライバルとしてたびたび競い合ってきた。一九一一年、ロズノーはフレクスナーが重大なミスをしたことを指摘。二年後ロズノーはサシバエがポリオを伝染することを「証明」したことで、一九一三年アメリカ医療金メダルを受賞した。フレクスナーは一九一五年にその発見が間違いであることを証明。だが、互いに尊敬し合い仲も良かった。戦争直前、ハーバードが医学研究にまだ十分な資金を出していなかったため、フレクスナーはロズノーに「そんなに少額の研究費しかもらえないとは驚いた。心が痛む」と手紙を書き、即座にロックフェラーの補助金をもらえるように手配した。二人の協力関係は日常的で、例えば、一九一八年初頭にロズノーはフレクスナーに「髄膜炎を防ぐ四人分の血清をすぐにチェルシー海軍病院に送ってください」と頼んだ。

第11章　時間との戦い

キャンプ・ディベンズはボストンの北西五六キロに広がる二〇〇〇ヘクタールのゆるやかな丘陵地にあった。キャンプには最近までこんもりとした森に覆われていたのにいまや伐採されて切り株だらけになった土地のほか、ナシュア川沿いに見事な農耕地もあった。国内のほかの兵営と同様、一日一〇・四棟という驚くべきスピードで急造されたものだった。一九一七年八月、キャンプは未完成にもかかわらず、一万五〇〇〇人の兵士を入れて開設された――下水はやはりナシュア川に直接流された。

ほかのほとんどの兵営同様、兵士は麻疹(はしか)や肺炎に苦しむようになった。ただし、医療スタッフは一流だった。ディベンズ病院がおこなった査察では、台所に至るまできちんと検査がおこなわれ、「給食担当者は十分な知識を持ち合わせており、注意も怠っていない」[1]と評価された。

事実、ディベンズの医療スタッフはきわめて優秀だったので、新たに大規模な科学研究をいくつか開始するにあたり、フレデリック・ラッセルはこのスタッフに頼るつもりだった。その研究には、健康な兵士の口腔内の連鎖球菌と、連鎖球菌の喉への感染との関連性が含まれていた。別の研究では、白人に比べ黒人の肺炎罹(りかん)患率が非常に高い理由を究明した。また、麻疹に関する研究もあった。ディベンズの夏が過ぎようとする頃、アンドリュー・セラーズ少佐が発症してまもない麻疹患者から採取した感染物質を素焼きの濾過器でこしてウイルスを分離し、四頭のサルに接種、八月二九日には次々と人間の志願者に接種を始めた。[2]

ディベンズで唯一の問題は、最大収容人数を三万六〇〇〇人として建設されたことであった。それでも、キャンプの病院は一万二〇〇〇人が収容可能で、当時患者は八四人しかいなかった。[3] 同時にいくつかの研究作業を並行して進められるだけの医療関係者を揃え、きわめて有能な臨床スタッフを抱え、ほとんど入院患者がいない状況で、ディベンズはいかなる緊急事態にも対処できるように思えた。

それが間違っていた。

キャンプ・ディベンズでの大発生

港での病気発生の報告が入る一週間前に、ボストンの公衆衛生当局は懸念を表明した。

「八月第三週にこの地域のキャンプ・ディベンズ陸軍兵営で発生している肺炎患者の数がかなり急増した。ここの兵士にインフルエンザの大流行が始まったのではないかとの懸念は間違いないと思われる」[4]

ディベンズでの発生は、やはりコモンウェルス海軍埠頭の施設からもたらされたと考えられるが、単独で発生した可能性もある。いずれにせよ、九月一日にはディベンズでさらに四人の兵士が肺炎と診断され、入院した。その後六日間で、新たに二二人の患者が肺炎と診断された。しかしながら、そのうちの誰一人としてインフルエンザを疑われた者はいなかった。

九月七日、第四二歩兵隊D中隊の兵士一人が病院に搬送された。体に触れられると叫び声を上げるほど痛がり、おまけに譫妄（せんもう）状態にも陥っていて、髄膜炎と診断された。[5] 翌日彼の中隊からさらに一二人が入院、髄膜炎を疑われた。診断は妥当だった。症状はインフルエンザと違っていたし、数カ月前キャンプで小規模ながらも髄膜炎が流行していたこともあって、医師らは――くだらないプライドにこだわることなく――ロズノーにも助けを求めた。ロズノーは六人の細菌学者を引き連れ、自らもやってきた。五日間ほとんど不眠不休で作業を続け、髄膜炎の保菌者一七九人を突き止めて隔離した。ロズノーは陸軍の医療に感銘を受け、キャンプをあとにした。自分のスタッフが作業をほとんどこなしたとしても、海軍では同じ作業はできなかっただろうと海軍の上官に進言したほどだった。

今度の場合、その後数日間にわたり、ほかの部隊からもインフルエンザ様の病気の患者が次々と報告されるようになった。医療スタッフは優秀であったが、当初はこうしたさまざまな患者を相互に、あるいは、コモンウェルス埠頭での流行と結びつけず、患者を隔離しようとはしなかった。最初の数日間は、「春に多くのキャンプを襲った流行病の症例と見なした」[6]ため、インフルエンザ患者の記録すらつけていなかった。すし詰め状態の兵舎や食堂で兵士たちは入り交じった。一日が過ぎた。二日。そして突然、軍事報告に「手短に言えば、インフルエンザが、まるで爆発したかのように大発生した」[7]という言葉が記された。

まさに爆発だった。たった一日でキャンプ・ディベンズの兵士一五四三人からインフルエンザの報告があった。九月二二日、キャンプ全体の一九・六パーセントが病気と報告があり、病気申告をした兵士の約七五パーセントが入院した。その頃には肺炎患者や死亡者も出はじめた。

九月二四日だけでも、三四二人の兵士が肺炎と診断された。ディベンズには二五人の医師が常駐していた。いまは、陸軍と民間の医療スタッフが続々とキャンプに入り、二五〇人を超える医師が患者の治療にあたっていた。医師、看護婦、看護兵は、午前五時三〇分に作業に入り、午後九時三〇分までぶっとおしで働き続け、睡眠をとり、またそれを繰り返すのだった。だが九月二六日には、医療スタッフはくたくたになり、医師と看護婦まで病気で倒れるどころか瀕死の状態になり、ついにどんな重症患者であろうと、病院にこれ以上の患者を受け入れないことにした。

赤十字社自体もその頃には、一般市民への病気の蔓延でてんてこ舞いの状態で、やっとのことで探し出した一二人の看護婦を支援に送った。だが、ほとんど助けにならなかった。一二人のうち八人がインフルエンザに倒れ、二人が死亡した。[8]

というのも、普通の肺炎ではなかったからだ。病院にいた軍医の一人、ロイ・グリスト博士は同僚に書き送った。「これらの兵士は、ラ・グリプ、つまりインフルエンザの一般的な発症のような症状で始まり、病院に担ぎ込まれると、きわめて急速に、これまでに見たこともないような悪性の肺炎を発症する。入院後二時間で頬骨の上に赤褐色の斑点が現れ、数時間後には耳から顔全体に広がるチアノーゼが見られるようになり、最後には黒人か白人かの見分けもつきにくくなる」[9]

酸素を運ぶ動脈血は鮮紅色をしているが、酸素の含まれていない静脈血は青みがかっている。チアノーゼは肺が酸素を血液中に送ることができなくなることから、患者が青色に変色して起きる。一九一八年には、極度のチアノーゼ状態で患者の何人かがものすごく黒く変色——全身が手首の静脈の色に似た色になることもあった——したため、この病気はインフルエンザではなく黒死病だという噂まで飛び出した。

グリストは続けた。「その後死が訪れるまで、せいぜいほんの数時間。恐ろしいことだ。一人や二人、あるいは二〇人の兵士ならば、死を目にしても耐えられるだろうが、こうした哀れな兵士がばたばたとハエが叩き落とされるように倒れていく現場を目の当たりにするのは……。平均すると一日約一〇〇人。ほとんどの死亡患者は、肺炎が原因だ。膨大な数の看護婦や医師を失い、エアーという小さな町の光景は、凄惨そのものだ。死者を運び出すのにも特別列車が必要になる。数日間というもの棺桶もなく、積み上げられた死体がおぞましかった……。戦闘のあとフランスでかつて見た光景をしのいでいる。長い兵舎を余分に一棟モルグ（死体安置所）用に空けてあり、制服をつけたまま二列に安置された病死兵が長い列になっているところを歩くと、誰も身が引き締まり心うたれるだろう……。さようなら、友よ。また会える日まで、神とともにあられますように[10]」

驚くべき知らせ

ウエルチ、コール、ボーン、フレデリック・ラッセルはいまや全員が大佐に昇進していたが、南部の陸軍基地の視察をちょうど終えたところだった。このような視察は初めてではなく、陸軍の兵舎が爆発の火口だということはもうわかっていたので、軍の活動で流行を促すような点があれば、何でもいいから見つけ出して改善しようと、これまでどおりキャンプの視察をおこなったのである。また、肺炎についてもずいぶん時間をかけて話し合った。ジョージア州キャンプ・メーコンを離れたあと、休養のため二、三日、南部で一番高級な避暑地のノースカロライナ州アッシュビルに引きこもった。バンダービルト家〔船舶・鉄道で巨富を築いた一家〕がアメリカで最も粋を凝らした屋敷を建てたところで、ウエルチの古くからの同僚ウィリアム・ハルステッドが山中に城を建てたところでもあった（現在ハルステッドの家はハイハンプトンズと呼ばれ避暑地になっている）。

町で最も優雅な場所の一つでもあるグローブパーク・インで一行はコンサートを鑑賞した。ウエルチは葉巻に火をつけた。すぐにベルボーイから禁煙ですと注意を受けた。コールとともにベランダに抜け出し、話を始めた。別のベルボーイからコンサート中はお静かに願います、と言われた。ウエルチは気分を害して出ていった。

一方ラッセルはフレクスナーに手紙を書いた。「われわれは全員元気だ。ウエルチ、ボーン、コールと一緒にとても有益な視察をおこない、免疫——ここでは免疫システムを操作する試みをいっている——がほかの感染症と同様、肺炎についてもきわめて重要だと確信するようになった。非常に意味のある仮説であり、今度の秋冬に研究室や病棟また戦場でも研究をおこない、究明しようと思う。幸運を祈る」[11]

一行はくつろいだ気分で英気を養い日曜の朝にワシントンに戻った。だが、列車を降りるや、そうした気分は一変した。待ち受けていた護衛兵から、ただならぬ気配がすぐに伝わってきた。一行は軍医総監室にそのまま連れていかれた。ゴーガス本人はヨーロッパにいた。扉を開けたが、副総監はほとんど顔を上げないまま言った。「このまますぐにディベンズに向かうように。キャンプがスペインインフルエンザにやられた」[12]

病院が戦場に

八時間後、冷たい霧雨のなか一行はディベンズに到着した。キャンプ全体が混乱状態に陥り、病院そのものが戦場と化していた。まさしく戦争が足もとに戻ってきたのだ。病院に入ると、毛布を抱えた、あるいは自分の体を抱えられた兵士が長い列をなして兵舎から続々入ってくるのが見えた。

ボーンはこの光景を記録した。「わが国の軍服に身を包んだ何百という若く屈強な兵士たちが、一〇人ないしそれ以上かたまって病棟にやってくる。彼らは簡易ベッドに寝かされ、ついに満床になるが、なおもほかの患者が押し寄せてくる。顔は青味がかった色をして、痛ましいほど咳が出て血痰を吐く」[13]

看護はなきに等しかった。二〇〇〇人規模で設計された基地病院ならば、せいぜい——ウエルチの言葉を借りれば、「許容範囲以上の」混み具合でも——収容できるのは二五〇〇人。だがいまや収容数は六〇〇〇人を超えていた。[14] もうずっと長い間全床がふさがっていた。廊下も、予備室も、ポーチも、病気で息も絶え絶えの患者の簡易ベッドで隙間もないほどふさがっていた。あたりを見まわしても消毒を施した器具はまったくなかった。おまけに看護婦の姿もなかった。ウエルチが到着したときには、二〇〇人いた看護婦のうち七〇人が病気に倒れ、罹患する看護婦の数も刻々と増えていた。その後回復を見ないものが多かった。病院には悪臭が充満していた。シーツや枕カバーや衣類からも、自分で起き上がってトイレにいけない兵士の尿や排出物の臭いが鼻をついた。リネンや衣類、そこいらじゅうが血にまみれていた。鼻孔や耳からさえも血があふれ出し、男たちはまた咳き込んで血を吐いた。兵士の多くは、一〇代の少年か二〇代の青年だったが――健康で普通ならば血色のよい男たちが――青く変色していた。その皮膚の色が死期の目印だったといえよう。

　この光景にウエルチらは鳥肌が立った。死体安置所のあたりの廊下に乱雑に置かれた死体を目の当たりにし、さらに背筋が寒くなった。ボーンは「朝になると安置所には死体が薪（まき）のように積み上げられる」[15]と報告した。コールも思い出した。「死体は床の上に勝手気ままに放り出され、検死解剖をおこなう部屋に入るには、またいで歩かなければならなかった」[16]

　検死解剖室では、さらに背筋も凍るようなきわめておぞましい光景が見られた。解剖台にはまだ少年といってもいい若者の死体が横たわっていた。ほんのわずかな角度でも動かそうとすると、鼻孔から液体が流れ出した。開胸後、肺が取り除かれ、ほかの臓器も入念に調べられた。通常の肺炎でないことは一見してわかった。ほかの何例もの検死解剖でも、同様の異常が見られた。

コール、ボーン、ラッセル、研究チームのメンバーは戸惑い、恐怖の刃（やいば）を感じた。一同はウエルチのほうを向いた。

ウエルチは若くして、世界の碩学（せきがく）とともに研究をおこなってきた。アメリカの優秀な科学者を数多く啓発した。中国、フィリピン、日本におもむき、米国では知られていない疾病も見てきた。長年さまざまな言語で書かれた科学雑誌に目を通し、世界中の主要な研究所から裏ルートで噂話を耳にしてもいた。ウエルチなら必ず何か言ってくれる。何かアイディアを持っているはずだ。

だが、力になってくれなかった。隣に立っていたコールは、ウエルチが不安にとらわれている、いや、こんなにまで興奮しているのを見たことがないと思った。実のところコールも動揺していた。「ウエルチ以外のわれわれが動顛（どうてん）しているのは驚くにあたらなかったが、たとえ一瞬でも、ウエルチ博士にとっても耐えがたい状況だったのだとわかり、ショックを受けた」[17]

ウエルチがやおら口を開いた。「何か新種の感染症か伝染病に違いない」

ウエルチの要請

ウエルチは検死解剖室から出て、ボストン、ニューヨーク、ワシントンの三カ所に電話を入れた。ボストンでは、ハーバード大学の教授で、ボストンの大病院ブリガム病院で主任病理医を務めるバート・ウォルバックと話をし、検死解剖を依頼した。おそらくここにこの奇妙な病気の手掛かりがあると見たのだろう。

しかしウエルチはまた、この病気の治療や予防を研究室から打ち出さなければならないこともわかっていた。ニューヨークのロックフェラー研究所からオズワルド・アベリーを呼び寄せた。アベリーはカナダ人であることを理由にロックフェラー陸軍部隊への入隊を断られたが、八月一日にアメリカ国籍を取得していた。偶然にもウエルチが電話をかけたその日、アベリーは一等兵から大尉に昇進した。さらに重要なのは、究極的には未来の生物科学に革命をもたらす研究をすでに始めていたことである。インフルエンザのおかげで、彼はこの研究への決意を固めることになる。

その日遅くアベリーとウォルバックが到着し、すぐにそれぞれの作業を開始した。

ウエルチがかけた三番目の電話はワシントンで、ゴーガスが前線におもむいている間に軍医総監代理を務めるチャールズ・リチャードへであった。ウエルチはこの病気を詳しく説明し、ディベンズやそのほかでの推移の予想を話した。というのも病気がますます広がる恐れがあったからだ。ウエルチは「各キャンプで迅速に病院のスペースを広げる準備をただちにおこなう」よう強く要請した。

兵員移動の禁止

リチャードは即座に対応し、患者全員を隔離し、キャンプの外の一般市民と兵士を分離するよう全医療関係者に命令した。「可能な限り、キャンプからインフルエンザを締め出すことが肝心だ。この病気の流行はたいてい予防できるが、ひとたびはびこってしまうと、歯止めがかけられなくなる」。だが、予防の難しさも認めている。「インフルエンザのように感染性の強い病気はほとんどない。実際の症状が現れる前にすでに患者が感染のまっただなかにいることもありうる。この戦争で軍医が目にする機会の多い病気のなかでも、これほど軍医の判断力と指導力が問われる病気はないだろう[18]」

また、陸軍軍務局長と参謀長の二人にも警告した。「新しく入隊する兵士はほぼ間違いなく病気にかかるだろう。キャンプ・ディベンズから兵士を移動させれば、ほぼ確実に悪性の病気がほかの駐屯地にも運ばれてしまう……。流行が続くうちはキャンプ・ディベンズに兵士を送るべきでないし、キャンプからほかに移すべきでもない[19]」

翌日、ほかのキャンプでもすでに発生が見られたとの報告があり、リチャードはウエルチが話題にしたことに触れ、病気の致死性について参謀長に念を押した。「キャンプ・ディベンズの死亡者はおそらく五〇〇を超えるだろう。キャンプ・ディベンズの事態は、ほかの大型兵営でも十分起こり得る。兵士は、ほぼ例外なく、ぎゅうぎゅう詰めの状態であるため、「接触」感染の可能性やインフルエンザの毒性と死亡者が増えやすい状況だ。インフルエンザは西に向かい、進路にあたる軍の駐屯地を次々と巻き込むことが予想される」。さらに、とりわけ「緊急に軍事上の必要がある場合」を除き、キャンプからキャンプへの人員の移動を極力中止するよう強く要請した。ゴーガスも、キャンプにおける流行病（エピデミック）の発生を食い止めようとがんばった。だが、失敗に終わった。

全米に広がる

八月二七日、コモンウェルス埠頭で初めて水兵が病気に倒れたその日、汽船ハロルド・ウォーカー号がニューオーリンズに向けてボストンを発った。途中、一五人の乗員が病気に倒れた。ニューオーリンズで船は積み荷を降ろし、三人の乗員を下船させた。その三人は死亡した。その頃にはハロルド・ウォーカー号はもうメキシコに向かっていた。

九月四日、ニューオーリンズ海軍病院の医師は、市内で初めて軍関係者にインフルエンザの診断を下した。その水兵は米国北東部からニューオーリンズにきていた。同日、二人目のインフルエンザ患者が報告された。患者はニューオーリンズで軍務に服していた。その後入院した四二人の患者のうち、四〇人がインフルエンザか肺炎にかかっていた。

九月七日、ボストンから三〇〇人の水兵がフィラデルフィア海軍工廠に到着。その多くが、何百人ものほかの水兵と一緒にされ、ほとんど間をおかず、ピュージェット湾〔太平洋岸。ワシントン州北西部〕の海軍基地に移送された。ほかの水兵はすでにボストンからシカゴの北にあるグレートレークス（五大湖）海軍訓練所に向かっていた。ここはこの種の施設では世界最大の海軍訓練所だった。

九月八日、ロードアイランド州ニューポート海軍基地で、一〇〇人を超える水兵が罹患したとの報告がはいった。

ウイルスは海岸沿いに南に、また、内陸に飛んで中西部に、全国に広がり太平洋にまで達した。

一方、チェルシー海軍病院では、ロズノーも医師団もなす術がなく、その影響が拡大していることも十分わかっていた。ロズノーはアベリーがくる前にも、生命を奪うこの新たな病に打ち勝つ免疫血清をつくろうと、キーガンと協力して国内初、おそらくは世界初とされる試みに着手していた。同時にキーガンは、『米国医師会雑誌』に病気の詳報を送り、インフルエンザは「急速に全国に広がるものと見られ、人口の三〇パーセントから四〇パーセントを襲い、急性の経過をたどる」[20]と警告した。

キーガンの唯一の間違いは予想を「全国」に限定した点であった。「全世界」と書くべきだった。

このインフルエンザウイルス、この「変異群」、この「類似種」は、内部に必殺の力を持ち、実際に人を死に至らしめた。いまやこのウイルスは全世界でほぼ一様に人から人へと感染する道程を歩んでいた。世界中でウイルスはヒトに適応し、最大の効果を発揮していた。そして世界中で致死性を持つウイルスに変異しつつあった。

ボストンから世界を巡り、ほかの大多数の都市と同様に七月には穏やかなエピデミックに耐えたボンベイでも、ほとんど同時期に致死性のウイルスが爆発した。[21] 深刻な腺ペストが流行した一九〇〇年の二倍以上の速さでたちまち殺戮が始まった。

二つの戦い

ウイルスの移動につれ、二つの戦いが繰り広げられた。

一つは国中を巻き込んだ。インフルエンザウイルスは、都市や工場や家庭や店や農場の各所へ、鉄道線路や川や道路に沿って、鉱山内部の奥深く、さらに山々の高い尾根づたいに、どんどん侵入していくようになった。数週間後、ウイルスによって社会全体また社会内部の個々の力が試されることになった。この試練に立ち向かうには、社会が態勢を立て直さなければならないだろう、さもなければ崩壊が待っている。

もう一つの戦いは、科学者同士の関係に見られた。ウエルチ、フレクスナー、コール、アベリー、ルイス、ロズノーといった科学者が、自らの意志に反して、競争に動員された。彼らは何が要求されているのか承知していた。解くべき問題もわかっていた。彼らは無力ではなかった。研究の手段はいくらかあった。失敗した場合の損失も承知していた。

しかし、時間がほとんどなかった。

Ⅳ 爆発

第12章　フィラデルフィアの大失敗

九月七日、水兵三〇〇〇人がボストンからフィラデルフィア海軍工廠に到着した。[1] このあとフィラデルフィアで発生した事態は、その後ほかの地域で――一度ならず――発生する事態のモデルとなっていく。

戦時中の出来事を見ればフィラデルフィアの特徴は実に明瞭だった。各都市に人が殺到したが、フィラデルフィアの造船だけでも、何万人もの労働者がかかわった。数カ月のうちに巨大な沼地は世界最大の造船所、ホッグアイランド造船所に変貌し、ここでは三万五〇〇〇人の労働者が溶鉱炉と鋼鉄と機械のはざまでせっせと働いていた。近くのニューヨーク造船所では一万一五〇〇人が働き、ほかの十いくつかの造船所でもそれぞれ三〇〇〇人から五〇〇〇人以上が働いていた。さらに、町にはほかにも大きな工場がひしめき合っていた。軍需工場がいくつもあり、それぞれ数千人を雇用していた。路面電車を一時間に一台製造するJ・G・ブリル社は四〇〇〇人を雇用。ミッドベール製鋼所には一万人、ボールドウィン機関車工場には二万人の労働者がいた。

戦前も過密状態だったところへ、大勢の労働者がこの都市に雇用で吸い寄せられ、人口は一七五万人にふくれあがり、フィラデルフィアは文字どおり人であふれかえった。一九一八年、社会福祉指導員（ソーシャルワーカー）向けに政府がおこなった発表によると、貧民街の生活状況は、数十世帯が共用する屋外便所がまだほとんどの共同住宅に存在し、ニューヨークのローワーイーストサイド〔マンハッタン島南端の東半分〕よりも劣悪と見られた。[2]黒人はさらに非衛生的な状況に耐え、フィラデルフィアは、ニューヨークやシカゴをはじめとする北部の都市のなかでもアフリカ系アメリカ人の人口が最も大きかった。

深刻な住宅不足により、新たに軍需工場に就職する女性のためボーイスカウトが地域をまわって部屋探しを頼んだ。二家族、三家族、さらには四家族が一緒に二部屋または三部屋のアパート一つに押し込まれ、子どもや十代の少年少女は一つのベッドで一緒に寝た。簡易宿泊所では、労働者は部屋どころかベッドも共用し、交代制勤務に合わせて交代で寝ることも多かった。一九一七年から一八年にかけては、まさにこの共同住宅で「物価高と石炭不足から死亡率が上昇した」[3]と市の保健所も認めている。

市は、別名「ブロックリー」として知られるフィラデルフィア病院や救貧院や保護施設でお粗末な福祉事業を提供していた。しかし、ほかには何もなく、孤児院すらなかった。エリート層と革新主義者〔革新主義とは、一九世紀末の混乱に対し科学と理性を信じ、アメリカの正義を実現しようとする改革的な思想を指す〕が実際の慈善活動をすべておこなっていた。基本的な施設である学校でさえも不足していた。アメリカに二〇ある大都市のなかでも、ベンジャミン・フランクリンとペンシルベニア大学の町フィラデルフィアは、教育にかける資金が下から二番目という始末だった。何十万ものイタリア人とユダヤ人の居住地であるサウスフィラデルフィア地区全体を通じて、高校ができたのは一九三四年に入ってからのことだった。[4]

こうした状況が重なり合って、フィラデルフィアはインフルエンザの温床になった。危機対応能力のなかった市政がこれに拍車をかけた。醜聞暴露屋のリンカーン・ステファンスはフィラデルフィアを「アメリカで政治が最悪の都市」と評した。[5] おそらくその通りだった。

ニューヨークのタマニー派〔一七八九年ニューヨーク市に生まれた民主党の政治団体、ボス政治家が市政を私物化した〕の権力支配といえども、フィラデルフィアのそれに比べると、まだしも一時的であった。なにしろ、改革派が一期在任しただけで、一九一六年には旧勢力が政権に返り咲いている。フィラデルフィアの親玉は共和党の州上院議員エドウィン・ベアだった。自分を見下す人物、自分をさげすむ人物、ウォートン〔小説家〕、ビドル〔銀行家〕、ワナメーカー〔百貨店経営者〕らを出し抜いては笑いものにした。背が低く、胸まわりも胴まわりも太い男――「リトル・フェロー〔小男〕」とあだ名がついた――ベアは、サウスフィラデルフィアに拠点を置いていた。移民の流入よりも前に、当時の農村部にある養豚場「ザ・ネック」で育ち、巨万の富を手に入れていながら、ここで暮らし続けた。富は政治がもたらしてくれたものだった。

市の職員全員がベアの政治グループに賄賂として給料の一部を渡していた。誰からも取りはぐれのないように、市の職員は職場や市役所――シダレヤナギを思わせるアーチ型のはめ込み枠と窓がついた、古典的で格調高いビクトリア時代風の建物――でなく、市役所と通りを隔てた共和党の本部で給料を渡された。市長自身も、賄賂として自分の給料から一〇〇〇ドル支払っていた。

ベアは町で最大手の請負業者で、その最たる契約は道路清掃であり、この契約は約二〇年間誰にも譲らなかった。年間三〇〇〇ドルで一家族が楽に暮らせた一九一七年に、この仕事で五〇〇万ドル以上の金を手にした。こうした金のすべてがベアの懐にとどまったわけでないが、そのほかの分でさえも彼の懐を通過し通行税の支払いに使われた。ところが、道路は手がつけられないほど汚れ放題で、サウスフィラデルフィアはとりわけひどかった――ここは道路清掃が一番必要なところで、下水以外のものはすべて、ときには下水さえも側溝に流され、しかも政治グループがここで一番幅をきかせていた。皮肉なことに、市の公的なサービスがなかったため、政治グループは勢力を拡大した。

市が提供できない部分をグループが提供したからだった。貧しい人々への食料籠、仕事や頼み事の手助け、警察から差し伸べられる手に至るまで――監督官や裁判所判事の多くがベアの思いのまま操られていた。人々は頼み事のお返しに票を投じ、ベアはそれを中世の錬金術師よろしく金に変えた。

政治グループは金のなる木を手に入れ、エドウィン・ベアとその兄弟で下院議員のウィリアムは慈善家として、二人が通うモヤメンシング街とモリス通りにある教会に大金を寄付し、教会は彼らの母親の名をとってアビゲイル・ベア・メモリアル・メソジスト聖公会教会と改名された。聖職者でない人物にちなんで名前がつけられた教会はそう多くなかったが、この教会はその一つだった。

だが、この政治グループには聖人らしいところが一つもなかった。一九一七年の予備選挙当日、ベアのところで働く労働者数人が、反対派のリーダー二人を棒で殴打し、止めに入った警官を殴って死なせた。この事件に市民は激怒したが、一九一八年には、なにしろベアの右腕のトマス・B・スミスが市長だった。スミスは一期務めた在任期間中、証拠不十分で無罪になったものの、この警官殺しへの共謀も含め、別々の三件の容疑で告訴された。しかし、ベアのほうは、この選挙で市の立法機関である特別および通常両市議会への絶大な支配力と、州議会への大きな影響力を手に入れた。

フィラデルフィア公衆衛生救恤(きゅうじゅつ)局長は、ウィルマー・クルーゼン博士だったが、政治的に任命された市当局の傀儡で、市長の任期が終わると自動的にその任期も終了した。クルーゼンは礼儀正しい男で、息子もメイヨー・クリニックの外科医になるはずだったが、これも政治グループならではの人事といえた。だが、クルーゼンには公衆衛生問題に関する基礎知識も責任も理解も欠けていた。しかも、もともと、たいていの問題は放っておけば解決していくという考え方の持ち主で、早急に物事に対処するタイプではなかった。

公衆衛生の改善に向けて政治グループに圧力をかけるつもりは毛頭なかった。婦人科医のくせに、軍が全国に展開した大規模な売春反対運動を支援することさえ拒んだ。ニューオーリンズですら圧力に屈して、売春が合法だったストーリービルを閉鎖したというのに、売春を非合法としてきたフィラデルフィアで、圧力をかけて肉欲産業を阻止しようとしなかったのだ。それで、軍の報告によれば、海軍が軍施設外の「警察業務を実際に取り仕切った」[6]。

ベア、選挙区幹事あがりの起業家、市長、この三者のはざまで権限が分断され、市当局は腐敗にあえいでいた。市当局には行動を起こす気がなかったし、たとえその気になったところで、できはしなかった。

ボストンからの水兵

ボストンから海軍工廠に水兵が到着して四日後、一九人の水兵がインフルエンザの症状があると申告した。

フィラデルフィア海軍区の主任衛生官でもあった医師のR・W・プラマー少佐は、コモンウェルス埠頭やディベンズで猛威をふるう流行病、さらにマサチューセッツでの一般市民への蔓延についても詳しかった。そのため流行の封じ込めを決意し、兵士が滞在した兵舎の即時隔離と兵士が触れたものすべてに入念な殺菌消毒をおこなうよう命じた。

実を言えば、ウイルスはすでに外に出ていて、しかも市内に侵入しただけではすまなかった。前日、三三四人の水兵がフィラデルフィアを出発してピュージェット湾に向かったが、到着したときには、大勢の水兵が絶望的な病状に陥っていた。[7]

プラマーも、すぐにポール・ルイスに電話を入れた。

ルイスもこうした電話を予想していた。

人や物よりも研究室をこよなく愛したルイスは、ウエルチ、シオボルド・スミス、フレクスナーからの信頼がたいへんあつかった。ルイスは若手科学者として、どの科学者のもとでも次々と目を見張るような実績を残し、彼らの信頼を獲得した。すでに多くの実績を挙げていたが、さらに多くの実績を期待されていた。自分の価値がどのくらいあるのか知っていたが、それで自己満足することはなく、そこに責任感が加わるという意味で、その前途に少なくとも自らの志さらには責務を感じていた。新設のヘンリー・フィップス研究所――フィップスはアンドリュー・カーネギーとともにU・S・スチール社で何百万ドルもの財をなし、その後カーネギー同様、著名な慈善家になった――はペンシルベニア大学の付属施設であったが、その創設責任者にならないかという話に心を動かされ、ルイスはロックフェラー研究所からフィラデルフィアにやってきた。フィップスの創設にあたってロックフェラー研究所をモデルにしたものの、フィップスではより集中的に肺疾患、特に結核に焦点を絞ることにした。

事態の緊急性をルイスに説明する必要はなかった。彼は七月初旬に死亡したイギリスの水兵に関する詳細を把握しており、水兵からの細菌を培養して血清を準備しようとしていたと思われる。インフルエンザが海軍工廠にも発生したと知って、ルイスはただちに駆けつけてきた。

いつもなら一歩一歩慎重に病原体を突き止め、血清やワクチンの開発を試みるというプロセスを経るのが課せられた仕事である。だが、いつもの科学的プロセスをとっている時間はなかった。

翌日、八七人の水兵が病気を申告してきた。九月一五日、ルイスと助手がペンシルベニア大学の研究室や海軍病院で作業をしている間に、ウイルスは六〇〇人の水兵と海兵隊員の病状を悪化させ、入院を余儀なくさせ、さらに病気を報告する兵士の数は数分ごとに増えていった。海軍病院ではベッドが足りなくなり、海軍は八番街とスプルース通りに面するペンシルベニア病院に罹患（りかん）した水兵を搬送しはじめた。九月一七日、この民間病院で医師五人と看護婦一四人が突然倒れた。誰一人事前に症状を示す者はなく、それまでまったくなんの異常も見られなかった。ところが突然、苦しみ悶えて病院のベッドに運ばれた。

グレートレークス海軍訓練所

ボストンからきた海軍は、他の地域にも出向いていた。フィラデルフィアのほか、シカゴから北に五キロほど上ったところにあるグレートレークス（五大湖）海軍訓練所でもインフルエンザが激発しつつあった。一九〇五年、テディ・ルーズベルト〔第二六代米大統領（一九〇一—〇九）〕はここに基地を建設し、世界で最大最高の海軍訓練所にするのだと宣言した。その言葉どおり、ここは四万五〇〇〇人の水兵を抱える最大の訓練所として、輝かしい歴史を刻みはじめていた。この地で海軍設営部隊「シービーズ」が生まれ、戦時中ジョン・フィリップ・スーザ〔「星条旗よ永遠なれ」などの行進曲を作曲し、マーチ王と称されたアメリカの作曲家〕はここで連隊つき軍楽隊一四隊を結成し、ときには一五〇〇人の楽士全員が一堂に会し、ロスフィールドで演奏したこともある。その光景は集まった何万人もの聴衆を感動させた。しかし、インフルエンザウイルスが基地に蔓延するにつれ、人も楽士もほかの者も集まることがなくなった。インフルエンザの爆発は、まさにこの基地の兵舎をずたずたにした。

海軍に入隊したてのロバート・セント・ジョンは、ここで最初の犠牲者の一人になった。訓練所で簡易ベッドをあてがわれたのだが、やがて何千人もの兵士が――この訓練所だけで――看護も受けないままただ横になっているだけとなった。「誰も熱をはかりにこなかったし、医者の姿も見なかった」のが忘れられなかったという。彼は海軍で初めての友人を得た。隣の簡易ベッドに寝ていたのは、水に手を伸ばすこともできないほど重症の少年であった。セント・ジョン自身にも自分の水筒の水を少年に飲ませてやれる力がほとんど残っていなかった。翌朝、一人の看護兵が友人の頭上まで毛布を引き上げると、二人の水兵が担架に遺体を載せて運んでいった。[8]その頃、衛生部はすでに「海軍医療補給所に棺桶が三三個必要」[9]と報告していた。やがて棺桶の数はこれよりもはるかに多く必要になった。

グレートレークスのある看護婦はその後悪夢にうなされるようになった。病棟にはベッドが四二床あり、担架に載せられたまま床に寝かされた少年たちが、ベッドの上の少年が死ぬのを待っていた。毎朝救急車が到着し、担架兵が病気の水兵を運び込み、死体を運び出した。大流行のピーク時には、看護婦はまだ生きている患者を二人以上まとめて埋葬布でくるみ、少年たちの左足の親指にトウタグをつけたことを覚えていた。[10]そうすれば時間が省けたし、看護婦も疲れ果てていた。トウタグというのは船積み用の荷札のことで、水兵の氏名、階級、出身地が記入されていた。死体は「遺体安置所の床から天井まで薪のように積み上げられていた」という。悪夢のなかで彼女は、「遺体安置所の薪の一番下になったあの子は、どんな気分でいたのだろう」[11]と思い巡らしていた。

市当局の怠慢

ボストンと同様インフルエンザは凶暴性を発揮し、フィラデルフィアの海軍施設で暴れまわっていた。しかし、ボストンから届いた知らせも、グレートレークスの状況も、足もとの海軍工廠の実態も無視して、フィラデルフィア公衆衛生局長のウィルマー・クルーゼンはまったくなんの対処もしていなかった。

市の衛生関係者全員がこの恐ろしさに気づかないわけではなかった。初めて水兵が病気で倒れた翌日、ベアの政治グループを軽蔑し、まったく信用していなかった高名な公衆衛生の専門家ハワード・アンダーズ博士は、海軍軍医総監ウィリアム・ブレイステッドに手紙を書き、「インフルエンザの侵略というこの脅威に際し、(連邦)海軍当局が直接介入し、兵士とフィラデルフィアの全市民を保護すると明言してもらえないか」[12]と頼んだ(ブレイステッドは丁重に断った)。

クルーゼンは公然と、インフルエンザは市にいかなる脅威ももたらしていないと否定した。どうもそう思い込んでいたようなのである。というのも、緊急時の不測の事態に対応する計画をつくっていなかったばかりか、必需品の備蓄もしておらず、フィラデルフィアの医師の二六パーセントとさらにそれ以上のパーセンテージの看護婦が従軍していたにしろ、緊急時に対応できる医療従事者のリストも作成していなかった。実際、ルイス、アンダーズ、町じゅうの医師、ペンシルベニア大学やトーマス・ジェファーソン医科大学の教授陣――インフルエンザが発生すると同時に軍隊勤務を望んでいた六人の医師を送り出すのを拒んだ[13]――からの圧力が高まっていたのに、市に病気が発生してからまる一週間後の九月一八日になるまで、クルーゼンはプラマー、ルイスほか数人との会合すら予定していなかった。

市役所の五階にあったクルーゼンの局長室で、彼らは互いに実情を伝え合うようになる。マサチューセッツでは、すでに一〇〇〇人程度が死亡し、何万人もがいまもなお病気で苦しんでいたため、同州知事は近隣地域の医師や看護婦に支援を要請していた。フィラデルフィアでは、水兵が何百人も入院した。一般市民の間にはほとんど病気の兆候は見られなかったが、研究はしているものの解決策はまだ見つかっていないとルイスは報告した。

たとえルイスがワクチンの開発に成功したとしても、十分な量を製造するのに数週間はかかるだろう。したがって、市内全域へのインフルエンザの蔓延を食い止めるには、思い切った措置をとらざるを得なかった。市民の集会の禁止、会社や学校の閉鎖、海軍工廠と一般市民の患者との完全な隔離――こうした措置はすべて妥当なもので、つい最近にも前例があった。ほんの三年前、ルイスが世界中の誰よりも知り尽くしている病気、ポリオが大流行したとき、クルーゼンの前任者は――一期だけだったこの改革派市長の任期中に――厳重な隔離を義務づけ実施した。ルイスも絶対に隔離したほうがいいと考えた。

だが、ルイスを指揮するのはプラマーだった。クルーゼン同様、彼も隔離は延期したいと考えた。そのような手段をとれば、パニックが起きて戦争遂行の妨げになりかねない。二人が目指したのは、市民の平静を保つことだった。ポリオの際の規制は、国が非戦時下の際に課せられたものだった。

会合は、成り行きを見守るということ以外、何も決まらずに終わった。クルーゼンは、咳をしたり、唾を吐いたり、くしゃみをしたりしないようにという、大規模な広報キャンペーンをすることは約束した。それにしても、その準備に数日かかるだろう。その後、この約束はクルーゼンや海軍当局が危険を軽視した事実と矛盾するようになる。

ワシントンでゴーガスは、おそらくルイスから話を聞いたのであろう、こうした成り行きに不満を抱いていた。その頃までにインフルエンザはさらに、市を挟んだニュージャージー州キャンプ・ディックスとキャンプ・ミードの二つの兵営でも発生していた。

ルイスはフィラデルフィア結核協会と頻繁に連絡をとり合い、ゴーガスは、インフルエンザについて警告するとともに、せめて多少なりとも役立ちそうな簡単な予防手段を書いた大きなポスターを二万枚印刷配布するよう協会に依頼した。「どうしても咳やくしゃみが出そうなときには、ハンカチや紙ナプキンや何らかの布を顔に必ずあてること」[14]

一方、『イブニング・ブレティン』紙は、インフルエンザは何ら危険なものでなく、大昔から存在し、たいてい瘴気(しょうき)や汚れた空気や昆虫の異常発生に伴うが、フィラデルフィアではいずれも発生してないと伝え、読者を安堵させた。プラマーも、クルーゼンと協力して「この病気を現状で抑えるつもりであり、その点、成功するものと確信している。いまのところ、海軍の兵士の間に死亡者の記録はないし、軍や海軍の医師や民間の権威者もなんの不安も感じていない」[15]と述べて記者を安心させた。

翌日、二人の水兵がインフルエンザで死亡した。クルーゼンは海軍に市立感染症病院を開放し、プラマーはこう宣言した。「病気はもう峠だ。事態は十分掌握しているつもりだ」

クルーゼンは記者に、死亡者は流行病の犠牲者ではないと言って譲らなかった。インフルエンザで死亡したとは言ったが、ただの「昔ながらのインフルエンザ、つまりグリップ」だと言い張った。翌日、一四人の水兵が死亡した。さらに、南三四番街とパイン通りに面するフィラデルフィア総合病院で市民から初の死者が出た。「身元不明のイタリア人」だった。

次の日、二〇人を越えるウイルスの犠牲者が遺体安置所に送られた。そのうちの一人はエマ・スナイダーという、ペンシルベニア病院に運ばれた最初の水兵を看病した看護婦。二三歳の若さであった。

衛生委員会の対応

クルーゼンは公には案ずることはないという姿勢をとり続けた。だが、いまは「一般市民に数人の患者」があったことを認め、「インフルエンザをつぼみのうちに摘み取るため」衛生監視官が一般市民の患者を探しているところだと言った。けれども、その探し方までは口にしなかった。

九月二一日土曜日、衛生委員会はインフルエンザを「報告義務のある」疾病とし、治療した患者全員について衛生当局に届けるよう医師に要請した。これでインフルエンザの動きに関する情報が得られることになった。衛生委員会が土曜日に動くこと自体が異常だったが、衛生委員会はそれでもなお、「現在、一般市民にインフルエンザの流行は広がっていないというクルーゼン局長の発言は絶対に間違いないと十分確信している。そのうえ衛生委員会は、インフルエンザにかからないためのアドバイスを、一般市民が注意深くきちんと守れば、流行病は十分防げるはずだ[16]」と言って市を安心させた。

衛生委員会のアドバイスはこうだった。暖かくしておくこと。足を乾燥させ、いつも便通をよくしておくこと――この最後のアドバイスは、ヒポクラテスの伝統の名残である。衛生委員会はさらに、人々に人混みを避けるよう忠告した。

七日後の九月二八日には、何百万ドルもの戦時国債の売り込みをもくろむ自由国債パレードが予定されていた。イベントには何週間もの準備が費やされ、フィラデルフィア史上最大規模のパレードになるはずで、何千人もが行進し、何十万人もの見物人も見込まれていた。

世界大戦の影響

当時は異常な時代だった。第一次大戦のせいだ。この事情を理解せずにインフルエンザの世界的流行を考えることはできない。ウィルソンは自らの目的を自覚していた。米国は総力戦の真っ最中だった。

フランスにはすでに二〇〇万人の米兵がいたが、少なくともさらに二〇〇万人の兵が必要と見込まれていた。農民から小学校の教師まで、国の構成員一人一人が進んで、ないしは別の事情から戦争に加わった。ウィルソンにとっても、クリール〔前出。九二～九三ページ参照〕にとっても、彼の政権全体にとっても、さらに言えば、敵味方双方にとっても、情報統制は重要だった。宣伝がまさに一つの産業として登場しようとしていた。

J・ウォルター・トンプソン――彼の広告代理店はすでに国営化され、その副責任者はクリールの上級補佐官になった――は、宣伝で行動を操作できることを理論化しつつあった。戦後、業界は「全国民の頭を支配する」[17]能力を誇り、一方、ハーバート・フーバーは「世界は宣伝文句の力に頼って生活している」[18]と述べ、広報を「科学そのもの」と呼ぶようになる。

総力戦では犠牲が求められ、高い士気のおかげで数々の犠牲が受け入れられ、その結果、犠牲は可能になる。こうした犠牲には、日常生活における数々の不便も含まれていた。戦争遂行に貢献するため、全国の一般市民が一週間「肉なし日」に耐え、ある者は毎日「小麦なし日」を耐えた。こうした犠牲はすべて、もちろんまったく自主的なものだった。とはいえ、フーバー時代の食品局は、「自発的に」協力しない企業を事実上閉鎖することができた。さらに、みんなが「自主的に」ドライブを控えた「ガソリンなし日曜日」に田舎にドライブにいこうなどとしようものなら、その人物は敵意に満ちた警官に車を止められたものである。

ウィルソン政権は、国を一致団結させるつもりだった。ウィルソンはボーイスカウトの団長に、国債を売れば、「『スカウト全員で兵士を救おう』というスローガンのもと、国のために自らの分を尽くす絶好の機会がスカウト一人一人に与えられるだろう」[19]と告げた。一五万人いたクリールのフォー・ミニット・メンは、映画やボードビルショーなどあらゆる集まりを開いて弁士を務め、寄付をあおった。そしてあおるだけでうまくいかない場合は、別の圧力を使うこともできた。

士気の維持そのものが目的になった。そして言論の自由も揺らいだ。士気が揺らぐと、ほかのすべても揺らぎかねなかったからだ。マッカーシー時代よりも、第二次世界大戦中よりも、南北戦争時代――リンカーンが日常的に反対陣営に中傷されていた頃――よりも、言論の自由は確かに揺らいでいた。政府が擁する二〇万人のアメリカ保護連盟のメンバーは、J・エドガー・フーバー率いる司法省の新設の国内安全保障局に直属し、隣人や同僚を密かに見張っていた。クリールの組織は市民に次のようなアドバイスを与えた。「「内部情報」を知っているという人物の化けの皮をはがせ。情報源を見つけ出す手助けをするのが愛国者としての務めなんだと連中に言ってやれ。もし調査中に反逆者を見つけたら、そいつの名前をワシントンの司法省に連絡し、そいつがどこにいるか教えてやってほしい[20]」

社会主義者、ドイツ系アメリカ人、とりわけ世界産業労働者組合（IWW）の過激な組合員への対応は最悪といってもよかった。『ニューヨーク・タイムズ』はこう言ってはばからなかった。「IWWの扇動家はまず、おそらく間違いなくドイツの工作員である。連邦当局は米国へのこうした反逆の共謀者を一掃すべきである[21]」。政府は実際に行動に移し、労働組合の本部を強制捜査し、イリノイ州、カリフォルニア州、オレゴン州の集団裁判で、二〇〇人近くの労働組合員に有罪判決を下し、反対者全員に容赦ない弾圧を加えた。フィラデルフィアでクルーゼンがインフルエンザについて初めて海軍当局と話し合った当日、市のドイツ語新聞『ダーゲブラット』で働く五人の従業員が投獄された。

政府がおこなわないことは、自警団員がおこなった。アリゾナでは一二〇〇人のIWW組合員が有蓋貨車に閉じ込められ、砂漠の待避線に置き去りにされた。フランク・リトルというIWW組合員は車に縛りつけられ、モンタナ州ビュートの通りを引きずりまわされたあげく、膝蓋骨（しつがいこつ）がすりつぶされ、その後鉄道の橋の土台で縛り首にされた。ロバート・プレガーはドイツ生まれだったが、海軍に入隊しようとして、セントルイス郊外で群衆に襲われ、殴打され、裸にされ、アメリカ国旗で縛られたあげく、リンチを受けて殺された。自分の出生国について肯定的な言葉を発したからだった。そして、この暴徒のリーダーらが無罪となるに及んで、陪審員からは叫び声が上がった。「いまは国への忠誠心がないなんて誰も言っちゃいけないんだ！」[22]。一方、『ワシントン・ポスト』の社説はこう論評を加えた。「リンチ行為といった行き過ぎはあるものの、これは国の内部が健康かつ健全に目覚めたからである」[23]

社会主義者のユージン・デブスは、一九一二年の大統領選挙で一〇〇万票近くをとったが、戦争に反対したかどで一〇年間の懲役を言い渡され、また、まったく関係のない裁判だというのに、ウィスコンシン州の下院議員ビクター・バーガーが同じ理由で二〇年間の懲役を言い渡された。この結果、下院は彼を追放し、選挙区の有権者が何とかして彼を再選させたものの、下院は彼の議員任命を拒んだ。こうしたことはすべてアメリカ流の生き方を守るためだった。

ビドルやウォートンが幅をきかせたフィラデルフィアの上流社会の人びとほど、ぜいたくをしたアメリカのエリートはそういなかった。だが、『フィラデルフィア・インクワイアラー』紙は肯定的にこう伝えた。「メインライン〔フィラデルフィアの高級住宅街〕で開かれた晩餐会では、十数人がテーブルに集まり、政府のやり方についての批判もいくつか飛び出した。そこで主催者は立ち上がり「諸君、みなさんが話すべき内容を決めるのは私の役目ではありませんが、今晩はここにシークレットサービスが四人見えていますと言った。これは主催者が好まない会話をやめさせる如才ない方法だ」

一方、財務長官のウィリアム・マカドゥーは、南北戦争時代に、政府は一般市民に国債を売らないという「根本的な誤り」を犯したと考えていた。「大戦争はすべて、必ず大衆の行動でなければいけない。それは聖戦であって、あらゆる聖戦同様、ロマンチシズムの力強い流れに乗って広がるものなのだ。(リンカーン時代の財務長官サーモン・）チェイスは国民感情を利用しようとはしなかった。われわれは国民のいるところ、つまり国民全員——ビジネスマン、職人、農民、銀行員、大富豪、学校の教師、肉体労働者のいるところに出向いて、愛国心という深い感動を利用する。愛国心は国を一つにまとめる団結の要であり、人間が抱く動機のうちで最も深く力強い動機の一つなのだ」[24]。さらに踏み込んでこうも断じた。「出資を拒んだり、他人任せの態度をとったりする連中はすべてドイツの味方であり、そういう連中には面と向かってそう言ってやるしかない。四パーセントの利息で週一・二五ドルを政府に貸せない連中は、アメリカ国民の資格がない」[25]

強行されたパレード

自由国債のキャンペーンでは、フィラデルフィアだけで何百万ドルという資金を集めることになっていた。市には達成せねばならない割り当てがあった。この割り当て達成の目玉が、九月二八日に予定されていたパレードだった。

七人の医師――開業医、医学部の公衆衛生専門家、感染症専門家――がパレードを中止するようクルーゼンに迫った。ハワード・アンダーズは、大会をおこなえばインフルエンザが拡大し、死者が出る恐れがあると新聞記者に伝えて、中止させるよう世論の圧力を高めようとした。その警告を書く新聞は一つとしてなく――こうした意見はやはり士気を損ないかねなかった――そこで彼はせめて一人の編集者だけにでもと、大会を開催すれば、「一触即発の集団が大災害を起こしかねない」[26]という警告を新聞に出すよう頼んだ。だが、編集者は断った。

インフルエンザは人混みで広がる病気だった。「人混みを避ける」というのが、クルーゼンとフィラデルフィア衛生委員会の与えたアドバイスであった。混雑を避けるためといっても、フィラデルフィア高速運輸会社は路面電車の乗客人数を制限しただけだった。

陸軍のキャンプはすでにインフルエンザでてんてこ舞いだったため、九月二六日、憲兵隊長エノック・クラウダーは次に予定されていた徴兵召集を延期した。同日、マサチューセッツ州知事サミュエル・マッコールが公式に連邦政府の支援と、近隣州に医師、看護婦、援助物資などの支援を要請した。

インフルエンザは、フィラデルフィアで攻撃を始めたばかりだったとするなら、海軍工廠では至るところで轟音を立てながらフルスピードで疾駆していた。いまや一四〇〇人の水兵がインフルエンザで入院していた。赤十字社は二二番街とウォルナット通りに面した総合サービスセンターを海軍専用の五〇〇床の病院に改装した。クルーゼンはこうした報告に目を通し、パレードの中止を望む人々の話も聞き、了解、と答えたが、どうやら耳を貸さなかったようだ。彼がおこなった措置は、市内のあらゆる団体や内輪のパーティーによる兵士や水兵への接待を禁止することだけである。しかし、軍人はそれでも店を訪れたり、路面電車に乗ったり、ボードビルショーや映画館に出入りすることができた。

パレード前日の九月二七日、フィラデルフィアでさらに二〇〇人——そのうち一二三人は一般市民——がインフルエンザで入院した。

クルーゼンはパレードを中止せよという圧力、医学界の同僚やマサチューセッツがらみのニュース、さらには陸軍が徴兵を中止したという事実から、圧力がますます強く高まるのを感じた。続行か中止かの判断は、すべて彼の一存に委ねられていたようだ。市長から指示を得ようとしたところで、何も得られなかったろう。というのも、裁判所が市長の逮捕状を出したばかりであって、当の市長はといえば、弁護士と一緒に閉じこもり、取り乱していて連絡のとりようがなかった。先頃、市のため、また戦争遂行のため、ベアの政治グループと市のエリートとの間で不安定ながらも停戦が成立していた。だが合衆国銀行の創設者の後裔と結婚し、市民クラブの会長を務めていたエドワード・ビドル夫人が市長から任命された委員会から身を引いたことで、この停戦は終わりを告げ、市役所の混乱はますますひどくなった。

クルーゼンは実際、朗報もいくつか耳にした。インフルエンザの原因となる病原体の特定が進んでいるとポール・ルイスは確信しているという。これが本当なら、血清やワクチンの研究も迅速に進む可能性がある。新聞の見出しにはこうした朗報が躍っていたが、注意深い科学者ルイスが、実はまだ研究成果について確信が持てずにいるということは伝えられていなかった。

自由国債パレードおよび関連の集会は続行するとクルーゼンは宣言した。

市に五つある日刊紙のいずれにも当時の懸念については何も書かれなかったし、たとえどこかの記者がクルーゼンか衛生委員会にパレードを続行するかどうか判断を求めたとしても、その答えは活字になっていなかったろう。

九月二八日、市の歴史はじまって以来最大のパレードが催され、行進の参加者らが誇らしげに歩武を進めた。パレードの参加者は少なくとも三キロ、楽隊、数々の旗、ボーイスカウト、応援の女性グループ、海兵隊、水兵、兵士の列が三キロ以上も続いた。何十万という見物人がパレードの通り道にひしめき合い、よく見ようと互いにぶつかり合った。うしろにいる者は人々の肩越しや頭越しに勇敢な若者たちに向かって声援を送った。それは実に見事な光景だった。

クルーゼンは観衆に危険はないと保証した。

インフルエンザの潜伏期間は二四時間から七二時間である。パレードの二日後、クルーゼンは重苦しい発表をおこなった。「インフルエンザがいまや一般市民にも発生し、しかも、海軍基地や兵営で確認されたものと同じ型だと思われる」

この発表の意味を完全に理解するには、陸軍キャンプで発生している事態を正確に理解しなければならなかった。

第13章　戦争のさなかに

ディベンズは不意打ちを食らった。ほかの兵営や海軍基地はそうではなかった。ゴーガスの総監室はインフルエンザに対する緊急警報を発令し、全国の医療従事者が目を光らせていた。それでも、ウイルスはたいへんな死の猛威をふるって、まず軍の基地に襲来し、兵舎のベッドで身を寄せ合いながら寝ていた若者たちを侵略した。キャンプ・グラントの被害は最大ではなかったが、最小でもなかった。実際、ある特別な個人的悲劇を除けば、平均的といってよかった。

キャンプは、イリノイ州ロックフォード郊外を流れるロック川沿いにあり、ゆるやかな起伏は見られるが、大部分が平らな土地に不規則に広がっていた。ここの土壌は肥沃で養分に富み、最初に着任した司令官は基地の六〇〇ヘクタールの土地に、豚飼料用とうもろこし、干し草用の青草、小麦、冬小麦、じゃがいも、オート麦を植えた。ここの新兵は大半がイリノイ州やウィスコンシン州の北部から来た、藁色の髪と赤い頬をした農場の息子たちで、農作物の育て方を知っていたため、ずいぶん収穫に恵まれた。

急造されたキャンプにしては、珍しく整っていた。木造の兵舎がきちんと並び、大きなバラックテントの列もたくさん連なり、テントには兵士が一八人ずつ収容されていた。道はまったく舗装されておらず、夏の終わりには、雨で道路がぬかるむとき以外は、土埃が立ち込めた。病院はキャンプの端にあり、二〇〇〇床のベッドが用意されていたが、かつて入院患者が一番多いときでさえも、八五二人どまりであった。診療所も基地のあちらこちらにあった。

一九一八年六月、ウエルチ、コール、ラッセル、米国学術研究会議のリチャード・ピアス――いつもは研究活動の調整に忙殺され、めったにワシントンを離れることはなかった――はキャンプの視察を終え、感心して帰途についた。ウエルチはグラントの軍医長、H・C・ミッチー中佐を「有能でエネルギッシュ」、病院の検査室を「優れている」、病理医を「申し分のない男」と判断したが、コールの友人ジョー・キャップスも、この病院の「優秀な医科長であることは言うまでもなかった」[1]とみた。数百頭の馬やさまざまな家畜を担当する獣医にも、好感を持った。

この六月の視察のとき一同は肺炎について話し合った。キャップスはプレストン・キーズが開発した、コールのものとは違う血清を使って臨床実験を始めていた。キーズはシカゴ大学の将来を嘱望された研究者で、ウエルチは「注目に値する人物」[2]と評した。キャップスとコールは情報を交換した。キャップスはまた、「異なる型の肺炎……臨床的に毒性と致死率が高く……検死解剖では広範囲にわたる硬直が見られることが多く……肺胞に出血がある肺炎」[3]に移行する気がかりな傾向を目にしたことにもふれた。

その後、自らが試みたある工夫を披露した。呼吸器疾患の患者にガーゼのマスクをつけさせることだった。ウエルチはマスクを「素晴らしいものだ……飛沫感染を防ぐうえで重要な貢献をするだろう」[4]と評した。キャップスには『米国医師会雑誌』に論文を書くように勧め、ピアスにはマスクの効果を研究するようにアドバイスした。コールも賛成した。「これは肺炎予防につながるたいへん重要な問題だ」[5]

ウエルチもこの調査、こうした視察の最後の調査から戻ると、二つの提言をした。全キャンプにおいて新着兵士を三週間、専用の収容キャンプに配属させたいという意向を強く表明した。先着兵士との交差感染を避けるため、新着兵士は寝食や演習――さらに隔離――をともにする。二つ目は、キャップスの提案したマスクの着用を全キャンプに普及させたいということだった。

キャップスは、『JAMA』〔『米国医師会雑誌』〕に論文を書いた。マスクの効果は絶大だとわかったため、実験開始から三週間もしないうちに試験を中止し、もっぱら「日頃の対策」としてマスクを着用しはじめたと報告した。また、「接触伝染病の予防に最も重要な対策の一つ」[6]は、混雑を解消することだという、やや一般的な見解も披露した。
「兵舎ではベッドとベッドの間隔を広げること、兵士の頭と隣の兵士の足が向かい合わせになるよう寝ること、ベッドとベッドの間にはテントフラップを広げること、食卓の中央にはカーテンをつるすこと、以上はすべて効果が確認されている」

　到着した少数の兵士からキャンプ全体に感染が及ばないよう、移動してきた兵士を隔離するというウエルチの提言も繰り返した。グラントにはこうした新兵や移動兵士専用の別の隔離兵舎、すなわち「補充兵部隊（デポ・ブリゲード）」があった。階段は兵舎の外につけられていたため、警備兵は隔離を強化することができた。だが、将校たちは補充兵部隊に入らなかった。入っていたのは下士官以下の兵隊だけだった。

　キャップスの論文は一九一八年八月一〇日号の『ＪＡＭＡ』に掲載された。

ハガドーン大佐の命令

　八月八日、キャンプ・グラントの指揮はチャールズ・ハガドーン大佐がとることになった。背が低く、考え込むことの多い将校でウエストポイント陸軍士官学校を卒業し、五一歳にしていまだ独身であり、自らの人生を陸軍と部下に捧げてきた。また、生涯を通して戦争の準備に打ち込み、絶えず戦争の研究を続け、本を読み分析するだけでなく実践からも学んだ。ある報告では、「正規軍で最も優れた戦闘部隊の専門家として認められた」[7]。キューバではスペイン人と、フィリピンではゲリラと戦い、メキシコではちょうど一年前、パンチョ・ビジャ〔メキシコの革命家（一八七八―一九二三）〕のあとを追った。ときには衝動的、さらに言えば不可解とさえ思えるような命令を下すこともあったが、判断の揺らぎが裏にあったからである。部下の兵士たちには生き残れ、敵を殺せと教えるつもりだった。死ぬな、と。自分の兵士を思いやり、彼らに囲まれていることが好きだった。

彼が直面した一つの問題は、戦争とはほとんど関係のないことのようだった。キャンプが定員を超えていたことである。六月にウエルチが訪れたときには、三万名の兵士しかいなかったが、いまや兵員は四万を超え、しかも減る見込みはまったくなかった。多くの兵士がテントに無理やり押し込まれ、冬――記録的な寒波に見舞われてから一年後のイリノイ州北部の冬――は、ほんの二、三週間後に迫っていた。

軍紀では、兵士一人一人が兵舎で占有できる空間の広さを規定していた。こうした規定は、快適性とはほとんど関係がなく、公衆衛生と大いに関係するものだった。九月中旬、ハガドーンは過密状態を規定する軍紀を無視することにし、さらに多くの兵士をテントから兵舎に移した。すでに夜は寒く、兵士たちも兵舎のほうが快適に過ごせるはずだった。

しかし、その頃にはゴーガスの総監室も大流行に警報を発し、インフルエンザは一六

○キロ離れたグレートレークス（五大湖）海軍訓練所まで達していた。[8] キャンプ・グラントでは医師らが最初の患者に目を光らせていた。彼らには患者が発生しそうなところがわかっていた。何十人もの将校がディベンズから到着したばかりだった。

キャンプの上級医師は過密に拍車をかけるようなこの計画をめぐってハガドーンとぶつかった。会議の記録は残っていないものの、これらの医師はウエルチやコールが一番高く評価する人物であり、民間でのずば抜けた経歴を買われ、命令を受ける側ではなく、命令を下す側にいた。会議は激しい応酬にならないはずがなかった。なんていうことだ、警報が出されていたではないか。すでにロックフォードでは、インフルエンザの患者があちらこちらに発生していた。

だが、ハガドーンは病気を制圧できると信じていた。自らの戦闘記録に加え、パナマ運河地帯で参謀長を務めた彼は、ゴーガスがその地で熱帯病を制圧するところも目の当たりにしてきた。さらに、医療スタッフに大きな信頼を寄せていた。医師が持っていた自信よりはるかに大きい信頼を寄せていた。きわめて多数の兵営に蔓延した麻疹の大流行を回避したことがあったのを忘れさせまいとしたのであろう。九月四日、キャンプ所属の疫学者は以下のような報告書を提出した。「このキャンプの流行病は、決して憂慮すべきものではなかった。麻疹、肺炎、猩紅熱、ジフテリア、髄膜炎、天然痘の発生は散発的であった。いずれも流行病の形態をとっていたとは考えられない」[9]

しかも、これはただのインフルエンザにすぎなかった。それでもハガドーンは、多少譲歩した。九月二〇日、彼はキャンプの衛生状態を守るため、いくつか命令を出した。土埃が舞い上がるのを防ぐため、全道路に油が敷かれることになった。また、インフルエンザを懸念して、事実上の隔離にも同意した。「司令部から追って通知があるまで、外出許可やキャンプ不在許可は、キャンプ部隊長室から発行される場合、およびきわめて緊急な理由がある場合を除き、将校あるいは下士官兵には認めないものとする」[10]

だが、その日もう一つ命令を出した。もっともミッチーとキャップスの権威を借りて命令を正当化しているのだとわかれば、二人は当然腹を立てたに違いない。「軍事上の必要から、兵士を密集させなければならない。このような状況下でキャンプの軍医も、兵舎内での密集を認めている。許可定員を超えて……ただちにこれをおこない建物をあらためて満杯にするものとする」[11]

遅かった隔離策

九月二一日、ハガドーンが命令を出した翌日、歩兵部隊中央将校訓練学校——ディベンズの将校が入っていた組織——の兵士数人が病気を申告した。彼らはただちに基地病院に隔離された。

隔離しても、ほとんど役に立たなかった。夜半には歩兵部隊学校とその隣の部隊の兵士一〇八人が入院した。病院では患者一人一人がガーゼのマスクで口と鼻を覆った。

二つの部隊がキャンプのほかの部隊から隔離され、部隊の兵士同士もある程度隔離された。それぞれのベッドの周りにはシーツをぶらさげ、兵士はおのおの一日二回診察を受けた。公の集会——映画、ＹＭＣＡの行事といった類のもの——はすべて中止され、兵士は「いついかなる場合もほかの組織の兵士と、交じり合う」ことがないようにと命令を受けた。「関連する地域には何人も訪れてはならない。数名の患者が報告された兵舎は隔離するものとする。当該兵舎に居住する者は、ほかの兵舎に居住する同じ部隊の兵士と絶対に交じり合ってはならない」[12]

警備兵は命令をきちんと遂行した。しかし、インフルエンザに感染した者は、症状を感じる前に他人に感染させる恐れがある。すでに遅すぎた。四八時間もしないうちに、キャンプの全部隊に感染が広がった。

翌日、入院患者数は一九四人に増え、その翌日には三七一人、そのまた翌日には四九二人に達した。最初の将校が病気を報告してから四日後には、兵士から初の死亡者が出た[13]。翌日さらに二人が死亡し、七一一人が入院した。六日間でふさがったベッドの数は六一〇床から四一〇二床に増え、入院患者数は病院がかつて看護にあたった人数のほぼ五倍に達した。

病人を病院に搬送する救急車の数もまったく足りず、ラバが救急用の荷車を引いたが、最後はラバも疲れ果て、動かなくなった。ベッド用のシーツも不足し、赤十字社がシカゴから六〇〇〇枚取り寄せた。ベッドの数も足りずに、数千の簡易ベッドが廊下、保管区域、会議室、事務室、ベランダの隅から隅までぎっしり並べられた。

それでも足りなかった。医療班のメンバーは自分たちの兵舎を五〇〇床のベッド――または簡易ベッド――を備えた病院に改装できるよう、すでにテントに移動していた。キャンプ中に散在する一〇の兵舎も病院に切り替えられた。それでもまだ足りなかった。

増える死者

戦争や殺しの訓練はすべて中止された。いまや兵士たちは殺しを阻止するために戦っていた。

健康な兵士は、何らかの形で病人の看病に駆り出された。三二〇人が一般的な支援スタッフとして病院に送られ、その後二六〇人が追加された。別の二五〇人はマットレスをつくるためもっぱら藁(わら)を袋に詰める作業をおこなった。ほかに、医薬品を満載した数珠つなぎの貨車から積み荷を降ろす者が数百人いた。さらに数百人が病人の移送を手伝ったり、洗濯をしたり、シーツを洗ったり、マスクをつくったり、あるいは食事の用意をしたりした。一方、雷雨に備えて、風雨にさらされた何百という患者が雨をしのげるようにと、大工一〇〇人がルーフィングペーパー〔屋根材の下に敷く防水性の厚紙〕で三九のベランダを囲んだりした。キャップス自慢のガーゼマスク、ウエルチ絶賛のマスクはもはやつくっていなかった。キャップスのもとにはマスクをつくる材料も人員もなかった。

医療従事者自身も過労——および病気——で倒れつつあった。大流行に入って五日後、医師五人、看護婦三五人、看護兵五〇人が病気で倒れた。その後この数は増え続け、医療従事者自体にも死亡者が出るようになった。

大流行に入って七日後、まだ働ける兵士の手でさらに九つの兵舎を病院に改装した。アスピリン、アトロピン、ジギタリス、氷酢酸（消毒薬）、紙袋、痰壺、体温計が足りなかった——おまけに、使用できる体温計も譫妄状態の兵士に壊された。

さらに看護婦四〇人がこうした緊急事態のために駆けつけ、病院の看護婦は三八三人になった。それでもまだ足りなかった。基地、特に病院への見舞いはすでに「特別な事情がある場合を除いて[14]」、すべて禁止されていた。ところが、いまやこうした特別な事情が頻発し、続々と人が訪れた。ミッチーも言ったように、「危篤を知らせる電報に呼び出された」のである。その前日に四三八通もの電報が打たれた。

この数はさらに増加の一途をたどった。しかも急激に。たちまち日に何千件にもふくれあがった電報や電話に対応するため、赤十字社は巨大なテントを建て、床を張り、暖房を入れ、電気を引いて、独自の電話交換器と講堂のような椅子の列を準備した。ここで身内は危篤状態の兵士に面会できるまで待たされた。こうした面会人を病人のところに案内する人員がもっと大勢必要になった。面会人が着用したガウンやマスクを洗濯するだけで、さらに多くの人員と設備が必要になった。

病院の職員だけでは対応できなかった。咳き込む兵士の列はどこまでも続き、血液で汚れたリネンに横たわり、周囲にはハエが群がった――「ハエを寄せつけないよう、それぞれの痰壺にはホルマリンを入れるように」[15]との命令も出され――吐瀉物、尿、糞便の異様な臭いのため、身内はある意味で、患者よりも絶望的になった。彼らは健康に見える人なら誰彼かまわず――医師、看護婦、あるいは看護兵に――息子や愛する者の看護をする確約をとりつけようと、心付けを渡した。見舞いにきた者は、心付けを受け取ってくれるようにと懇願した。

ミッチーの対応はこういう情実を認めないことだった。「危篤状態にない患者に特別に個人的な看護をおこなうことを禁止する。病棟職員は、特定の患者に特別な配慮をしてくれと、異例な要請をおこなった民間人やほかの人物がいたら司令官に報告するように求める」[16]

また別の事態が起きた。さらに、悲惨な事態だった。

ぎゅう詰めの列車

キャンプ・グラントで初めて兵士が死亡した当日、三一〇八人の兵士がここからジョージア州オーガスタ郊外のキャンプ・ハンコックに向かう列車に乗った。キャンプ・グラントから数百キロ離れたところにいたある民間の衛生担当者から、キャンプ全体を隔離し、家に死亡者を搬送することさえ禁止すべきだという強い要請があった[17]というのに、兵士はキャンプを出発した。かつて麻疹に感染した兵士が列車で運ばれたとき、ゴーガスとボーンが、軍隊が「野営地や列車で麻疹の種をまき散らした。こんな状態で麻疹の蔓延を阻止するなど、思いも寄らない[18]」と抗議したがむなしく終わったことがある。その記憶がまだ新しいのに兵士はキャンプを出発した。憲兵司令官が先見の明を持って次の徴兵を中止したあとだというのに、兵士らは出発した。しかも、感染キャンプと非感染キャンプ間の兵士の移動はいっさい禁止すると軍医総監室が勧告を出したあとなのに出発したのである。

陸軍も隔離されているキャンプ間の、あるいは基地への「インフルエンザ接触者の移動」を禁止する命令を出したことは出した。だが、一日の遅れがまさに何千人もの命を奪いかねないときだったのに、数日遅れで出されたのだ。しかも命令には「接触者でない将校や兵士の移動は命令されたとおり迅速におこなう[19]」という文言すらあった。ところが、インフルエンザの潜伏期間中、兵士は外見上健康に見える場合があり、症状が現れないうちに他人に感染させることもあった。

列車でグラントを離れる兵士たちは、車両に押し込まれ、動きまわる余裕もほとんどなく、まるで潜水艦に乗っているかのように、縦に横にぎゅうぎゅうに詰め込まれて、一五〇〇キロの国土をゆっくりと移動した。なにしろ、移動それ自体が興奮をもたらすものなのだから、はじめは移動ということだけで興奮していたものの、やがて退屈が襲うようになった。数分が長く感じられ、数時間もすると、煙草の煙と汗の臭いのする縦二メートル横三メートルの隔絶された世界と旅の感覚とが渾然一体となった。各車両とも何百という兵士が兵舎にいるときよりもはるかに密着し、換気はずっと劣悪だった。

車窓の風景が移り変わるにつれ、兵士らは煙草でも吸うような気分で新鮮な空気をちょっと吸いに窓から身を乗り出したに違いない。そのとき、ある兵士は突然咳の発作に襲われ、また、ある兵士は汗が噴き出し、また、ある兵士は突然鼻血を出したのであろう。ほかの兵士らは恐怖におののいてあとずさりし、そうこうするうちにまた別の兵士がバタバタと倒れ、熱や譫妄状態に襲われたか、鼻から、おそらく耳からも出血しはじめたであろう。列車はパニックに襲われたに違いない。燃料補給や給水のため停車すると、兵士たちは逃げ場を求めて列車からあふれ出て、作業員やほかの住民のなかに入り込んでいったが、将校が車両に、この動く棺桶に戻るよう命じると、しぶしぶそれに従うしかなかった。

列車が到着したときには、七〇〇人を超す兵士——乗車していた兵士全員の四分の一近く——が直接基地の病院に搬送され、そのあとすぐさらに数百人がそれに続いた。兵十三一〇八人のうち全部で二〇〇〇人がインフルエンザで入院することになった。[20]うち一四三人が死亡した。その後、統計資料はキャンプ・ハンコックの出荷先ともいうべきハンコック――このウイルスの出どころ――からきたほかの兵士に関する資料と一緒になり、追跡が不可能になった。しかし、死亡者は乗車した兵士全員の一〇パーセント近くか、おそらくそれ以上だった可能性が高い。[21]

うなぎ上りの感染

ハガドーンはキャンプの運営にもうほとんど加わっていなかった。何もかも医療担当者に任せ、要請はすべて聞き入れ、資材はすべて利用できるように手配した。だが、病気のスピードが弱まる気配はなかった。

一〇月四日、キャンプ・グラントで初めて一日の死者が一〇〇人を超えた。五〇〇〇人近くが罹患（りかん）し、毎日新たに数百人が病気で倒れた。感染はなおもうなぎのぼりであった。

まもなく、一日で一八一〇人もが病気を申告するに至った。ほかのいくつかの陸軍キャンプでも、ほぼ同時にこれを上まわる兵士が倒れるようになった。事実、ミシガン州バトルクリーク郊外のキャンプ・カスターでは、二八〇〇人の兵士が病気を申告した[22]――一日だけでである。

インフルエンザが大流行する前、キャップスはニワトリからつくりだしたプレストン・キーズの肺炎血清の試験を始めていた。キーズの推論は、ニワトリが肺炎球菌に感染しにくいことから、ニワトリに強毒性の肺炎球菌を感染させれば、非常に強力な血清が製造できるのではないか、というものだった。キャップスは一連の「きわめて慎重な比較[23]」実験を計画していた。ところがいまとなっては、ほかに試すものもなく、血清が届き次第全員に投与した――血清が足りなかったのである。

血清は効果があったようだ。肺炎にかかった兵士二三四人に血清を投与したところ、死亡者はたった一六・七パーセントだった[24]が、投与されなかった兵士は半分以上が死亡した。それにしても、血清は足りなかった。

兵士を病気から守るため、また、せめて合併症は予防しようと、必死の努力がおこなわれた[25]。殺菌剤溶液が兵士の口や鼻に吹き付けられた。兵士は殺菌作用のある洗口液を使用して、一日二回うがいをするよう命じられた。口腔の消毒用に使えないかと、ヨード・グリセリンも試された。メントールを含んだワセリンを鼻腔に塗り、液体アルボリン〔ワセリンの一種〕で口をすすいだ。

あらゆる努力にもかかわらず、死亡者は増え続けた。あまりにも数が多すぎて、職員は事務処理、さらには死亡者の身元確認で、へとへとになった。ミッチーは警告を出さざるを得なくなった。「遺体には氏名、階級、所属部隊を記入した絆創膏(ばんそうこう)を左前腕部の中央に巻いて貼ること。病棟から遺体を運び出す前にこの作業が完了しているか確認するのは病棟医の義務である。死亡証明書に書かれた名前の判読が、きわめて困難になっている。証明書はタイプで打つか、はっきりと活字体で書くようにしてもらいたい。責任者側の怠慢があれば、今後、職務怠慢と見なす[26]」

ミッチーはまた、職員全員にこう指示した。「この病院で死亡する兵士の身内や友人を基地病院の遺体安置所にいかせてはならない。死亡者の所持品の処理が膨大な仕事になっている[27]」

同時に、国の士気を維持するためのこうした重要な戦いのなかで、『シカゴ・トリビューン』紙はキャンプ・グラントからの朗報を発表した。「流行病、敗北！」という文字が新聞の見出しを飾った。「H・C・ミッチー中佐の指揮のもと、少数の専門職員が肺炎の大流行と戦い、鎮静化させた。肺炎患者のなかには死者が発生したものの、一〇〇〇人を超える兵士が病気の危機を乗り越え、一七五人が戦いに勝利し、退院[28]」

大佐の自殺

この時点でグラントの死亡者は四五二人を数えた。おさまる兆候はなかった。たとえ少しでも何らかの効果を期待しつつ、交差感染を防ぎたいとの思いから、ミッチーとキャップスは患者を屋外に出すよう繰り返し命じた。「病棟での患者の密集を最低限まで減らさなければならない。ベランダを最大限に利用すべきだ」[29]

おそらく、このときハガドーンは、以前自分がおこなった過密許可命令のことを思い出したかもしれない。おそらく、その頃、ジョージアに向かう列車内で何百という若い兵士が死亡したという知らせも受け取っていたのではなかろうか。それは、兵舎の過密命令と同様、彼が「軍事上の必要」から命令したものだった。おそらく、これで内心の苦悩も募ったのだろう、突然、インフルエンザで死亡した兵士全員の名前の公表を控えるよう命令を出した理由もうなずける。おそらく、これでなんとか自分の心から死者を閉め出せたのではあるまいか。

一日後、キャンプの死亡者が突然五〇〇人を突破、さらに数千名の病状も絶望的であった。「パンデミックがどれほど広がるかは、それが食い尽くす餌食次第ということだけは明らかだ」とある軍医は書いた。「パンデミックが消滅しないうちは、終息の予告や損害の見積もりをするのは早すぎる」[30]

死亡者の多くは成人というよりむしろ少年で、一八歳、一九歳、二〇歳、二一歳のしなやかな若さとちゃめっ気あふれる笑顔の少年たちだった。独身のハガドーンは、陸軍を自分の家庭とし、兵士を家族と考え、周りに集まってくる若者を生き甲斐にしていた。

一〇月八日、ミッチーは本部でハガドーンに最新の死亡者数を報告した。大佐は報告を聞き、うなずいた。気まずい一瞬が過ぎ、ミッチーは退室しようと立ち上がった。

ハガドーンは扉を閉めるように言った。

身の周りの至るところに死が存在した。机上の書類に、受けた報告のなかに、文字どおり吸い込む空気のなかにも。死は大佐を閉じ込める封筒のようであった。

大佐は電話を取り、軍曹に本部の職員全員を連れて建物を離れ、屋外で警備に立つよう命じた。

奇妙な命令だった。軍曹はジッソン大尉とラッシェル中尉に伝えた。二人は戸惑いながらも、命令に従った。

待つこと三〇分。大音響とともに一発の銃声が鳴り響いた。建物内部からだった。

ハガドーンの名はインフルエンザの犠牲者名簿には載らなかった。自らの犠牲をもってしても、インフルエンザの大流行はおさまらなかった。

第14章 凍りつく街

フィラデルフィアの自由国債パレードから二日後、ウィルマー・クルーゼンは、市民に大流行しているインフルエンザは「海軍基地や兵営で確認された型と同じと思われる」と重苦しい声明を発表した。

インフルエンザはまさにこの町で爆発している最中だった。パレードが終わって七二時間もしないうちに、市内三一病院すべてのベッドが一つ残らずふさがった。しかも死者も出はじめた。病院では患者の受け入れを——看護婦は一〇〇ドルの心付けを断った[1]し——医師や警察からの指示もないのに断りはじめた。それでも市民は病院に入ろうと列をつくった。ある女性は、近所の人たちが「最寄りの病院、五番街とロンバード通りの角にあるペンシルベニア病院まで行ったものの、病院に着くといくつもの列ができていて、医師の診察もなく、薬も手に入らなかった。それで、まだ余力がある者は家に戻った」[2]と、当時のことを覚えていた。

診療しても、どのみちほとんど変わりがなかった。ジョージ・タリッジ博士の娘メアリー・タリッジは、最初に症状が現れてから二四時間後に死亡した。マウントサイナイ病院の看護実習生アリス・ウォロウィッツは午前勤務についたところで、具合が悪くなり、一二時間後に死亡した。

一〇月一日、パレードから三日後、インフルエンザで一日一〇〇人以上——一一七人——が死亡した。この数はやがて、二倍、三倍、四倍、五倍、六倍になっていった。まもなく、インフルエンザだけで一日の死亡者数は、すべての死因——疾病、事故、犯罪行為全体——による市の週間平均死亡者数を超えた。[3]

一〇月三日、パレードをさせてからたった五日後、クルーゼンは市の公の集会——最終的には以後開く自由国債の集会も含めて——を全面禁止し、教会、学校、劇場もすべて閉鎖した。一カ所だけ、人々が集まる場所が閉鎖を免れた。酒場だ。ベアの政治グループの主な支持基盤であった。翌日、州の衛生局長が酒場も閉鎖した。

最初に病人の看護にあたった臨時施設は、ホルムズバーグにある市の救貧院に設けられた。ここは「救急病院一号」と呼ばれた。衛生委員会は数が増えることがわかっていたのだろう。五〇〇床あるベッドも一日で埋まった。結局のところ、市の援助で運営する同様の大病院は一二施設に増え、そのうち三つはサウスフィラデルフィアの共和党クラブを改装してオープンした。人々は助けを求めて必ずここを訪れた。

一〇日後――なんと一〇日で！――流行が爆発し、市民の患者は一日数百人、死亡者一人か二人だったのが、患者は毎日数十万人、死者は数百人になった。

連邦、市、州の裁判所は閉鎖された。巨大なポスターが至るところに貼られ、市民には人混みを避け、くしゃみや咳をするときはハンカチを使うよう警告が出された。「唾を吐くことは死ぬことだ」と書かれたポスターもあった。道に唾を吐いた者は逮捕された――一日六〇人もいたと、新聞は逮捕者を発表した――インフルエンザの流行はできるだけ小さく扱っていたというのに。医師でさえも死んでいった。ある日三人、別の日二人、その翌日四人。新聞はインフルエンザの流行をできるだけ小さく扱ってきただけに医師の死亡を――ほかの死亡記事と一緒に中面で――伝えた。医療担当者や市の職員は四六時中マスクをはずさずにいた。

どうすればいいのか？　人々は恐怖にかられた。いつまで続くのだろう？　一週間――あるいは一日――前にはまったく健康だった友人や隣人が毎日死亡していくのを人々は知った。

そして市当局や新聞は、相変わらず病気の危険をできるだけ小さく扱った。『パブリックレッジャー』紙に至っては愚かにも、公の集会を禁止したクルーゼンの命令は「公衆衛生対策」ではないと書きたて、「パニックに陥ったり警戒したりすることはない」

と繰り返した。

一〇月五日、この日二五四人がインフルエンザで死亡したと医師が報告し、新聞は公衆衛生当局の言葉を引用した。「インフルエンザの大流行はピークに達した」。翌日、二八九名のフィラデルフィア市民が死亡すると、新聞は「流行は過ぎ去ったと確信していると、衛生当局は自信をみせる」と書いた。

次の二日は、毎日三〇〇人以上が死亡し、クルーゼンはまたしても発表した。「この死亡者は死亡者数のピークであって、今後死亡率はずっと下がり続け大流行は制圧されると見るのが妥当だ」

翌日、四二八人が死亡し、一日の死亡者数はその後何日も増え続け、この数字のほぼ二倍にまで達した。

クルーゼンは言った。「大げさな報告におびえたり、狼狽したりしてはならない」[4]

だが、クルーゼンの励ましの言葉は、もはや気休めにもならなかった。

孤独な戦い

ポール・ルイスの話に耳を傾ける者はいなかったし、彼の知識の深さや問題を見抜く能力、可能な解決方法を想像し、それがもたらす結果を理解する能力を感じとる者もいなかった。市内のほかの科学者は彼を尊重こそしなかったけれど、期待は寄せていた。

ルイスはもう三週間もこの問題に取り組んでいた。研究室から出ることすらほとんどなかった。助手も、病気に倒れた者以外は部屋を離れなかった。フィラデルフィアの科学者全員が、起きている時間はずっと研究室で過ごした。

ルイスは家よりも研究室が大好きだった。いつもなら、研究の何もかもが安らぎを与えてくれた。研究室では、安らぎを得たし、謎に包まれることもあった。彼は、はかり知れない大海原の霧、孤独を感じさせ、世界の一部でもあるかのような霧のなかへ漕ぎ出す男のように、こうした謎に取り組んだ。

だが、この研究で安らぎは得られなかった。厳密にはプレッシャーとも違っていたのだが、とにかくプレッシャーで調子が狂い、科学的なプロセスを踏むことをあきらめざるを得なくなったのである。仮説を立てて集中したものの、仮説にたどり着くまでの間に合わせのプロセスが気がかりだった。

死者の報道を耳にしても同じだった。死者の若さと生命力と将来性を思うと慄然(りつぜん)とした。こうした人々の将来性が無駄になるのが恐ろしかった。ルイスは研究に打ち込む以外になかった。

死体の山

ペンシルベニア大学一九一八年度生の会長で「優等卒業生」でもあったアーサー・ア

イシンガーが死亡した。スワスモア大学のフットボールの英雄、ダッドリー・パーキンズも死亡した。死亡者の三分の二近くは四〇歳前であった。

一九一八年当時は、家に死人が出たことを知らせるため、扉にクレープの布をつるすのが一般的な慣例だった。至るところでクレープの布がつるされていた。「若者が亡くなったときには、扉に白いクレープをつけるんです」とアンナ・ミラーニは回想した。「中年の人であれば、黒いクレープ、お年寄りなら、灰色のクレープを扉につけて、誰が亡くなったのか知らせるんです。子どもだった私たちは、わくわくして次は誰が死んだのか扉を見て見つけていたんですが、ほかの扉にもクレープはかかっていました」[5] ほかの扉は必ずあった。「人々はバタバタと死んでいった」[6]とクリフォード・アダムズは言った。「スプリング・ガーデン通りでは、一軒おきに扉にクレープがかかっていたようだ。あそこではずいぶん亡くなったからね」

アンナ・ラビンはマウントサイナイ病院にいた。「私の叔父はここで死にました。最初に叔母が亡くなりました。二人の息子は一三歳でした。結婚したばかりの、大勢の若者が最初に死にました」[7]

だが、インフルエンザの最も恐ろしい光景は、なんといっても積み上げられていく死体の山だった。葬儀屋自身が病気に倒れ、てんてこ舞いだった。遺体を置く場所さえなくなった。墓掘り人も病気になった。病気でなくても、インフルエンザの死者を埋葬する仕事は勘弁してくれと断った。市の刑務所長は囚人に墓を掘らせてはどうかと申し出たが、監督にあたる健康な看守がいなかったため、その後申し出を撤回した。墓掘り人がいないのだから、遺体の埋葬はできなかった。葬儀屋の作業場にも入りきらなくなって、ホールに、住居に、棺が積み上げられ――仕事にならないまま日を送る者も多かった。

やがて葬儀屋の棺桶が足りなくなった。手に入るわずかな棺桶も値段が跳ね上がり、値段がつけられないほどになった。マイケル・ドナヒュー一家は葬儀場を営んでいた。「棺桶は葬儀場の外に積み上げてあった。棺桶を盗んでいく連中がいるものだから、見張りをつけておかなきゃならなかった。墓荒らしと同じことだ」[8]

まもなく盗む棺桶もなくなった。ルイーズ・アプチェイスは棺桶がなかったときのことをまざまざと思い出した。「隣に住む七、八歳の男の子が亡くなったけれど、抱き上げてシーツにくるむだけで、巡回車に乗せるのがあたりまえになった。それで両親は悲鳴をあげたんです。(棺のかわりに)「マカロニの箱をとりにいかせて」――マカロニでも、どんなパスタでもいいけれど、いつもこんな箱に入ってきて、だいたい二〇ポンドのマカロニが入るくらいのものでした――「どうか、お願いだからマカロニの箱に息子を入れさせてちょうだい。そんなふうに連れていかないで……」」[9]

クリフォード・アダムズは「遺体が積み上げられる……積み上げられて埋葬を待つ

……。それでも、埋葬できなかった」と当時の光景を思い出した。家々にどんどんたまっていく遺体は、屋外のポーチに置かれるようになった。

市の遺体安置所には、三六体分のスペースがあった。ここに二〇〇体が山積みされた。悪臭がひどく、扉や窓は開け放たれた。これ以上入らなかった。遺体は死亡した家に残されたが、死亡時に鼻孔や口から血の混じった液体が漏れることも多かった。家族は遺体を氷で覆ったが、それでも腐って悪臭を放ちはじめた。安アパートにポーチはなく、非常階段もほとんどついていなかった。家族は遺体が置いてある部屋をふさいだが、ドアを閉めても、ドアの裏側に何が横たわっているのか、その認識と恐怖を締め出すことはできなかった。ニューヨークよりも住宅が不足しているこの町では、ふさぐ部屋がある家などほとんどなかった。死体はシーツにくるまれて部屋の隅に置かれ、ときには何日もそこに放置され、その恐怖はときとともに深く染み込み、ものすごく気分が悪くて、自分では料理することも、身ぎれいにすることも、ベッドから遺体をどけることもできず、人々は生きながらにして遺体と同じベッドに寝ていた。死者は何日もそこに放置されていた。一方、死者とともに暮らしていた生存者は死者におびえていたが、おそらく一番恐ろしかったのは、死者に慣れてしまったことであろう。

症状も恐ろしかった。鼻から、耳から、眼窩から、血が流れ出した。苦しみ悶えて横たわる犠牲者もいた。まだ生きているのに譫妄状態に襲われる者もいた。

たいてい一家族で二人が死亡した。三人死亡することも珍しくなかった。ときにはそれ以上の犠牲者が出ることもあった。デビッド・ソードはジャクソン通り二八〇二番地に住んでいた。一〇月五日、六人目の家族がインフルエンザで死亡し、一方、『ノースアメリカン』紙は、入院中のほかの三人も「同様にこの疫病で死亡する恐れがある」[11]と伝えた。

ペスト。街頭で人々はこの言葉をささやきあった。この言葉は、どういうわけか、ひょんなことから一度、この新聞の紙面にまぎれ込んだ。「士気」の問題、自己検閲、ニュースの一つ一つをこのうえなく前向きで可能性のある文脈で発表しようとする編集者の気持ちなど、どの観点から見ても、新聞がこの言葉を二度と使わないことはわかっていた。だが、新聞に黒死病と書いてもらうまでもなかった。なかには黒色に近く変色する遺体があった。そういう遺体を目の当たりにした人々は、新聞記事を絶対に信じなかった。何百人もの患者の治療を手助けするために呼ばれた若い医学生が振り返った。「いままでに見たこともない激しいチアノーゼだった。本当に、黒死病が再来したという噂が広まった」[12]。新聞はレイモンド・レオポルド博士の言葉を引用して、裏付けがあるような印象を与えた。「このような噂が立つ理由はたくさんあります。死後に黒色を呈し、強い臭いを発した遺体がたくさんあることは事実ですから」。しかし、彼は保証した。「黒死病と断定するのは間違っています」[13]

もちろん彼の言葉は正しかった。だが、新聞を信じる者がもはやどれほどいただろうか。黒死病は訪れなかったとしても、疫病は襲来し、それとともに恐怖も訪れていた。戦争が戻ってきたのである。

全国に飛び火

ハガドーンが自殺するかなり前から、フィラデルフィアの市民が市街のパレードを始めるかなり前から、インフルエンザは沿岸各地に種をまいていた。九月四日、ニューオーリンズに到達、船員三人——まもなく死亡——がボストンから入港したハロルド・ウォーカー号から病院に運ばれた。九月七日、グレートレークス（五大湖）海軍訓練所に到達、ボストンから移送されてきた水兵とともに。次の数日間で、大西洋および湾沿岸の港や海軍施設——ニューポート、ニューロンドン、ノーフォーク、モビール、ビロクシー——でも、この新型インフルエンザが報告された。[14] 一九一八年九月一七日、「インフルエンザに似た病気の広範な蔓延[15]」がキャンプ・リーの外、バージニア州ピーターズバーグで報告された。同日、先にピュージェット湾に向けフィラデルフィアを出発していた水兵数百人が到着し、一一人が船から担架に載せられて病院に搬送され、新型ウイルスを太平洋側に持ち込んだ。

ウイルスは国じゅうに広がり、大西洋、湾岸、太平洋、五大湖に腰をすえた。いきなり大流行の形で発生したわけではなかったが、ウイルスは種をまいていた。やがて種は発芽し、炎の花と化した。

ウイルスは鉄道や河川をたどって大陸内部に、ニューオーリンズからミシシッピ川をさかのぼって国の中心部に、シアトルから東部に、グレートレークス海軍訓練所からシカゴに、さらにここから鉄道線路に沿ってさまざまな方面に飛び火した。最初の地点からごちゃごちゃに食指を広げ、火花が飛び散るように、近隣地域を飛び越えて遠い地域に飛び移ることも多かった——例えば、ボストンからニューポートに飛び、そこから戻ってブロックトン、プロビデンス、さらにその中間地域を埋めていった。

九月二八日、自由国債のパレードの参加者がフィラデルフィア市街を練り歩いていた頃、ロサンゼルスではまだ七人、サンフランシスコでも二人の患者しか報告されていなかった。だが、これらの町にもたちまちウイルスが襲来するようになった。

恐怖と絶望

一方、フィラデルフィアには恐怖が訪れ、そのまま居座った。死はいつ何時でも、誰からでも訪れかねなかった。人々は歩道で他人から離れ、会話を避けた。たとえ話をするようなことがあっても、顔をそむけて相手の息がかからないようにした。人々は孤立し、不安は高まった。

助けを得られないまま孤立が深まった。フィラデルフィアの八五〇人の医師やそれ以上の看護婦は、従軍して不在だった。病気に苦しんでいる者はこの数を上まわった。フィラデルフィア総合病院には看護婦が一二六人いた。万全な予防策をとり、外科用マスクとガウンを着用していたにもかかわらず、医師八人と看護婦五四人――スタッフの四三パーセント――が入院しなければならなくなった。この病院だけでも看護婦一〇人が死亡した。衛生委員会はもし「多少なりとも」医術の心得があるならば、助けてほしいと退職した看護婦や医師に泣きついた。

看護婦や医師や警察官が現場にやってきたとき、不気味な外科用マスクをつけていたので、人々は逃げ出した。病人のいる家では、死んでしまわないかと気をもんだ。しかも、どの家にも必ず病人がいた。

フィラデルフィアには医学校が五つあった。各校とも授業を中止し、三年次と四年次の学生は市内全域の学校や空いた建物に設けられた救急病院に配属された。フィラデルフィア薬科大学も同様に閉鎖され、薬剤師の支援に学生を派遣した。

ペンシルベニア大学の医学生は病院に配属される前、感染症の専門家で、ずいぶん前にシティ・オブ・エクセター号の乗員を治療したことがあるアルフレッド・ステンゲルの講義を聞いた。ステンゲルは医学雑誌に掲載された何十ものアイディアを検討した。さまざまな消毒薬を用いたうがい薬。薬剤。免疫血清。腸チフスワクチン。ジフテリアの抗毒素。だが、ステンゲルが言ったことは簡潔だった。「これは効かない。それも効かない。効果があるものは何もない」

「治療について彼の意見は否定的だった」とペンシルベニア大学の学生で、世界的にも有名な心臓内科医となったアイザック・スターは往時を語った。「提案された治療法をいずれも信用していなかった」

ステンゲルは正しかった。それまでおこなっていた方法はまったく効果がなかった。スターは一八番街とチェリー通りの角にある救急病院二号を訪れた。年配の医師に助けてもらったことはもらったが、それが助けと呼べるものであれば、の話であり、その医師は何年も診療をおこなったことがなく、スターに英雄医学〔冒険的で危険の多い前近代的な医療〕の最悪の部分を紹介した。スターはそれが忘れられなかった。浄化、瀉血という昔ながらの技術、患者の静脈を切開するという昔ながらの技術だった。だが、ほとんどの場合、彼にしても別の場所で手伝うほかの学生にしても、看護婦の助けをほとんど得られずに独力で治療をおこなった。看護婦は絶望的に不足し、赤十字社が手配していた一〇カ所の各救急病院では、ボランティアでやってきた女性を監督するのに、たった一名の正看護婦しか用意できなかった。しかも、一度ボランティアとして仕事をしにきた女性は、恐怖のためか、疲労のためか、二度と戻ってくることがなかった。[16]

スターは救急病院の一つの階全体を担当していた。最初、患者は「軽い病状……熱はあるもののほかの症状はほとんど見当たらないよう」だった。「あいにく、大勢の患者の臨床的特徴はすぐに変化した」というふうに思った。やはり一番際立った病状はチアノーゼで、患者の体はときとして黒色に近くなった。「何時間もあえいだあげく、譫妄状態になって失禁し、多くは気道から血の混じる泡を吐き出そうともがき、ときには鼻や口からその泡があふれ出ることもあり、苦しみながら死亡した」[17]

入院患者全体の四分の一近くが毎日死亡した。スターが家に帰り、翌日戻ってくると、入院患者の四分の一から五分の一が死亡し、新たな患者に入れ替わっているのだった。

フィラデルフィアでは、実に何十万もの人々が発病した。実際、友人や身内を含め、誰もが最初どんなに穏やかな症状に見えても、体内に異質な力、強烈に広がる感染症、体を支配しようとする意志を持った生物が体内にうごめいているのかもしれない――そして、殺されるのかもしれない、という恐怖に襲われた。患者の近くを動きまわった人々は心配した――犠牲者のこと自分の体のこと両方を案じた。

街は恐怖で凍りついた。凍りついて、まさに文字どおり沈黙した。スターは病院から一八キロほど離れたチェスナットヒルに住んでいた。家路につき車を走らせると、市街はひっそりしていた。静まりかえっていた。あまりにも静かなため、出会った車の数を数える癖がついた。ある夜、一台の車にも出会わなかった。彼は思った。「街の命が消えかかっている」[18]

V

流行病

第15章　ただのインフルエンザがなぜ

これはインフルエンザだった。ただのインフルエンザだった。

この新型インフルエンザウイルスは、ほとんどの新型インフルエンザウイルス同様、瞬く間に広範囲に拡大していった。先にあげた現代の疫学者が指摘したように、インフルエンザは感染症のなかでも特殊な例である。このウイルスは非常に効果的に伝染し、感染に弱い人をすっかりなめつくす。だからこそ、アメリカで何百万もの人々がこのウイルスに感染した——多くの町で、半数以上の世帯に最低一人のインフルエンザ患者が見られ、サンアントニオでは、全人口の半数以上がウイルスに侵された——そして、世界中で何億もの人が感染した。

しかし、これはインフルエンザだった。ただのインフルエンザだった。圧倒的多数の患者は快方に向かった。患者は持ちこたえ、軽度な者も重篤な者もいたが回復していった。

ウイルスは、通常のインフルエンザと同じように膨大な数の人々の体を通過していった。患者は数日間苦しんだあと（重い合併症が出るのではないかという恐怖で苦しみは増したが）、一〇日以内に回復した。これら数百万の人々がたどった病気の経過から、医療専門家はやはりただのインフルエンザだと確信するに至った。

しかし、このウイルスは、一部ではあるがごく少数とは言い切れない症例に表れたもので、普通のパターンをとらないインフルエンザ、いままで報告されたのとは違うインフルエンザ、普通とはまるきり違う経過をたどったため、ウエルチ自身もはじめは新種の感染症か伝染病ではないかと疑ったインフルエンザであった。ウエルチが危惧したくらいだから、患者もおびえた。

欧米では、このウイルスは一般的に非常に毒性が強く、全症例の一〇パーセントから二〇パーセントで肺炎を発症した。米国にあてはめると、二〇〇万ないし三〇〇万人が肺炎を発症したことになる。そのほかの地域――アラスカのイヌイット（エスキモー）集落、アフリカのジャングルの村落、太平洋の島々――つまり住民がインフルエンザウイルスにめったに接触しないような過疎地では、二〇パーセントをはるかに超え、ウイルスが非常に強い毒性を示した。こうした数字から考えると、世界の人口がいまの三分の一に満たないのに、世界中で数億人もの重症患者が出たとみてよいだろう。

それでもやはりインフルエンザ、ただのインフルエンザだった。当時最も一般的だった症状は、今日よく知られているものと同じである。鼻、咽頭、喉の粘膜に炎症が起きる。まぶたの内側のデリケートな粘膜である結膜に炎症が起きる。患者は頭痛、体の痛み、発熱を訴え、多くの場合、極度の倦怠感や咳に襲われる。ある著名な臨床医が一九一八年にこの病気について得た所見だが、この疾患には「二つの症状グループがある。第一グループでは急性の熱病反応——頭痛、全身の痛み、悪寒、発熱、倦怠感、衰弱、食欲不振、吐き気または嘔吐。第二グループでは鼻、咽頭、喉頭、気管、上気道全体、さらに結膜の粘膜の重度鬱血に関連する症状が出る」[1]。別の医師は、「この病気はひどい倦怠感、悪寒、発熱、頭痛、鬱血、背中と四肢の痛み、顔面紅潮などの症状から始まり、多くの場合、咳が続き、上気道がふさがった」と言った。また別の医師によれば、「命に別状がない患者は体温が三八・七度から三九・四度。通常、発病して一週間くらいで回復する」[2]とのことだった。

ほかにも、このウイルスが猛威をふるう症例があった。

患者の証言

激しい症状が出た患者は、多くの場合、痛み、それも激しい痛みに襲われ、それが体の至るところに現れた。この病気の患者は隔離され強制的に一カ所に押し込められた。

フィラデルフィアのクリフォード・アダムズは言った。「何も考えることができなかった。死のうが死ぬまいがもうどうでもいいような境地だった。ただ息をしているだけで、まるで生きている心地がしなかった」[3]

ワシントンDCのビル・サルドはこう回想した。「ほかの患者と同じで、自分も助からないと思っていた。ものすごく気分が悪く、昏睡状態ではなかったけれども人間らしい思考、人間らしい反応ができなくて、妄想まで抱くような極限状態になっていた」[4]

イリノイ州リンカーンのウィリアム・マクスウェルはどう感じたか。「二階の小さな部屋に寝ていると、時間がうつろに過ぎていくのを感じた。昼と夜の感覚がなく、気分が悪くてぼうっとしていた。叔母が出た電話を耳にして、母についてのいやな知らせであることがわかった。叔母が「ああ、ウィル、してほしいことがあったら……」と言うのが聞こえた。叔母の目から涙が流れていた。それがすべてを物語っていた」[5]

ジョシー・ブラウンは、グレートレークス（五大湖）海軍訓練所で看護婦をしているときに病に倒れた。「心臓がドキドキと激しく鼓動し、胸から飛び出さんばかり」で、高熱のために「体が震えるので、氷がカタカタ鳴り、ベッドの端にぶらさげてあるカルテが揺れた」[6]。

ハーベイ・クッシングはホプキンズ大のハルステッドの弟子のうちで、頭角を現していながら、まだそれなりに名声を築くには至っていなかったが、フランスで軍務に就いていた。一九一八年一〇月八日、クッシングは日記にこう書いた。「足に違和感を覚え、脊髄癆（せきずいろう）患者」――エイズ患者のように消耗性の病気を長くわずらい、杖が必要になる――「のようによろけた。朝、フラフラしながら起き上がると、床の上に立っているという感触がなかった……これがインフルエンザの経過なのだ。もし、この病気がこんなふうに（攻撃中の）ドイツ軍を激しく叩いてくれたら、戦争に勝つことができて病気に礼を言うだろう」[7]。クッシングの場合、合併症と考えられたものは大部分が神経性のものだった。病床で頭痛、複視、両足のしびれに襲われること三週間、一〇月三一日にクッシングはこう考えた。「これはことごとく筋肉を疲労させる奇妙な病状、間違いなくまだ進行中である。漠然とした馴染みのある感覚――夢のなかで見たことがあるようだ」。四日後には「今度は手も足と同じような状態になってしまった――しびれてぎこちなく、髭を剃るのが危なっかしく、ボタンがなかなかかけられない。ほかの部分もこんなふうに侵されていったら、脳もしびれておかしくなってしまう」。

クッシングが完全に回復することはなかった。

一方、戦線の向こう側では、ドイツ軍将校のルドルフ・ビンディングが自分の病状を次のように記している。「腸チフスのようなもので恐ろしい腸中毒の症状がある」。何週間もの間、ビンディングは「熱にうなされた。具合のよい日もあったが、再び衰弱に襲われ、冷や汗にまみれながらやっとの思いでベッドと毛布に潜り込む。そして痛み、生きているものやら死んでいるものやらどうでもよくなった」[8]。

キャサリン・アン・ポーター〔米国の作家（一八九〇―一九八〇）〕は当時、『ロッキーマウンテン・ニュース』紙の記者をしていた。キャサリンのフィアンセだった若い将校は死んだ。フィアンセはキャサリンがこの病に侵されているときに看病し、自分も感染してしまったのである。キャサリンも助からないと思われていた。同僚はキャサリンの死亡広告の活字を組んだ。しかし、キャサリンは生きながらえた。『幻の馬、幻の騎手』でキャサリンは死への旅路についてこう書いている。「底なしの奈落に渡された幅の狭い板の上に寝かされていた……忘却、永遠といった聞こえがよくて慎重に選ばれた言葉が何もないところにカーテンのようにぶらさがっていた。……車体からはずれて溝にはまった車輪がからからまわるように、心は再びよろめき、這いずりまわった。深い深い暗闇のなかを瞬く間に沈んでいき、命の奥底で石のように横たわった。目も見えなくなり、耳も聞こえなくなり、口もきけなくなり、体のどこもかしこも認識できなくなり、人間のあらゆる関心事からまったく無縁になると知りながらも、奇妙な落ち着きと一貫性をもって生きていた。あらゆる精神のあり方、血のつながり、心の欲求は解き放たれ、体から抜け落ちていった。残ったものは激しく燃えるごく小さな生命のかけら。ただそれだけだった。力にして頼れるものはほかに何もないことを知っていた。この生命のかけらは魔力や誘惑に動じず、ただ一つの動機、生きるという確固たる信念だけで完全に成り立っていた。この燃えさかる動かぬかけらは、助けを借りることなく、破滅に抵抗し、生き残った。狂気のなかで動機もなく、計画もなく、彼方には終焉があるのみであった」[9]

その後、キャサリンは深みから這い上がると、「再び大火事のように血管を駆け抜ける抵抗しがたい激しい痛みに襲われた。腐敗臭が鼻のなかに満ちた。腐った肉と膿の甘ったるいむかつくような臭い。目を開けると、顔を覆うがさがさの白い布越しに青白い明かりが見えた。この死の臭いは自分の体内にあるものだった。なんとか手を動かそうともがいた」。

数多くの誤診

患者は一連の異常な症状、いままでのインフルエンザにはまったく未知の症状、あるいはいままでに経験したことがない重い症状を呈した。当初、医者、それも腕がよくて知的な医者は、目にした手掛かりにあてはまる病気が何であるかを探った——インフルエンザはこの手掛かりにはあてはまらなかった——が、病気をいつも誤診していた。

患者は関節の激しい痛みに身悶えした。医者は「骨折熱」の別名を持つデング熱と診断した。

患者は非常に高い熱と悪寒に襲われ、布団のなかでぶるぶる震え、体を丸めていた。

医者はマラリアと診断した。

ニューヨークのウィラード・パーカー病院――ウィリアム・パーク研究所の向かいにある――のヘンリー・ベルグ医師は、患者が「横隔膜上部に燃えるような痛み」[10]を訴えることから、コレラを疑った。別の医師は、「多くの患者に嘔吐が見られた。腹腔内の異常から腹部に痛みが出る者もいた」[11]と記している。

パリでも、やはりコレラや赤痢と診断する医師がいたが、頭痛の激しさとその部位から腸チフスと診断する場合もあった。[12]しかし、パリの医師はこの流行病をじっくり調べても、まだインフルエンザであると診断を下そうとしなかった。スペインでも、公衆衛生当局は、合併症は腸チフスによるもので、「スペイン全土ではありふれたもの」[13]とした。

しかし、腸チフス、コレラ、デング熱、黄熱病、ペスト、結核、ジフテリア、赤痢、そのいずれとも関係のない症状が見られた。つまり未知の病気だったのである。『王立医学協会報』で、あるイギリス人医師がこう記した。「いままでに見たことのないもの――つまり皮下気腫――皮膚のすぐ下にできる気泡――を起こしている。首から始まり、場合によっては全身に及ぶことがある」[14]

この気泡はつぶれた肺から漏れる空気で、患者が寝返りをうつとぱちぱちと音をたてた。ある海軍の看護婦がこの音をライスクリスピーを食べる音のようだと言った。[15]この看護婦はその音の記憶があまりに生々しく、それからはそばで誰かがライスクリスピーを食べるといたたまれない気分になった。

激しい耳の痛みも共通の症状だった。ある医師は、これは中耳炎——痛み、発熱、めまいを特徴とする中耳の炎症——で、「驚くべきスピードで進行し、痛みが始まってから数時間で鼓膜が破れる場合も見受けられた[16]」と言った。また、別の医師はこう記した。「中耳炎は四一例報告された。耳鼻科医は昼夜を問わず勤務し、ふくらんだ鼓膜にはすべて直接穿刺（針を差して液体を取り除くこと）をおこなった[17]」。また別の医師は言った。「外耳から膿を除去する処置がとられた。解剖してみると、ほとんどすべての例に穿孔をおこなった中耳炎のあとが見られた。この鼓膜に対する破壊行為は肺組織への破壊行為と同じようなものに思われた[18]」

頭痛は頭蓋骨の奥まで響き、患者は文字どおり頭が割れるような、くさびを大きなハンマーで頭へ打ち込むのではなくて頭のなかから外へ向かって打ち込むかのような痛みに苦しんだ。痛みは特に眼球の裏に現れ、目の玉を動かすと耐えがたい痛みに襲われた。見えない部分、通常の視野なのに黒くなる部分ができた。眼筋の麻痺が多く見られ、ドイツの医学文献にはインフルエンザの患者は二五パーセントという高い頻度で目の症状が現れると書かれていた。[19]

嗅覚も場合によっては数週間にわたって侵された。[20]ごくまれに急性腎不全——命にかかわる場合もあった――などの合併症も見られた。ライ症候群で肝臓がやられた。のちに軍がまとめた書類にはただ「症状はその重さと種類において実にさまざまだった」[21]と書いてあった。

恐怖が広がったのは死のせいだけではなく、こうした症状があったからでもある。

チアノーゼ

これはインフルエンザだった。ただのインフルエンザだった。一般家庭の人々にも、夫を看病する妻にも、子どもを看病する父親にも、妹を看病する兄にも、いままで見たことのない症状が恐ろしかった。世話をする者がいない家庭に食事を届けるボーイスカウトはこの症状におびえた。アパートに入った警察官は、間借り人が死んでいたり、死に瀕していたりするのを見ると、その症状におびえた。自分の車で救急車役を買って出た男もこの症状におびえた。この症状に人々はぞっとし、恐怖の嵐に震えてぞっとした。

世界は真っ黒に見えた。黒くなったのはチアノーゼのせいだった。患者ははじめのうちほかの症状がほとんどなくても、医者や看護婦がチアノーゼを認めると、末期患者、生ける屍扱いにされた。チアノーゼが顕著になると、確実に死んだ。しかも、チアノーゼは共通の症状だった。ある医師はこう報告した。「重度のチアノーゼははっきりわかる現象だった。唇、耳、鼻、頰、舌、結膜、指、そしてときには全身が濃い鉛色になった」[22]。別の医師は「入院してくる患者の多くに著しく重度のチアノーゼが見られた。特に唇が顕著だった。肺炎が悪化したときよく見られるくすんだ青白さとは違い、もっと黒ずんだ青だった」。また、ある医師は「左右両側に病変が起こった場合、チアノーゼが顕著に現れ、藍色っぽくさえなる……この青白さは特に悪い診断の指標となった」[23]。

その次は血液、体から流れ出る血液だ。鼻、口、耳や目の周りからもしたたり、ときとして噴き出すように出る血液を見るのは恐ろしかったに違いない。出血は恐ろしいものだが、死を意味することはなかった。しかし、体を機械と考え、病気の経過を解明しようとすることに慣れている医師にとっても、いままでインフルエンザとはなんの関連もないとされてきたこうした症状は謎であったに違いない。ウイルスが狂暴化すると全身血まみれになった。*

米陸軍の兵営では、入院した兵士の五パーセントから一五パーセントがエボラのような出血性ウイルスによる鼻血——鼻からの出血——に苦しんでいた。鼻血はときとして一メートル先まで飛ぶほどの勢いだったという報告が多数あった。医師はただこれを報告するしかなかった。

「一五パーセントは鼻出血に侵された」[24]「およそ半数の患者に、頭を低くすると泡状の血の混じった液体が鼻や口から出るのが見られた」「かなりの症例で鼻出血が起きる。ある患者の場合、五〇〇ccもの鮮血が鼻から噴き出した」[25]「これらの症例の初期段階で顕著なのは体の一部からの出血で、六症例で吐血が見られた。これが原因で失血多量のため一人が死亡した」[26]

一体これは何だったのだろう。

「最も顕著な合併症は粘膜、特に鼻、胃、腸からの出血であった。耳からの出血、皮膚の点状出血も見られた」

あるドイツ人研究者はこう記した。「かなり高頻度で出血は目の内部のさまざまな箇所で起こる」[27]。アメリカ人病理学者はこう述べた。「結膜下出血（目の裏側からの出血）が五〇例見られた。粘液の混じらない鮮血の喀血が一二例あった。腸出血も三例あった[28]」

「女性患者には、血液の混じった下り物があり、当初は月経と同時に起きると考えられていたが、のちに子宮内膜からの出血であるとされた[29]」

一体これは何だったのだろう。

ウイルスによって現れる症状は一つだけということはなかった。ニューヨーク市保健

＊粘膜からの出血には多くのメカニズムが原因としてかかわっている[30]。インフルエンザウイルスがどうしてこういう出血を起こすのか正確なことはわかっていない。血小板——血液の凝固に必要——を直接または間接に攻撃するウイルスもあり、免疫機構が働いてうっかり血小板を攻撃してしまう場合もある。

局の診断医長はこうまとめた。「強い痛みのある症例はデング熱と似ている。鼻や気管支からの出血……喀出物は通常大量で、血液が混じっていることがある。脳または脊髄から起こる不全麻痺または完全麻痺……運動障害は重度または軽度、一時的または永続的で、肉体的および精神的な落ち込みが見られる。重度の長期的な衰弱のため自殺願望を伴うヒステリー、鬱病、精神障害が起こる」[31]

患者の精神状態への影響は最も広く知られた後遺症の一つであった。

若者たちが犠牲

この地域的流行病（エピデミック）がはやっている間、米国でインフルエンザとその合併症で死亡した人数はすべての死因——がん、心臓病、脳卒中、結核、事故、自殺、その他——による死者の四七パーセント[32]、実に半数近くを占めた。その数は米国の平均寿命を一〇年以上縮めるところまでいった。[33]

インフルエンザや肺炎で死亡した人のなかにはこのエピデミックがなくても死亡したかもしれない人々も含まれる。肺炎はいずれにしろ死亡原因の上位にあった。したがって数字のうえで重要なのは「過剰死亡者数」である。いまの研究者は、一九一八〜一九年のエピデミックによる過剰死亡者数は六七万五〇〇〇人と考えている。当時の全米の人口は一億五〇〇〇万人ないし一億一〇〇〇万人であった。二〇〇四年の人口、二億八五〇〇万人にあてはめると、一七五万人が死亡したことになる。

統計が示す数字以上に一九一八年のインフルエンザの世界的流行は恐怖を実感させた。しかもそれはすべての家庭、すべての暮らしにもたらされたものであった。

インフルエンザが命を狙うのは、いつも社会で一番弱い者、子どもと年寄りだ。臨機応変にまるで弱い者いじめをするように命を狙う。一番屈強で健康な若者などの層はたいてい免れることができる。肺炎は「年寄りの友」とも言われるように、特に年配者を襲う。比較的苦痛もなく、静かに襲いかかる病気ということもあって、この世に別れを告げるための時間がないわけではない。

一九一八年のインフルエンザにはこのような余裕はまったくなかった。若者も丈夫な者も犠牲になった。世界各地の研究で同じ結果が出た。最も健康で丈夫な人口層の若者が一番死亡率が高かった。丈夫で元気で健康で、幼い子どもたちを育てている一番生命力にあふれた年齢層の人々、こういう人々が死んでいった。

南アフリカの町では、二〇歳から四〇歳の人々が死亡者の六〇パーセントを占めた。[34]シカゴでは、二〇歳から四〇歳の死亡者は四〇歳から六〇歳の死亡者のほぼ五倍にのぼった。[35]スイスの医師は、「五〇歳以上で重症になるケースは見なかった」[36]。米国の「登録地域」――信頼性のある統計を取っていた州や町――は人口を五年ごとの年齢に区切っている。一番死亡者が多かったのは二五歳から二九歳、二番目が三〇歳から三四歳、三番目が二〇歳から二四歳であった。しかも、これら五年ごとの年齢グループのそれぞれの死亡者数は、六〇歳以上の死亡者の合計よりも多かった。

インフルエンザ発生時の死亡率と年齢を関連づけるグラフは、一九一八〜一九年を除けば、いつも幼児の高い死亡率で始まり、それから谷間へと下がり、それから上昇して六五歳以上で再び第二のピークを示す。縦軸を死亡率、横軸を年齢とすると、死亡率グラフはU字型になる。

ところが、一九一八年の場合は違っていた。幼児の死亡者も多かったが、成人も同じく大勢が死亡した。一九一八年のそれは最大の山が真ん中にあった。一九一八年の年齢と死亡率をグラフにするとW字型になる。

このグラフは大きな悲劇を物語っている。フランスの前線でも、ハーベイ・クッシングはこの悲劇を認め、患者が「こんなに若くして死ぬのは二重の死だ[37]」と言った。アメリカ軍内部だけでも、インフルエンザ関連の死者を合計するとベトナム戦争で命を落としたアメリカ人の数を超えていた。六七人に一人の割合でインフルエンザおよび合併症で死亡したことになり、そのほとんどは九月半ばから一〇週間の間に集中していた。

しかし、インフルエンザで死亡したのは無論、軍関係者だけではなかった。米国では軍人の一五倍もの人数の民間人が死亡した。しかも若い成人に関してまた別の人口統計上の特徴が浮かび上がった。インフルエンザに最も弱かった人々、死亡率が高いなかでも特に高死亡率だったのは妊婦であった。研究者は一五五七年までさかのぼって流産や妊婦の死亡をインフルエンザと関連づけた。一九一八年のパンデミックのときに入院した妊婦に関して研究が一三あるが、死亡率は二三パーセントから七一パーセントであった。[38]命を取りとめた妊婦のうち二六パーセントは子どもを失った。[39]これらの女性の多くは経産婦と見られており、はっきりした数は不明にしてもきわめて多数の子どもが母親を失った。

解剖結果

科学において最も示唆的な言葉は「興味深い」である。この言葉は新しい、謎めいた、重要性をはらむといった意味を思わせる。ウエルチは、「ブリガム」の名で知られるボストンの大病院の優秀な主任病理学者バート・ウォルバックに、ディベンズの症例を調べてほしいと頼んだ。ウォルバックはこれを「いままでにない興味深い病理学的経験[40]」と言った。

このパンデミックの疫学は興味深かった。珍しい症状そのものが興味深かった。そして解剖結果――症状のいくつかは解剖してみなければわからなかった――も興味深かった。このウイルスがもたらした疾病とその疫学には大きな謎があった。やっと説明はついた——だがそれは何十年ものちになってからである。

ただのインフルエンザだったとはいうものの、このインフルエンザで影響を受けない内臓はほとんどなかった。また別の卓越した病理学者は脳に「著明な充血」——炎症反応を抑制できないため起きると思われる脳に血液がたまった状態——が見られたことを指摘し、さらに「脳は溝がなくなって平らになり、組織が著しく乾燥していた[41]」とも言った。

ウイルスは心膜——心臓を保護する嚢状(のうじょう)の組織と液体——や心筋そのものに炎症を起こしたり、影響を与えたりしていたと言う学者もいた。心臓はしばしば、「大葉性肺炎で死んだ患者を解剖したときにたいてい見られる、硬く萎縮した左心室とは対照的に、柔らかくぶよぶよとしていた[42]」。

腎臓の損傷の度合いはさまざまであったが、少なくとも「ほとんどすべてのケースで」何らかの損傷が見られた[43]。肝臓も損傷を受けていることがあった。副腎には「壊死(えし)部分があって明らかな出血があり、ときおり膿瘍が見られた。出血がない場合は通常、かなりの鬱血が見られた[44]」。

胸郭の筋肉は体内の中毒の進行と咳による外部からのストレスで裂け、ほかの多くの筋肉についても病理学者は「壊死」または「蠟様変性」（重い感染の際に見られる筋肉の変性。半透明で白っぽく蠟のような外観を呈する。組織は死んでいる）を認めた。

精巣も「ほとんどの場合、著しい変化が見られた。なぜ筋肉や精巣にこのような重い毒性の損傷が起こるのか理解できなかった」。

そして、最後は肺である。

医師はこのような肺を見たことはあった。だが、それは肺炎患者の肺ではなかった。この病気のように肺を引き裂く病気はこれまで一つしかなかった。肺ペストと呼ばれる特に毒性の強い腺ペストで、感染者のおよそ九〇パーセントが死亡する病気だ。戦場で武器でやられたようなやられ方である。

ある軍医は結論を出した。「類似の所見は腺ペストおよび毒ガスによる急死で見られるだけだ[45]」

この世界的流行病から七〇年が過ぎ、生涯の大半をインフルエンザの研究に捧げた高名な科学者、エドウィン・キルボーンはその知見を確認し、肺の状態が「ほかのウイルス性呼吸器感染症とは違っており、毒ガスを吸ったあとの損傷を思わせる[46]」と言った。しかし、原因は毒ガスではなく、肺ペストでもなかった。ただのインフルエンザだったのである。

第16章　原因の究明

一九一八年の場合は特に、インフルエンザの発症が急激だったため、患者は感染したとわかった瞬間のことを克明に記憶していた。馬から落ちたとか、道端に倒れたとかあまりにも突発的であったことを示す例が世界各国で等しく報告されていた。

死そのものも突如として訪れた。エール大学の教授で著名な疫学者だったチャールズ・エドワード・ウィンスローは「まったく健康な人が一二時間以内に死亡するケースが多数報告されている」[1]と記した。『米国医師会雑誌』にも「元気だった人が午後四時に最初の症状を示し、翌朝一〇時に死亡した」[2]などと数時間で死亡する例がいくつも報告された。『スペイン風邪──一九一八〜一九年の世界的流行インフルエンザ』で、著者のリチャード・コリアはこう書いている。リオデジャネイロで、市電を待っていた医学生キロ・ビエラ・ダ・クンハにある男がごく普通の声で教えてほしいことがあると尋ねかけた。途端に男は突然倒れ、死亡した。南アフリカのケープタウンでは、チャールズ・ルイスが自宅まで五キロの道のりを市電に乗っていたら、車掌が倒れて死亡した。[3]五キロの道すがら、市電に乗っていた人のうち、運転手を含めて六人が死亡した。ルイスは市電を降り、家まで歩いて帰った。

肺の病変

まず病理学者の関心をひいたのは肺だった。医師も病理学者も肺炎で死亡した患者の肺は何度も見て知っていた。インフルエンザ肺炎の死者の多くも通常の肺炎と同様に見えた。この流行病で死亡する時期が遅くなるにつれ、通常の細菌による肺炎に似た解剖所見が出る確率が高かった。

しかし、最初の症状が出てから一日ないしそれよりも早く急死した患者は、ウイルス自体の侵入する量が圧倒的に多かったために死亡した可能性が高い。ウイルスが肺の細胞を大量に破壊して酸素交換を阻害するのだ。これだけでも異常だし不可解である。だがインフルエンザの最初の症状が出てから二日、三日、四日で死亡した患者の肺は、通常の肺炎とはまったく違っていた。より異常で謎めいていた。

四月、シカゴの病理学者が肺組織のサンプルをある研究施設の施設長に送り、「新しい病気として調べる」[4]ように依頼した。春、フランスにいたイギリス人病理学者は奇妙な解剖結果についてコメントした。六月になってからだが、キャップスはウエルチ、コールなど研究チームのメンバーに肺の異常な所見を報告した。ウエルチ自身もディベンズの解剖室で肺を見ていて、これは新しい病気ではないかと不安を感じた。

気道の役割はただ一つ、空気中の酸素を赤血球に送ることである。この全体の仕組みはさかさまにした樫（かし）の木にたとえることができる。気管——空気の通り道——は、外界から空気を肺に運ぶ木の幹の役割をしている。この幹は二つの大きな枝に分かれる。各枝は「主気管支」と呼ばれ、右と左の肺にそれぞれ酸素を送る役割を果たす。各主気管支はさらに細かい気管支、つまり小枝に分かれ、肺に入って「細気管支」になっていく（気管支には軟骨があるので肺は建物のような構造になっている。細気管支には軟骨はない）。

各肺は肺葉に分かれる。右の肺には三つの肺葉があり、左には二つしかない。肺葉は合計一九のさらに小さなポケットに分かれている。これらのポケットのなかで、より細い気管支と細気管支とから葉っぱのように芽を出しているのが肺胞と呼ばれる小さな袋の集まりである。これらは穴のたくさん開いた小さい風船のようなもので、普通の人で三億個くらいある。肺胞は葉っぱが光合成をおこなうのに似た役割をする。肺胞では酸素が血液に送られる。

心臓の右半分は酸素を含まない血液を肺に送り、血液は細胞が一つずつ一列縦隊にならないと通れないような一番細い血管、毛細血管を通過する。毛細血管は肺胞を取り囲み、〔肺胞のなかの〕酸素分子は肺胞組織の粘膜を通過して体内を循環する赤血球のヘモグロビンに結合する。酸素を取り込むと、血液は全身の動脈に血液を送り込んでいる心臓の左半分に戻る（体の全血液は一分に一回、肺を通過して循環する）。動脈では、酸素を運ぶ赤血球が真っ赤な色をしているが、静脈では、人の腕を見ればわかるように、赤血球は酸素と結合しておらず、青い色をしている。肺が血液に酸素を送り込めないと、体の一部、場合によっては全身が青くなり、チアノーゼを起こす。酸欠がある程度長い時間続くと、体のほかの組織を破壊し、最終的に死に至らしめる。

健康な肺組織は軽く、スポンジ状で穴がたくさんあり、水よりもはるかに軽く、音をよく遮断する。健康な患者の胸を医師が叩いてもほとんど音は聞こえない。正常の肺の組織に触ると「ぱちぱちという音」がする。肺胞から空気が出るときに出る音で、髪の毛をこすり合わせた音に似ている。

鬱血した肺は正常の肺とは違う音がする。組織が硬くなっている肺で呼吸音が胸壁に伝わるため、耳を澄ますと副雑音〔ラ音、ラッセル音ともいう〕や、ぱちぱち、ヒューヒューという音が聞こえる（鈍い音がしたり異常共鳴が起こったりすることもある）。鬱血の密度が高く、広範囲に及んでいると肺は「硬化」する。

気管支肺炎の場合、細菌——その種類は多いが——が肺胞そのものに侵入する。そこで免疫細胞が細菌のあとを追い、抗体、体液、その他のタンパク質や酵素もあとを追う。感染した肺胞はこういった物質で過密となり、酸素を血液に送れなくなる。こうした「硬化」は気管支の周辺に斑状（まだらじょう）に現れるため、感染もたいていかなり局部的である。

大葉性肺炎の場合、肺葉全体が硬化し、肝臓のような塊となる。この状態を「肝変」というのはここからきている。肝変した肺葉は病変の段階により色が変わる。例えば、灰色肝変はさまざまな種類の白血球が感染と戦うために投入されたことを示している。病気になった肺には、体が損傷を修復するときにかかわる体組織の一部であるフィブリンやコラーゲンといったさまざまな種類のタンパク質とともに死んだ細胞の残骸も含まれている（修復力はそれ自身が問題となることがある。過剰なフィブリンが正常な肺機能を阻害すると「線維症」が起こる）。

細菌性肺炎の約三分の二は、大葉性肺炎の場合はそれよりもさらに多いが、ただ一つの細菌グループ、肺炎球菌のさまざまな亜種によって起こる（肺炎球菌は髄膜炎を起こす第二の有力な要因でもある）。毒性の強い肺炎球菌は数時間以内に肺葉全体へと広がる。今日でも、大葉性肺炎の二〇～三〇パーセントでは、細菌もまた血液によって広がり体のほかの部分に感染し、多くの死亡者が出る。大葉性肺炎でチアノーゼが起こるのは珍しくないが、肺自体は正常に見えることが多い。

一九一八年、病理学者はありきたりの大葉性肺炎や気管支肺炎で肺が普通どんなふうに破壊されるかを解剖所見で知っていた。しかし、このパンデミックでばたばた死亡した人々の肺は、ウエルチも戸惑うほど違っていた。ある病理学者は言った。「身体的な症状はどうにもよくわからなかった」[5]。また、別の学者は、「従来の病変の分布によるこれまでの分類方法は適切でなかった」[6]と述べた。「肺胞壁への有害な損傷と血液および体液の滲出（しんしゅつ）。これらの症例には、細菌が活動していた痕跡がほとんど見られないものもあった」[7]と言う学者もいた。

『米国医師会雑誌』〔JAMA〕に討論が掲載されたが、数人の病理学者の意見が一致した。「病理学的な実態は特筆すべきものだ。わが国でいつも見るどのタイプの肺炎とも違っている。肺の病変は複雑で多岐にわたり、過去二〇年間におこなった何千例もの解剖のどれにもあてはまらないまったく違った性質を持っているので驚いた」

通常、肺は取り出されるとしぼんだ風船のようにつぶれてしまう。だが、この場合そうではなかった。ふくらんだままだった。ただ空気が入ってふくらんでいたわけではなかった。細菌性肺炎の場合、感染部位は通常、肺胞の内側、小さな袋の内側である。一九一八年の場合、肺胞が侵されることもあったが、肺胞と肺胞の間の隙間が詰まっていた。この隙間は肺の大きさを表すものだが、この隙間が破壊された細胞のかけらとか免疫システムの構成要素、酵素や白血球で満たされていた。しかも血液が充満していた。

また別の研究者は、「急死」の証拠を肺のなかに見出し、「ほかのタイプの肺感染症では起こらないような病変である。インフルエンザに特徴的な病変」[8]であると結論を出した。

免疫システムの過剰反応

患者の肺は、免疫システムがウイルスを攻撃して損傷を与えたために引き裂かれていた。気道は外気を身体の奥深くまで入れなければならないため、非常に厳重に防護されている。肺は侵入者と免疫システムの戦いの場となった。何もしないでいるものはなかった。

免疫システムは、病原菌を破壊する唾液内の酵素（HIVなどはほとんどすべての体液中に住みついているが、唾液のなかでは酵素によって破壊されるため生存できない）があるので肺よりもはるか前の段階から防衛を開始する。さらに、大きな粒子を取り除く鼻毛や、吸い込んだ空気を気道の側面にぶつけるため喉でおこなう急激な逆転運動など物理的な障害物をもうける。

粘液がこれらの気道の内側を覆い、微生物や刺激物を捕らえる。粘膜層の下は「上皮細胞」の毛布で覆われ、その表面からは小さなオールのように一分間に一〇〇〇ないし一五〇〇回絶え間なく動いて上に向かって掃き出す小さな毛髪状の「繊毛」が延びている。この掃き出し動作は住みついて感染を起こしそうな場所から異質な微生物を追い出し、喉頭へと押しやる。上気道に何かが根づくと、体はより多くの体液――鼻水がその典型――を出してその侵入者を流し出そうとし、次に咳やくしゃみで追い払う。

こうした防衛は腕を上げてパンチをかわすのと同じ物理的なもので、肺にダメージを与えるものではない。体が過剰に反応したとしても粘膜の量が増えて空気の流れを妨げ、呼吸がしにくくなることはあるが、だいたい大きな害はない（アレルギーの場合、免疫システムが過剰に反応するためこれと同じような症状が起こる）。

より攻撃的な防衛もある。マクロファージと「ナチュラルキラー」〔NK細胞ともいう〕――特定の敵だけを攻撃するほかの免疫システム部分とは異なり、外部侵入者をくまなく探し出し、破壊する二種類の白血球――があり、気道と肺を隅々までパトロールしている。気道の細胞は酵素を分泌して細菌や数種のウイルス（インフルエンザを含む）を攻撃し、あるいは粘膜の下の組織に付着させないようにするが、これらの酵素はさらに白血球と抗菌酵素を投入して反撃する。侵入者がウイルスである場合、白血球はインターフェロンをも分泌してウイルス感染から守る。

こうした防御作用は非常によく働くため、肺自体は外気に直接触れるにもかかわらず通常は無菌状態なのである。

しかし、肺が感染すると、それ以外の防衛反応、命を奪う暴力的な防衛反応が働きはじめる。免疫システムの核をなすのが殺しの機構だからである。免疫システムは侵入してくる微生物を狙ってさまざまな武器——野蛮なものもある——で攻撃を加え、侵入者を無毒化したり殺したりする。

それにしても、殺しと殺戮、反応と過剰反応のバランスは微妙だ。免疫システムはスワット〔人質救出のために出動する特殊攻撃部隊〕チームのように犯人と一緒に人質をも殺してしまうか、村を救おうとして村を破壊してしまう軍隊のようなものである。

特に一九一八年の場合、このバランスがウイルスと免疫システム、生と死との間で決定的な役割を演じた。ウイルスは非常に効果的に肺に侵入できたが、免疫システムがウイルスに反応するには大きな力を結集しなければならなかった。最初に症状が現れてから数日で若者が死亡したのはウイルスによるものではない。死に至らしめたのは免疫システムの非常に強い反応そのものだった。

サイトカイン・ストーム

ウイルスは通常、チューブのなかの絶縁体のように気道全体を肺胞まで覆っている上皮細胞に付着する。インフルエンザウイルスが体内に侵入してから一五分以内に、血球凝集素の突起がこの細胞のシアル酸受容体と結合しはじめる。突起は次々受容体に付着する。受容体の一つ一つはウイルスをよりしっかりと細胞につなぎとめるフックのようなものである。一般的に、ウイルスが細胞内に侵入してから約一〇時間で細胞は破裂し、ほかの細胞へ感染力を持つ一〇〇〇ないし一万ものウイルスが放出される。最低の分裂率であっても一〇〇〇倍、一〇〇〇倍の一〇〇〇倍という具合になり、第五、第六世代のウイルスが成熟し、ほかの細胞に感染したときに、まったく健康だった人が次の瞬間に倒れてしまうということも容易に理解できる。

一方で、ウイルスは免疫システムをも直接攻撃し、体の防衛能力を蝕む。ウイルスはインターフェロンの分泌を妨げる。[9] インターフェロンは通常、体がウイルス性の感染と戦うために使用する最初の武器だ。一九一八年には、免疫システムを妨害する能力が非常に顕著であったため、研究者はパンデミックに歯が立たなかったが、それでもインフルエンザ患者はほかの刺激に対する免疫反応が弱っているということには気づいた。[10] それを証明するために客観的検査が用いられた。

弱いインフルエンザウイルスでも、上気道の上皮細胞をすっかり剝ぎ取ってしまいむき出しにし、喉を丸裸にしてしまう（修復プロセスは二、三日以内に始まるが、修復されるまでには数週間を要する）。

ひとたび感染が定着すると、免疫システムはまず炎症を起こすことによって反応する。免疫システムは感染箇所に炎症を起こし、赤み、熱、腫れなどが起こるか、または全身に発熱という形で炎症を起こす。その両方が起こる場合もある。

実際の炎症の過程では、一定数の白血球細胞から「サイトカイン」というタンパク質が分泌される。白血球にはいろいろな種類があり、侵入する微生物を攻撃するものもあれば、攻撃を管理する「ヘルパー」もあり、抗体をつくるものもある。サイトカインの種類はそれよりもさらに多い。ウイルスを攻撃するインターフェロンがそうだが、侵入者を直接攻撃するサイトカイン、指令を伝達するメッセンジャーの役割をするサイトカインなどもある。例をあげると、マクロファージは「GM-CSF」すなわち顆粒球マクロファージコロニー刺激因子（granulocyte-macrophage colony-stimulating factor）を分泌する。GM-CSFは、マクロファージと白血球の一種である顆粒球をより多く骨髄で生成するよう刺激する。サイトカインのなかには通常、免疫システムには属さないと考えられている体の各部にメッセージを運ぶものもある。体のサーモスタットのような働きをする視床下部に影響を与えるサイトカインもある。これらのサイトカインが視床下部の受容体と結合すると、体温が上昇する。すると体全体に炎症が起こる（発熱は免疫反応の一部で、病原体のなかには体温が高いと成長しないものがある）。インフルエンザの場合、体温は普通三九・四度くらいまで上がり、それ以上になることもある。しかし、サイトカインそのものにも毒性作用がある。気道外でみられるインフルエンザの典型的な症状である頭痛と体の痛みは、ウイルスではなくサイトカインによって起こるものだ。例えば、サイトカインがもっとたくさん白血球を生成するよう骨髄を刺激すると骨の痛みが起こるが、これはサイトカインの副作用と考えられている。

サイトカインはもっと重大で、永続的なダメージを与えることもある。例をあげると、「腫瘍壊死因子」（ＴＮＦ）はサイトカインの一種で、がん細胞を殺すことができることからその名がついたが――実験室で腫瘍をＴＮＦに接触させるとすぐに溶けてしまう。また、体温を上げるのを助けたり、抗体の産生を促したりする。しかし、ＴＮＦは非常に破壊力があって、異常細胞だけに作用するのではなく、健康な細胞をも破壊してしまうことがある。実際、全身を破壊して死に至らしめることもある。ＴＮＦは毒素の一種で、毒性ショック症候群の主な原因となり、しかも有毒サイトカインだけではすまない。

もともと、インフルエンザウイルスが肺に定着しないうちに体がウイルスを撃退するようになっている。ところが一九一八年には、ウイルスは上気道の上皮細胞に感染しただけでなく、気道から肺の奥深くの聖域、肺胞の上皮細胞のなかにまで入っていって感染した。これがウイルス性肺炎であった。

免疫システムは肺のなかまでウイルスを追いかけ、そこで戦争が繰り広げられた。免疫システムはこの戦争でいっさい遠慮せず、あらゆる武器を使った。殺戮もおこなった。とりわけ白血球の一種で、体がウイルスに感染するとその体自身の細胞を狙う「キラーＴ細胞」という細胞で殺戮をおこなった。また、体が持つあらゆる獰猛（どうもう）な武器を使って「サイトカイン・ストーム」とも呼ばれる大規模な攻撃を仕掛けて殺した。

血液を肺胞へ流すのと同じ毛細血管がこの攻撃を買ってでた。毛細血管は拡張し、体液、白血球、抗体、そのほかの免疫システム、サイトカインを肺へと流した。ところが、これらのサイトカインやほかの酵素が事実上、毛細血管を全滅させてしまった。さらに多くの体液が肺へと流れていった。肺胞を覆っている細胞は、ウイルスとの戦いでは生き残ったのに破壊されてしまった。ヒアリン膜と呼ばれるピンク色の硝子膜が肺胞の内部に形成された。この膜ができると、「サーファクタント」——表面の張りを緩和し、酸素を赤血球に運搬しやすくするツルツルした石鹸のようなタンパク質——が肺胞から失われた。するとより多くの血液が肺に充満した。体は繊維状の結合組織をつくりはじめた。肺のあるあたりは細胞の残骸、フィブリン、コラーゲン、そのほかの物質で埋まった。タンパク質と体液が細胞と細胞の間の隙間をなくした。

ノーベル賞受賞者、マクファーレン・バーネットは肺のなかでの出来事をこのように説明した。「急性炎症性感染……樹状をなす気管支の上皮膜のほとんどが末端まで急激に壊死を起こし、特に一番細い細気管支がやられる。肺胞壁が毒素により重大な損傷を受け、血液や体液の滲出(しんしゅつ)が見られる。細い気管支が遮断された箇所で体液の滲出が続き、最終的に空気の通らない箇所ができる」[11]

免疫システムは年齢によって変化する。人口構成のなかでは若い成人の免疫システムが最強で、最大の免疫反応を有している。したがって、通常は最も健康な人口となるのだが、免疫システムの強さがあだになってしまう場合がある。

一九一八年、若い成人はウイルスに対して強い免疫システムを備えていた。この免疫反応のために肺に体液と細胞の残骸がたまり、酸素を交換できなくなった。つまり免疫反応に殺されたのだ。

新型ウイルスがニワトリからヒトへと移って発症した一九九七年の香港インフルエンザでは、死亡者はわずか六人でヒトからヒトへと適応しなかった。一〇〇万羽を超えるニワトリが感染防止のために殺処分され、発生について十分な研究がなされた。病理学者は剖検で非常に高いサイトカイン値を認め、骨髄、リンパ系組織、膵臓(すいぞう)――すべて免疫反応に関与する――そのほかの組織が免疫システムからの寝返り攻撃にさらされたこともわかった。これは「従来はインフルエンザとされなかった症状[12]」であったからだと考えた。一九一八年の研究者も実際に同じ症状を確認していた[13]。これはインフルエンザだった。ただのインフルエンザだった。

ARDS――急性呼吸窮迫症候群

一九七〇年代になって、医師はさまざまの原因からくると思われる肺の病状経過を認識しはじめた。この経過がいったん始まると原因が同じように見えることもあって、同じ治療が施された。医師はこれを急性呼吸窮迫症候群(Acute Respiratory Distress Syndrome)、略してARDSと名づけた。肺にはなはだしいストレスを与えるものはほとんどすべてＡＲＤＳを引き起こすと考えられる。水に溺れたり、煙を吸い込んだり、有毒の蒸気（または毒ガス）を吸い込んだり、あるいはインフルエンザウイルス性肺炎に感染するのもこれにあたる。いまの医師が一九一八年の肺の病理報告を見れば、すぐにＡＲＤＳの症状だと診断するだろう。

ある肺の専門医はＡＲＤＳを「肺の内部に生じた火傷」と表現する。肺組織の焼けただれといってよい。ウイルス性肺炎でこういう状態になると、侵入者を破壊するための免疫システムの毒素が、肺のなかで燃える炎のように組織をこがす。

ＡＲＤＳの原因が何であれ、今日でもなお、いったん肺で崩壊のプロセスが始まるとそれを止める手立てはない。唯一できる治療といえば患者を励ますこと、患者が回復するまで命をつなぐことだけだ。それには近代的な集中治療室のあらゆる技術が必要となる。しかし、例えば一九一八年当時よりもはるかに効率的で効果的な酸素補給など最高の治療をもってしても、各種の研究によれば、ＡＲＤＳ患者の死亡率は四〇ないし六〇パーセントにものぼる。[14] 集中治療を施さなかったり――病院に集中治療用のベッドがほとんどなかったり――すれば死亡率は一〇〇パーセント近くに達する。

二〇〇三年にＳＡＲＳ（「Severe Acute Respiratory Syndrome」重症急性呼吸器症候群）をもたらした新型コロナウイルスが現れ、瞬く間に世界中に広がった。コロナウイルスはすべての風邪のおよそ一五ないし三〇パーセントの原因であり、インフルエンザウイルス同様、上皮細胞に感染する。SARSの原因であるコロナウイルスによって死亡する場合、ARDSを発症して死亡する場合が多いが、コロナウイルスはインフルエンザよりも増殖の速度がずっと遅いため、ARDSによる死亡は最初に症状が出てから数週間後である。

ARDSの場合、さまざまな原因が重なって死に至る。肺の外側の器官が、酸素の欠乏により衰える。肺には体液が充満し、右心室がそれを外に出すことができなくなり、患者は溺れたような状態になる。血液を肺から無理に押し出そうとする力で心臓麻痺が起こる場合もある。あるいはただ単に疲労から死亡することもある。患者は十分な酸素を取り入れようとして呼吸が非常に速くなり、そのために筋肉が疲労してしまう。すると呼吸は止まる。

細菌性肺炎

ARDSは一九一八年と一九年のインフルエンザによる死亡原因のすべてではないし、その大部分の原因ですらない。数日で死亡した患者がいるとか、なぜ若くて健康な人々がこれほど多く死亡したのだとかの説明がつくだけである。インフルエンザが肺とはまったく関係なく人を死に至らしめることは確かで――例えばすでに心臓が弱っていて、もうそれ以上病気と戦うストレスに耐えられないような人がいる――ARDSを除けば細菌性肺炎による死亡が圧倒的多数であった。

上皮細胞が破壊されて、上気道の細菌を除去する働きがなくなり、ほかの部分の免疫システムもウイルスが損傷を与え弱らせる。その結果、通常の口内細菌が生息状況を変えずに肺にそのまま侵入した。近年の研究では、インフルエンザウイルスのノイラミニダーゼが細菌を肺組織に付着させやすくし、ウイルスとこれらの細菌との間で殺しの相乗効果を発揮しているのではないかとみる。[15] それで肺で細菌が繁殖を始める。

細菌性肺炎は、一見軽症のインフルエンザである場合もあるが、インフルエンザに感染してから一週間、二週間あるいは三週間で起こる。インフルエンザ患者が見た目では回復し、仕事に戻ったあとでも、突然細菌性肺炎で再び倒れることはよくあった。

ウイルス性肺炎やARDSで何パーセントが死亡し、またどれくらいの人が細菌性肺炎によって死亡したのかはわからない。一般的に、この世界的大流行のことを書いた疫学者や歴史学者は、死亡者の圧倒的多数が二番目の侵入者、抗生物質に対抗できるような細菌性肺炎で死亡したのではないかと推測している。

しかし、軍の肺炎対策委員会が下した結論は、今日への暗示という点で恐ろしい。この委員会はアメリカの一流科学者六人からなり、解剖をおこない、ほかからの病理報告を検討した。委員会はいまARDSと呼ばれているものの兆候を解剖例のほぼ半数で発見した。[16] ウエルチの弟子でのちにエール大学医学部長となったミルトン・ウィンタニッツはこの病気の病理学に限って、別に研究をしたがやはり同じ結論に達した。[17]

ここではARDSの死亡者――実際はインフルエンザウイルス肺炎による――の割合が誇張されているが、それは軍の研究が兵士、つまり、若者や本来なら元気な人々のなかの死亡者、自らの免疫システムのために死に至ったと考えられる人々のみを扱っているからである。人口全体で見ると、ウイルス性肺炎とARDSによる死亡者の割合はそれほど高くなかった。ほとんどの死亡が第二の細菌感染によることはほぼ確実だったが、思っていたほど多くはなかったかもしれない。しかし、これは次のインフルエンザ・パンデミックを恐れる人々を幾分安心させてくれる。

一九五七年の世界的流行は抗生物質黄金時代のまっただなかを襲ったが、それでもウイルス性肺炎だけで死亡したのはわずか二五パーセントだった。死亡の四分の三は合併症、主に細菌性肺炎が原因だった。[18]それ以来、細菌に対する抵抗力が医学界の主要テーマとなった。今日でも、インフルエンザにかかったあとの細菌性肺炎による死亡率は依然として約七パーセントを占め、[19]米国では肺炎球菌感染症の三五パーセントが抗生物質に耐性を示している地域がある。[20]抗生物質に対して抵抗力があるために病院などで特に問題となっている黄色ブドウ球菌が第二の侵入者ということになると、死亡率は――今日でも――四二パーセントまで上昇する。これは一九一八年の細菌性肺炎による総死亡率よりも高い。

Ⅵ 競争

第17章　科学者たちの戦い

自然は荒ぶる時として一九一八年を選んだ。そしてインフルエンザウイルスという姿になって人々を襲うことを決めた。つまり、自然はまず馴染みのある、滑稽ともいえる姿でこの世に忍び寄ったのである。それは仮面をかぶってやってきた。そして仮面をとり、血も涙もない姿を現した。

その後、病原体が兵営から都市へ、都市の隅々まで、都市から町、村、農家へと広がっていくにしたがって、医学もそれとともに走り出した。医学は病原体とのレースに加わり、かつてない早さでより多くの目的を抱えて走った。

科学者たちはこの自然の猛威を抑えることなどとてもできないと思った。しかし、この猛威から受ける被害を抑える方法を探ることはあきらめなかった。何とか命を救おうと必死だったのだ。

科学者たちの戦い、レースは世界各地で始まった。米国では、ウエルチ、ゴーガス、コールとその仲間、彼らが創設した研究所、教育を施した人々が戦った。これらの研究所も研究者もかつてこれほどまでの試錬を受けたことはなかった。これほどまで試錬を受けようとは想像すらしていなかった。しかし、この病気の成り行きに影響を与えうる可能性は彼らの手に委ねられていた。

病原体の発見に全力

命を救うためには、三つの疑問のうち最低一つに対する答えを出さなければならなかった。たった一つの大雑把な答えであっても、決定的な場面でこの病気を妨げ、遮るだけの知識が得られる可能性があった。しかし、三つの疑問にすべて詳細に答えられるようになっても、まったくなす術がないという可能性もあった。

まず、科学者たちはインフルエンザがどのように動き、拡大していくかというインフルエンザの疫学を理解しなければならなかった。コレラ、チフス、黄熱病、マラリア、腺ペストなどは、ワクチンや治療法を開発する前から、その疫学を理解することで抑える方法がすでにわかっていた。

次に科学者はその病気が体内でどんな悪さをするか、具体的な経過など、その病理学を学ばなければならなかった。これによって、命を救うために何らかの方法で病気に介入できる可能性があった。

三つめに、病原体が何であるか、どんな微生物がインフルエンザを引き起こすのかを知る必要があった。これを知ることで、この病気の予防や治療のために免疫システムを刺激する方法がわかる。正確に原因がわからなくても、血清やワクチンを開発できるかもしれなかった。

インフルエンザに対する答えを一番簡単に出せるポイントは疫学にあった。著名な研究者でも依然として瘴気論(しょうきろん)――インフルエンザは人と人との接触によって急激に広がるため対処の方法がないと信じられていた――を信じる人はいたが、ほとんどの研究者はインフルエンザは空気によって運ばれる病原体だと正しく考えていた。この病原体を吸い込むと病気を発症すると考えられていた。ウイルスが空気中を漂っているとき、どこかで誰かが吸い込めば一時間ないし二四時間後に感染するなどと正確で詳しいことまではわかっていなかった（湿度が低いほど、ウイルスの寿命は長くなる）。しかし、これが「人混みの病気」で、人混みのなかで一番広がりやすいことだけはわかっていた。

また、インフルエンザにかかった人は通常、感染して三日から七日目頃までウイルスを「こぼす」――ほかの人にうつす――という予測は間違いがなかった。

また、人はインフルエンザを吸い込むだけでなく、手から口、あるいは手から鼻への接触により感染するという考えも正しかった。例えば、病人が口を手で覆って咳をし、その数時間後に誰かと握手して、その握手をした人が考えごとをしてあごをさすったり、鼻に触れたり、アメを口の中に入れたりすると、その人も感染するという考えもそのとおりだった。同様に、病人が口を手で覆って咳をし、その手でドアノブのような硬い面に触ると、そのドアノブをまわした人に移り、手を顔へもっていくとウイルスがうつるということもわかった（実際にこのウイルスは硬い表面で二日間感染力を保つことができる）。

当時のインフルエンザ疫学の知識はほとんど役に立たなかった。徹底的な隔離だけがこの病気の進行を食い止められた。科学者や公衆衛生担当者はそういう手を打つ権限を持っていなかった。地元当局者で何らかの行動をとった者はいたかもしれないが、国レベルでは誰も動かなかった。軍内部でさえ、ゴーガスが部隊移送を中止するよう切羽詰まって必死の要請をしても無視された。

科学者たちもこの病気の病状とその自然経過を知りすぎるくらい知っていた。彼らが学んだのは、重症になり、ウイルス性肺炎やARDSに進行した場合は止める手だてが何もないということであった。酸素補給すら効果がないように思われた。

しかし、二次的な侵入者によるものではないかとすぐさま疑いがかかるような進行の遅い肺炎であれば、予防や治療をして命を助けられるのではないかと考えた。予防法は、インフルエンザに感染したら安静にして寝るなど適切な指導を与えるとか、親身な看護を施すくらいしかなく、患者数が増え、医師や看護婦自身も倒れていくに従ってそれも困難になってきた。

しかし、病原体を見つけることができたなら……。器具があり、免疫システムを利用することができたし、ある種の肺炎——最も一般的な肺炎などは予防や治療もできた。細菌性肺炎の制圧はもうすぐ科学の手が届きそうなところ、いまにも科学の手が届く限界ぎりぎりのところ、あるいはあと一歩のところにあるように思われた。病原体さえ見つけることができたら……。

科学の全エネルギーはこの課題に向かって高まっていった。

回復を待つウエルチ

ウィリアム・ウエルチ自身はこの課題に立ち上がろうとはしなかった。キャンプ・ディベンズから直接ボルティモアに帰り、ニューヨークにも寄らず、ワシントンの軍医総監室に報告にも行かなかった。誰かほかの人がこの任務をやってくれるだろうと考え、話さなければならないことは電話ですませた。

その頃、ウエルチは体調がかんばしくなかった。無論、ウエルチは不快感を取り除こうとした。結局、旅行の日程があまりにもハードだったのだ。ディベンズに行く直前に、ウエルチとコールとボーンは最後のキャンプ視察旅行を終え、ノースカロライナのアッシュビルで数日間の休養をとる予定だった。ウエルチは将校を辞めることも考えていた。ところが、突然日曜日に軍医総監室から呼び出しを受け、ディベンズへ直行、そこでこの恐ろしい病気に直面したのである。

ウエルチが疲れて機嫌が悪くてもなんの不思議もなかった。おそらくウエルチ自身もそうつぶやいたに違いない。列車の揺れが響いたのだろう。最初の頭痛の兆候が悪化した。ウエルチは大柄だったため、どのみち列車のなかでくつろぐのは無理だった。

しかし、列車が南へ行くにつれ、ウエルチはどんどん具合が悪くなっていった。おそらく突然の激しい頭痛や空咳〔痰の出ない咳〕に苦しみ、熱もあったに違いない。ウエルチは自分自身を臨床的、客観的に診察し、正しい診断を下したと思われる。ウエルチはインフルエンザにかかっていた。

ウエルチの具体的な臨床経過記録は残っていない。ボルティモアも東海岸もすべてが火に包まれていた。ウイルスはホプキンズをも容赦なく襲い、大学は職員と学生を除くすべての人に病院を閉鎖した。ホプキンズの学生三人、ホプキンズの看護婦三人、ホプキンズの医師三人が死亡した。[1]

ウエルチは病院へ行かなかった。死亡者の集中する年齢層よりも四〇歳も年配で、七〇歳になろうとしていたウエルチは、ディベンズでの恐怖を見てきた直後で非常に大きな緊張感があり、それだけにホプキンズの病棟も看護もやはりお粗末なことはわかっていた。あとになってこう語った。「あの頃、病院に行こうなどと夢にも思わなかった」[2]

そのかわり、ウエルチは自分の部屋に帰るとすぐベッドに入って寝た。[3]無理をするよりもずっとよいことを知っていたからだ。この病気に感染したあと無理をすると、二次的な侵入者に殺される道がすぐ開かれかねない。自宅で一〇日間休んだあと、また旅行できるほどに回復してから、さらに養生のためアトランティックシティーにあるウエルチお気に入りの奇妙な薄汚い安息所であるデニス・ホテルに引きこもった。

至るところで見られた混乱のまっただなか、ウエルチはゆったりくつろげる馴染みの場所へと戻ってきたのだった。ウエルチはなぜいつもこんなところを好んでいたのだろうか。おそらく、轟音に明け暮れる生活だったからだと思われる。静かなリゾートはウエルチにとって退屈なものだった。彼はニューヨークから一四〇キロ離れた山岳リゾート、モホンクを「広場のロッキングチェアにミス・デアーズが座っているツイン・レーク・リゾートのようなところ。いつまでたっても九時にならないので正装のままベッドに入るようなところだ……。色つきのネクタイは禁じられている」と言った。ところがアトランティックシティーときたらどうだ！「フリップ・フラップ鉄道とかいう恐ろしくて血も凍るような不思議なものが、海に突き出した長い桟橋につくられている。約二二メートルの高さから、まっさかさまに落ちるため、ものすごいスピードでなければ乗り物から落っこちてしまう。輪を描いてぐるぐるまわるその怖さは想像を絶する……。

周りで見ている群衆は一〇〇〇ドルもらっても乗りたくないという」[4]

確かに、アトランティックシティーは轟音に満ちていた。若い男女の浮かれ騒ぎ、汗と波と潮の官能、海や板張りの遊歩道での肉体の躍動と衝動。これらはすべて見るだけでなく、自分も一緒にやっているような気分になるものだった。しかし、このときのアトランティックシティーは静かだった。シーズンオフの一〇月で、リゾートはひっそりとしていた。ほかの町同様、ここもインフルエンザが蔓延していた。ほかの町同様、ここも医者と看護婦と病院と棺桶が不足し、学校は閉鎖され、公共の娯楽場も閉鎖され、フリップ・フラップも閉鎖されていた。

ウエルチはさらに数週間寝て過ごし、回復を待った。病魔は「気道ではなく、腹にきたようで、これがよかったのかもしれない」と甥に話した。また、のちに上院議員となったこの甥に、インフルエンザの症状が出ている者が家族にいたら、「体温が平熱に戻ってからも三日間」[5]は寝ているようにと忠告した。

ウエルチはロックフェラー研究所でこの病気に関する会議に出席する予定だったが、アトランティックシティーにきてからほぼ二週間、病気になってから一カ月が過ぎた頃、キャンセルすることにした。まだ十分に回復していなかったからである。この流行病の経過について、ウエルチが果たせるような医学的な役割はもうなかった。自分が乗り出して解決法を探ろうとしなかった。もう何年も研究の現場から離れていたのは確かだが、ウエルチはあらゆる人物や問題を知っていたし、しばしば非常に役に立つ人脈を持っていた。また、ある研究者の研究を別の研究者の研究で補足し、直接または間接に両者を結びつける方法を心得た人工授粉機のような存在でもあった。しかし、このときはそういう役割すらも果たそうとしなかった。

偶然、フレクスナーとゴーガスもアメリカでインフルエンザが発生したときに別の用件でヨーロッパに来ていた。アメリカ医学を改革した世代はもうこのレースから身を引いていた。科学的突破口を開くうえでなすべきことがあるとすれば、それは自分たちの精神を引き継ぐ後継者たちの仕事であった。

ウエルチはバート・ウォルバックとともに多くの解剖をおこない、マサチューセッツを離れた。ミルトン・ロズノーはすでに希望者に対し人体実験をおこなっていた。また、オズワルド・アベリーは細菌学の研究を開始していた。そのほかにも傑出した科学者がこの問題にすでに取り組んでいた――ウィリアム・パークとアンナ・ウィリアムズはニューヨークで、ポール・ルイスはフィラデルフィアで、プレストン・キーズはシカゴでそれぞれ研究していた。この国に幸運があれば、よほど運がよければ、このうちの誰かが役立つものをすぐに発見できたであろう。

魔法の弾丸

緊急事態にあっても、研究者はパニック状態に陥り無秩序な対応をするわけにはいかなかった。無秩序はなんの結果ももたらさない。自分たちが知っていること、自分たちができることから取りかかった。

まず、体外の病原体を殺すことができた。各種の薬品で部屋や衣服を消毒でき、必要な薬品の量や部屋を燻蒸消毒するのに必要な時間も正確にわかっていた。器具や資材の消毒方法も知っていた。細菌がどのように成長するか、顕微鏡で見るために細菌をどうやって染色すればいいかも知っていた。エールリッヒが「魔法の弾丸」と呼んだ感染力のある病原体を殺すものが存在することを知っており、それを見つけるために一歩踏み出したところであった。

しかし、至るところで死者が続出する修羅場では、こうした知識はなんの役にも立たなかった。燻蒸消毒や通常の消毒を大規模におこなうには多くの労力が必要だった。また、魔法の弾丸を見つけるためには、当時すでに使えるものよりも、まだわからないものほうを見つけなければならなかった。研究者は医薬品では役に立たないことをすぐに知った。

しかし、医学は完全に熟知してないまでも、ある一つの道具を使う方法だけは少なくとも知っていた。それは免疫システムそのものであった。

研究者たちは免疫システムの基本原理を理解していた。ある病気の予防と治療のためにこの原理をどのように使いこなすかも知っていた。研究室で細菌を増やしたり弱らせたり、強くしたりする方法を知っていたし、動物の免疫反応を刺激する方法もわかっていた。ワクチンの作り方、抗血清の作り方も知っていた。

免疫システムだけが持つ特徴もわかっていた。ワクチンや抗血清は特定の病因、つまり病気を招く特定の病原体や毒素にしか作用しない。友人や家族、同僚などが病に倒れた場合、研究者は自分たちの実験のできばえをうんぬんすることはどうでもよかった。とにかく、ワクチンで予防したり、血清で治療したりといった最善策をなんとか講じるには、病原体を分離しなければならなかった。まず、彼らは最初の疑問、最も重要な疑問、まさにこの時点での唯一の疑問に答えなければならなかった。病気の原因は何なのか。

ファイファーの桿菌

リヒャルト・ファイファーは四半世紀も前にこの疑問に対する答えを見つけていた。コッホの優秀な弟子の一人でベルリン感染症研究所の所長、ドイツ陸軍の将官でもあったファイファーは一九一八年当時六〇歳で、幾分横柄な人物だった。研究生活では終始医学の重要課題に取り組み、大きな功績を残した。どこから見てもファイファーは大物であった。

一八八九〜九〇年のインフルエンザ大流行——過去三〇〇年を通じて最悪の世界的インフルエンザ大流行となった一九一八〜一九年を除く——以降、ファイファーはその原因を探ってきた。小さく細い角の丸いとげを持った棒状の細菌を注意深く、慎重にインフルエンザ患者から分離したが、細菌は違った形で現れるときもあった。ファイファーは細菌が単一生物の形で現れることがよくあり、しかも「驚くべき数」[6]で現れることを発見した。

この細菌には明らかに殺傷力があったが、動物が発症する病気は人間のインフルエンザとは若干違っていた。したがって、この場合の証拠は「コッホの仮説」を満たすものではなかった。しかし、ヒトの病原体は動物に感染しなかったり、動物では違う症状を起こしたりするのはよくあることなので、コッホの仮説を十分に満たしていなくても病気の原因とされる病原体は多い。

ファイファーはインフルエンザの原因を発見したと確信した。[7] そしてその細菌にインフルエンザ桿菌（Bacillus influenzae）という名をつけてしまった（今日では、この菌はインフルエンザ菌 Hemophilus influenzae と呼ばれている）〔インフルエンザの病原体はあくまでもウイルスであり、インフルエンザ菌は細菌だからインフルエンザの病原体ではない〕。

科学者たちの間で、この細菌は「ファイファーの桿菌」として瞬く間に知られるところとなり、当然ながら名声を博し、彼の発見の正しさを疑う者はほとんどいなかった。

科学者の条件

確信は力となる。確信は頼れるものを与えてくれる。不確かさは弱さを生み出す。不確かさは人を怖がらせないにしても及び腰にする。たとえ方向が正しくても及び腰のステップでは重大な障害を乗り越えることはできない。

科学者となるには知性と好奇心だけでなく、情熱、忍耐、創造性、うぬぼれ、勇気も必要だ。ただし未知の世界へ冒険する勇気ではない。不確かなことを受け入れる――容認する――勇気なのだ。一九世紀の偉大なフランスの生理学者クロード・ベルナールは、「科学はわれわれに疑うことを教えてくれる」と言った。

科学者は、実験でたった一つとがった角が見つかったらその研究のすべて、さらに信念までもが打ち砕かれることがあるという事実を受け入れなければならない。アインシュタインは自分の予測が検証されるまで、自分自身の理論を受け入れなかったが、そういうものを発見しようと探し求めなければならないのである。最後まで科学者が信じるべきは問いかけ続けること以外に何もない。不確実性のなかを強引かつ積極的に突き進むには、肉体的勇気よりも自信と強さが求められる。

真の科学者は誰しも未開発分野に立っている。一番野心の小さい科学者でさえ、何とか既知のものを超えようと未知のものに取り組んでいるのだ。一番優秀な科学者は、ほとんど誰も知らない荒野に深く入っていく。そこには荒野を切り開き、整備するのに必要な道具や技術はない。いままで受けた鍛錬をいかして模索するしかない。たった一歩を踏み出しただけでも、それを鏡に映してみればまったく違う世界にいくことができる。少なくともある部分が正しいなら、模索をすればちょうど結晶が出てくるように混沌が固まって秩序ができ、形と構造と方向が生み出される。しかし一歩踏み出すことで崖から落ちることにもなりかねない。

荒野では、科学者は何もかもつくりださなければならない。どんな道具が必要かを考え、道具をつくることから始めるのだから地味で退屈な作業だ。シャベルは土を掘ることならできるが、岩には食い込めない。つるはしにするのか、ダイナマイトで爆破するのがいいのか、ダイナマイトはあたり一面を壊してしまいはしないか。岩が掘れず、ダイナマイトでは目的物まで破壊してしまう怖れがあるのなら、ほかの方法でその岩の正体を知ることができるのだろうか。岩の上を一筋の水が流れているとしたら、岩の上を流れたあとの水を分析することに何か意味はあるのだろうか。どうやって分析したらよいのか。

科学者が成功したあかつきには、多くの同僚が道を踏み固め、その道がまっすぐに整備され、開拓者が何カ月も何年も費やして探し求めた場所へ、瞬時のうちに研究者たちを連れていくことができる。実験用のネズミを業者から調達できるのと同じように、完璧な道具をお金で揃えられるようになる。

すべての科学研究者が海のものとも山のものともわからないことに愉快な気分で取り組めるわけではない。愉快にやれる研究者であっても課題を解明するような――何をどう見たらよいかを知るための――実験を理解したり、考案したりできるほど創造性に長けているとは限らない。自信をもって主張できない研究者もいるかもしれない。実験は簡単にはいかない。計画や準備のいかんにかかわらず、実験――特に頭のなかにある推測で進めようとする最初の段階――は望ましい結果をめったに出してくれるものではない。研究者がうまくいくようにしてやらなければならない。知識が少なければ少ないほど、より多く実験に手を加え、答えを出させなければならないことさえある。

ここでもう一つの疑問が出てくる。いつわかるようになるかをどうやって知ることができるのか。また、より実際的な疑問もある。つまり実験を続けなければならないのはどういうときかをどうやって知るのか。手掛かりが誤りであったと捨てるべきときをどうして知るのかという問題である。

真実に関心のある人はデータそのものを曲解したりはしない。しかし、科学者は特に新しい分野の研究をしているとき、データを得るため、結果を得るために実験を捻じ曲げることができ、捻じ曲げなければいけないことがある。科学者は何としてでも疑問に答えることができる――あるいは答えられる――ようにならなければならない。ネズミやモルモットやウサギで満足のいく答えが得られない場合は、イヌ、ブタ、ネコ、サルなどを使う。ある実験で結果につながるヒントが得られれば、それは水平な線から多少突出した情報であり、科学者はその突出部に絞って次の実験を組み、さらに突出した部分を数多くする条件をつくりだし、突出部に一貫性と意味が出てくるまで、でなければ最初の突出が実は無意味でアトランダムなぶれだったとわかるまで実験を続けなければならない。

こうした操作には限界がある。こじつけをしてみても、自然は嘘をつかない。自然は真実でなければ、一貫した、再生可能な結果をもたらさない。しかし、うまく捻じ曲げてあると、自然は誤った方向へ結果を導くことがある。ある特別な条件――研究者が実験室でつくりだした条件――においてのみ真実であると認められたとする。だがこの場合、その真実は人為的なもの、実験上の作為でしかない。

科学への一つの鍵は実験が再生可能であるというところにある。別の実験室で誰かが同じ実験をすれば、同じ結果が得られる。結果に信頼性があれば、ほかの誰かがさらにそのうえに何かを積み重ねることができる。最も破滅的な罪は結果を「再生不可能」と片づけてしまうことだ。こうなると、能力だけでなく、ときとして倫理にも疑いをもたれる。

しかし、もし捻じ曲げられた自然から再生可能な結果が得られたのであれば、それはすぐには役に立たない。結果が役に立つようになるには、再生可能なだけでなく、いわば拡張可能でもなければならない。拡大し、探求し、より多くのものをそこから学び取り、それを土台としてさらに築き上げていけるようなものでなければならない。

こうしたことは結果論としてなら判断をつけやすい。しかし、継続すべきか、実験をあきらめずにやっていくべきか、いつ調整すべきか——これまでの考えが間違いだから、また現在の技術では解決不可能だからやめるべきかのタイミングを知るにはどうしたらよいか。

また、いつそういうことをなすべきかを知るにはどうしたらよいか。

問題は判断にある。科学において最も重要な要素は知性ではなく判断なのである。あるいは単に運だけかもしれない。ジョージ・スターンバーグは肺炎球菌の発見を追いかけなかった。また、白血球が細菌を食い殺すという発見も追いかけなかった。そんなことをすると、黄熱病の研究の失敗をごまかすことになると思ったからである。スターンバーグは才能に恵まれていたのだから、こういったほかの発見のいずれかに重点を置いていたなら、その名も科学史のなかに葬り去られることなく広く知られることになっただろう。

判断は実に難しい。なぜなら、否定的な結果が出たとしても仮説が間違っていたことを意味するわけではないからだ。一〇回否定的な結果が出たとしても、一〇〇回否定的な結果が出たとしてもそうだ。エールリッヒは魔法の弾丸が存在するのを信じた。化学的化合物で病気を治療できると考えた。この推論に基づいてある感染症に対してある化合物を試した。最終的に、エールリッヒは九〇〇種以上もの化合物を試した。どの実験にも希望を持って取りかかった。どの実験も慎重におこなわれた。しかし、どれも失敗だった。だがついに、効果のある化合物を発見した。その結果、感染症を治療できる最初の薬をつくりだしたというだけでなく、何千人もの科学者が見習って、同じ道をたどるような推論の進め方を確定できたのだった。

いつわかるのかがどうしたらわかるのか。はらはらしているときにはわからない。試すことしかできないのだ。

トマス・ハクスレーのアドバイスがある。「確かに言えることだが、指示に従わなければならないときもあれば、わが道を何が何でも進むべきときもある」[8]

トマス・リバーズはホプキンズ出身の軍肺炎対策委員会の若手メンバーの一人だった。リバーズはのちに――わずか二、三年後に――ウイルスと細菌の違いを定義し、世界でも有数のウイルス学者となり、コールのあとを継いでロックフェラー研究所病院の院長となった。リバーズは二人のロックフェラーの同僚、アルバート・サビンとピーター・オリツキーを例にあげ、わかるタイミングを知ることの難しさをこう説明した。二人は

「ポリオウイルスは神経組織でしか成長しないことを証明した。素晴らしい説得力のある研究だ。誰もがそれを信じた」と。

誰もがそれを信じたが、ジョン・エンダーズだけは信じなかった。サビンとオリツキーが実験したウイルスは研究所で長期にわたって使用されているうちに変異していたのだった。特定のウイルスは確かに神経細胞でしか成長しなかっただろう。ところがエンダーズはポリオウイルスをほかの組織で成長させてノーベル賞を受賞した。これはポリオワクチンの開発に直接つながる研究だった。サビンは誤りを犯したわけだが、それで経歴に傷がつくことはほとんどなかった。さらに研究をつづけ、最良のポリオワクチンを開発した。オリツキーもよくやった。しかし、エンダーズの場合だったら、自分の直観に従い、失敗していたら、その業績の多くはまったく無に帰したことだろう。

リヒャルト・ファイファーはインフルエンザの原因、つまり病因を発見したと主張した。ファイファーは非常に自信を持っていたため、インフルエンザ桿菌という名前までつけた。そして、パスツールやコッホやエールリッヒと並び称されるほど大いなる名声を得たのである。確かに、ファイファーの名声は戦前のどのアメリカ人研究者よりも高かった。ファイファーに挑む者など誰もいなかった。

ファイファーの名声が彼の発見に絶大な重みをもたらした。世界中で多くの科学者が信じた。格言にした者もいたほどだ。インフルエンザ桿菌なきところにインフルエンザあらずと。だが、あるヨーロッパの研究者はこう書いた。「当地ではインフルエンザ桿菌が患者に見つかっていない[10]」。したがってこの病気は「インフルエンザでなかったのだ」と結論づけてしまった。

第18章　ニューヨーク市公衆衛生局

どこの研究所もインフルエンザに目を転じた。ライバルのドイツ人とせりあいジフテリア抗毒素発見レースを展開していた一人、パスツールの弟子のエミール・ルーがパスツール研究所でインフルエンザ研究を取り仕切っていた。イギリスでは、アームロス・ライトの研究所で、のちにペニシリンを発見し、それをファイファーのいわゆるインフルエンザ桿菌の研究に最初に応用したアレクサンダー・フレミングをはじめ、事実上全員がインフルエンザを研究していた。ドイツ、イタリア、革命で支離滅裂になっていたロシアでも、熱心な研究者が答えを探っていた。

しかし、一九一八年の秋まで、こうした研究所はごく小規模に動いているだけだった。研究は縮小され、戦争、つまり毒ガスやその防護、傷口からの感染症の予防、軍隊を弱体化する病気、それ自体はそれほど重くはないが、チフスとのからみで発生し、戦線から引き揚げる兵士が一番かかる感染症である「塹壕熱」の予防に重点が置かれていた。実験用の動物は手に入りにくくなった。軍隊が毒ガスとか、それに近いものの実験に使用したからだ。戦争は技術者や若い研究者をも吸い込んでしまった。ヨーロッパの研究所もアメリカの研究所も影響を受けたが、ヨーロッパのほうがはるかに影響が大きく、人材だけでなく暖をとるための石炭からシャーレを買う金まですべてが不足し研究が制限された。アメリカでは少なくともこのような資源は揃っていた。アメリカはまだ研究者の数の上でヨーロッパに後れをとっていたとしても、研究者の質においてはもはや後れてはいなかった。ロックフェラー研究所はすでに間違いなく世界一の研究所となっていた。当時、ここで研究していた科学者はひと握りにすぎなかったが、一人はすでにノーベル賞を受賞しており、受賞するだろうと言われる科学者がほかに二人いた。最も関連の深い研究分野である肺炎の研究において、ロックフェラー研究所は明らかに世界の先端を走っていた。しかも世界的なレベルの研究をおこなっていたアメリカ人はロックフェラーの科学者だけではなかった。

ウエルチから見れば、ミシガンのビクター・ボーン、ハーバードのチャールズ・エリオット、ペンシルベニアのウィリアム・ペッパーをはじめ改革を強力に推し進めた多くの同僚たちが成功していた。彼らはアメリカ医学を変えた。変革がまだ始まったばかりにしても、最近ようやくヨーロッパ並みにまで上がったにしても、新たな改革がもたらすバイタリティーがあった。しかも国全体がヨーロッパほど疲弊していなかった。疲労などまったくしていなかった。

インフルエンザが国中に魔の手を広げ、人々の命を押しつぶしていくとあって、事実上、すべてのまじめな医学者が——さらに自称科学好きのただの医者も多数いたが——治療法を探しはじめた。彼らは科学が必ず奇跡を起こすことを証明しようと決意していた。

だが、問題に対処できるほど有能で成功の望みをもてる者はほとんどいなかった。とにかくやってみただけだった。その試みは英雄的だ。科学的能力だけでなく、肉体的勇気も必要だった。彼らは死体や死に瀕している人々の間を歩きまわり、重症患者の口や鼻に綿棒を入れ、解剖室で血に染まり、体の奥深くまでメスを入れ、史上かつてないほど多くの人々を死に至らしめている病原菌を検体、血液、組織で培養しようと必死になっていた。

こうした研究者のうち、優秀で、創造性があり、知識や技術もあり、豊富な資源を自由に使いこなし、ただの使い走りに終わらなかったのは少数で、おそらく二、三〇人だったであろう。彼らは少なくとも成功の望みをもってこの病気に立ち向かうことができた。

ボストンではロズノーとキーガンが実験室でこの病気の研究を続けていた。ウエルチですらディベンズに呼ばれたぐらいだから、軍の肺炎委員会の大部分がアーカンソーのキャンプ・パイクに呼び出され、「新型気管支肺炎」[1]の研究を開始した。ウエルチがディベンズに連れていったロックフェラーの研究チームがニューヨークに戻り、そこで著名な細菌学者でロックフェラー研究所とも関係のあるマーサ・ウォルスタインが研究に加わった。ウォルスタインは一九〇五年からインフルエンザ菌についての研究をしていた。シカゴではルートウィヒ・ヘクトーンが感染症記念研究所でこの病気の研究をおこなっていた。そして、メイヨー・クリニックでは、E・C・ローズナウが同様の研究をしていた。唯一の政府研究機関である公衆衛生局衛生研究所とその所長ジョージ・マッコイも加わった。

しかし、米国でこの研究に取り組んだ研究者のなかで一番重要な人物は、ロックフェラーのオズワルド・アベリー、ニューヨーク市公衆衛生局のウィリアム・パークとアンナ・ウィリアムズ、それにフィラデルフィアのポール・ルイスであった。

彼らはそれぞれさまざまな様式、さまざまな科学的方法でこの問題に取り組んだ。パークとウィリアムズにとって、このような極度の危機的状態のさなかにあって、この研究は日常の研究と同じようなものであった。たとえ二人が最終的に正しい答えを出せるまでインフルエンザの研究を指揮できたとしても、その努力は個人的な意味において二人の人生にはなんの影響も与えなかっただろう。しかし、アベリーにとって、この研究は何十年もの間自分が進んでいく方向を決定するものだった。最初は大きなフラストレーションを感じていたとしても、のちにきわめて重大な発見となる数十年間だったし、いままさに探検が始まろうとする宇宙全体への扉を開くような発見であった。また、ルイスにはわからなかったが、ルイスにとってインフルエンザの研究は、その人生の転機となるもので、科学、自分の家族、そして自分自身にとって大きな悲劇へとつながるものだった。

タマニー派の介入

パークが取り仕切り、ウィリアムズが働いていたニューヨーク市公衆衛生局の研究部では新たな脅威に立ち向かうには時期が悪かった。ある特殊な問題を抱えていたからだ。それはニューヨーク市の市政であった。

一九一八年一月一日、タマニー・ホール〔不正な手段でニューヨークの市政を牛耳った民主党の派閥〕は市に支配権の返還要求をおこなっていた。まず最初は人事問題であった。先駆者で公衆衛生局の設立者でもあるハーマン・ビッグズは一年前に辞め、州衛生局長になっていた。ビッグズはかつてタマニー派政権のときに局全体を抱き込んでいたタマニー派最高指導者の主治医でもあり、アンタッチャブルな存在だった。だが、ビッグズの後継者はそうではなかった。ジョン・ハイラン市長は政権を奪った二週間後に彼を更迭した。しかし、公衆衛生局での主な仕事は役職ポストにあるわけではないのに、タマニー派はポストを求めて、世界でベストの地方公衆衛生局を汚しはじめた。ハイランは即応し、局幹部の解雇と顧問委員会メンバーの著名な医師たちの解任を要求した。タマニー派に任命された新局長さえもこれにたじろいで辞任すると、公衆衛生局はトップ不在の状態になった。市長が市役所の外の歩道に立っていると、旧友がロイヤル・コープランドを紹介した。彼は市長にコープランドは忠実なタマニー派であることを告げ、新局長に任命したらいいと提案した。しかし、ホメオパシーの医学校の校長ではあったものの、コープランドは医学博士ですらなかったのである。

それでも市長はその任命に賛成した。三人で階段を上って市長室に入り、コープランドは就任の宣誓をした。[2]

世界一の地方公衆衛生局はこうして、現代医学をまったく信用せず、公衆衛生にはなんの抱負もないが政治には野心むき出しの人物によって運営されることになった。タマニー派が空いたポストを忠臣で埋めたいと思ったら、それこそ望むままになっただろう（コープランドはかつて自分のタマニー派への忠誠心をずばり口にしたことがある。「人間は社会的な動物であり協力なしには仕事ができない。組織は必要なものであり、私が属する組織はタマニー派なのだ[3]」）。数年後、タマニー派はコープランドを上院議員に担ぎ出すことでその忠誠心に恩返しをした。コープランドはこうして公衆衛生局を崩壊させるため淡々と努力を続けた。最も優秀な部長の一人がまず、刑事告発で脅され、それが失敗に終わると、今度は「職務怠慢、無能、不適任」だとして公務員公聴会に引っ張り出された。

パークは一八九三年から公衆衛生局の研究部を取り仕切っていたが、政治にはいっさいかかわろうとせず、自分にも手出しをされないようにしていた。パークはこの混乱劇の最中でも優れた科学研究を続けていた。アベリー、コールなどロックフェラーの研究員たちがⅠ型およびⅡ型の肺炎球菌に対する血清を開発してまもなく、パークは肺炎球菌を簡単に「分類」する手順を開発し、これによってまともな研究所なら三〇分以内で分類が可能になり[4]、適切な血清をほとんど間をおかずに治療に用いることができるようになった。

しかし当時、パークは公衆衛生局を擁護しなければならなかった。パークは支援団体の組織化に手を貸し、その支援は全国に広がった。しかし、町から州から、ボルティモア、ボストン、ワシントンからもタマニー派に対する批判が降り注いだ。ウエルチをはじめ医学界の主要人物のほぼ全員がタマニー派を攻撃した。米国公衆衛生局長ルパート・ブルーは市長を訪問し、公然と辞職するよう求めた。

タマニー派は後退し、コープランドは自分自身に対するダメージと「組織」に対するダメージを修復するためにPR活動に乗り出した。批判の声を抑えるために愛国心に頼った。夏の終わり頃、騒ぎはおさまったが、世界一の公衆衛生局は混乱に陥った。世界中に名の知られた公衆衛生教育部の部長が辞任した。二〇年間務めていた衛生局次長も辞任し、市長は後任に自分のかかりつけの医師を就任させた。

九月一五日、ニューヨーク市で初めてインフルエンザによる死者が出た。インフルエンザが陸海軍の基地で発生してマサチューセッツの市民に漏れ出てからもう長い時間がたっていた。

過去一〇年の間に二回ポリオの流行が起こったとき、公衆衛生局は町を閉鎖した。しかし、コープランドは、なんの措置も取ろうとしなかった。三日後、病院にインフルエンザ患者があふれはじめると、インフルエンザと肺炎を報告義務のある病気に定めはした。ところが一方で「インフルエンザに感染したと報告された人々の多くがかかっている病気の原因は、別の気管支炎のこともあり、いわゆるスペイン風邪ではないとみられる」[5]と述べた。

さらに数日が経過すると、もはやコープランドさえ現実を否定できなくなった。至るところで病気が蔓延していたからだ。ついにコープランドは患者を隔離させ、「公衆を脅かす恐れのある患者は衛生局が強制的に入院させる」[6]と警告した。また「病気は衛生局の手に負えないようなものではなく、終息しつつある」と言って、すべての関係者を安心させた。

パークとウィリアムズ

パークはもっとよくわかっていた。一八九〇年にウィーンの学生であったパークは、インフルエンザの大流行で一人の教授が死亡したのを見ており、そのときのことをこう書いた。「私たちは教授の死を悼み、私たち自身を悼んだ」[7]。それから数カ月もの間、パークは研究所のほかの研究員たちとともに病気の経過を追い続けた。パークはシティ・オブ・エクセター号が海の上の死体保管所と化し、七月と八月に重症患者を乗せた船がニューヨーク港に入ってくるのをつぶさに見聞きしていた。こうした状況にも一つだけよいことがあった。研究室が政治的重圧から解放され、研究に専念することができるようになったからである。

八月の末、パークとアンナ・ウィリアムズはこの病気の研究に全力を傾けていた。九月半ば二人はロングアイランドのキャンプ・アプトンに呼び出された。インフルエンザが広がりはじめたばかりで死者はまだほとんど出ていなかったが、マサチューセッツからきた兵士たちが入っていた兵舎だけで二〇〇〇人もが感染していた。

パークとウィリアムズはすでに四半世紀もの間、共同で研究しており、互いに完璧に補い合っていた。パークは物静かな茶色の目をした男で、幾分控えめで貴族的ともいえる態度の人だった。パークには社会のエリートとなる当然の資格があった。父親の祖先は一六三〇年に、母親の祖先は一六四〇年にアメリカに渡ってきた。パークは使命を感じてもいた。三人の大叔母は宣教師でセイロン島に埋葬されている。パークが親しくしていたいとこも宣教師となり、パーク自身も医療宣教師になろうと考えたこともある。

パークにはまじめな目的があった。好奇心だけでその目的に駆り立てられたのではなかった。研究室での知的探究は、神の目的を果たす限りにおいてなされると思っていた。パークはニューヨーク大学の細菌学教授として得た給料を研究室へ注ぎ込んだし、少なくともそれを市に賃上げを求める専門職員の給料の足しにしていた。また、研究室の向かいにあるウィリアム・パーカー病院のジフテリア病棟でよく仕事をし、患者とじかに接していた。新しく、華やいだ病院で、各病棟には鉄枠のベッドが三五台とトイレ、陶器の縁のついた大理石のバスタブが備え付けられていた。床はよく磨かれた堅めの木張りで毎日午前一一時に一〇〇〇倍に薄めた塩化第二水銀の液で拭かれた。患者たちは入退院時に同じ液体で体を洗われた。

几帳面で幾分きまじめすぎるパークは、一番いい意味での官僚主義者であった。衛生局の研究部に何十年も勤務し、常に組織をうまく動かす方法を模索していた。研究室での研究を患者に応用することがパークの望みだった。彼は実用主義者だったのである。ゲーテは、人は光のある場所を求めると言った。新たな光をつくりだし、問題点を照らそうとする科学者もいるが、パークはそういう科学者ではなかった。パークの長所はすでにある光を用いて徹底的に探求することだった。

安価なジフテリア抗毒素が大量生産できるようになったのはパークとウィリアムズの功績だった。結核に関するパークの見解が国際会議においてコッホによって裏付けられ、アメリカの科学レベルがヨーロッパと変わらないと認められたのも彼の功績である。パークの科学論文は見事とは言えないにしても正確で、その几帳面さが厳密で慎重な考え方を支えていた。

その几帳面さと伝道師的な是非判断が、数年前には髄膜炎血清をめぐってサイモン・フレクスナーとロックフェラー研究所との間で公然たる対立を引き起こしたこともある。一九一一年、パークは特別治療研究所を設立した。一部ロックフェラー研究所と競合するところがなかったとはいえない。そのときからいくつか年齢を重ねたパークは、まだ温厚の域には遠かった。パークとフレクスナーの関係は互いに「かなりとげとげしい」ままで、二人をよく知るある科学者は、「二人の間によそよそしさはない」が、敵意を抱きながらも頼まれれば協力し合う仲で、情報を隠したりはしていなかったと言う。[8]

（このような開放的ムードはパスツール研究所などほかの研究所との大きな違いだった。パスツール自身、弟子に「死体は自分用にとっておくように」と言い、外部の者に情報を提供しないように指示していた。アンナ・ウィリアムズが訪れた際も、抗肺炎血清の情報は発表があるまではもらえなかった。しかも、研究所を出たあと、未発表のものについてはいっさい話さないよう約束させられた。発表のときも、パスツール研究所の科学者はすべてを話すわけではなかった。ビッグズはパーク宛ての手紙にこのように書いた。「マルモレックが説明してくれた。もちろんそれは秘密だ。いつものように、彼は論文のなかでは重要な部分を省いていた」[9]。

　パークがきまじめだったとすれば、ある種の野性味と創造性を研究所に吹き込んだのはアンナ・ウィリアムズだった。ウィリアムズは曲乗り飛行士と飛行機に乗って空を飛ぶのが——第一次大戦前の飛行機では無謀な行為だった——好きで、急旋回や制御不可能な急降下などを楽しんだ。車の運転も好きで、いつもスピードを出していた。渋滞しているときは反対車線に入って飛ばしたりもした。それを証明する交通違反チケットを何枚も持っていた。機械工の講習を受け、愛車のビュイックのエンジンを分解しようとしたこともある——しかし、元に戻せなかった。ウィリアムズはこう日記に記している。「昔の記憶だが、子どもの頃、私は偉くなりたいと思っていた。うまくいかなかったときは、偉くなることを夢に描いた。こんなとっぴな夢はまずほかのどんな子も持っていなかった」[10]

　こういう野性味にもかかわらず、あるいは野性味があったからこそ、アメリカにおける女性医学者の第一人者として地位を確立できたのだ。だが、ウィリアムズが得たものはかなり高くついた。

ウィリアムズは幸せではなかった。しかも孤独だった。四五歳のときにこう書いている。「今日、親友がいないなんてかわいそうだと言われた」[11]

ウィリアムズとパークは数十年間ともに研究を続けていたが、慎重に距離を置いていた。ウィリアムズは日記にこのように告白している。「ものにはすべて程度がある。友情もそうだ。私の友情に感傷的なものはないし、感傷はほとんどない」[12]。宗教も慰めにはならなかった。ウィリアムズは宗教に期待しすぎていた。イエスは自分の苦痛が一時的なもので、それと引き換えに世界を救うことがわかっていたとウィリアムズは自分に言い聞かせた。「これを知っていたら、確かに知っていたら、どんなことでも耐えられるだろう」[13]。もちろん、ウィリアムズはそのようなことを知らなかった。ただ、「私が教えてもらってよかったことは……それが真実であるかのように振る舞えということだ」と回想するしかなかった。

普通の生活を送っている人々への嫉妬もあったが、それでも結局ウィリアムズにしてみれば「無知のまま幸せを得るくらいなら不満を抱いているほうがまし」[14]だった。そのかわりに、「スリルがあった」[15]ので満足したのだ。彼女は自らを分析して、自分に関心があるのは「知識を愛すること」、「賞賛を愛すること」、「勝利を愛すること」、「嘲笑を怖れること」、「新しいことに挑戦し、考えること」だと日記に記している。

これはパークの動機とはまるでちがうが、ウィリアムズとパークは強力なコンビになった。科学に携わることによって、ウィリアムズは少なくともスリルを感じていた。一九一八年、ウィリアムズは五五歳で、パークも同い年だった。パークはアンナの思いどおりに車を運転させたが、マンハッタンからキャンプ・アプトンまでの長いドライブをしてもアンナはスリルなど感じなかった。キャンプでは、ディベンズの状況を知っている軍医が指示を待っていた。

パークとウィリアムズはワクチン療法の専門家である。ポリオ流行のときも、効果なしと証明されたにしろ、二人は科学的な仕事を立派におこなった。パークはいくつか治療法を開発しようとしたが、効果のないことがわかった。今回、二人は希望を持っていた。ロックフェラー研究所がおこなっていたように、連鎖球菌と肺炎球菌を使った実験には見込みがあった。しかし、パークとウィリアムズは人にアドバイスするようなことはまだできなかった。[16]アプトンの患者の喉と鼻に綿棒を入れ、研究所に戻って、そこからはじめるしかなかった。

二人はほかからも材料を入手した。ウィリアムズは忘れられなかった。最初のインフルエンザ患者の解剖だったからだ。遺体は自分と同じ姓のテキサス出身の健康そうな若者だったと後年記している。遺体のそばに立ち、その整った顔立ちを見て、遠い親戚ではないだろうかと考えながら、こう記した。「死があまりにも急激に訪れたため、肺以外のどこにも病気の形跡が見られなかった[17]」

ウィリアムズはその完全なる姿、死んではいても完全な姿の遺体を正視できなかったし、この国は今こそ耐えなければならないと思ったのではないか。ニューヨークへの帰路、車は得体の知れない致死性の病気の粘膜から分泌物を採取した綿棒、痰、組織のサンプルでいっぱいになっていた。熱のこもった会話と静寂とが交錯した。それは二人が実験を計画するときにかわす会話であり、二人を待つ研究所の静寂を知る者にしかわからない静寂であった。

最高の研究所

パークの研究所に匹敵するものはどこにもなかったといってよい。外の通りから、パークは誇らしげに六階建ての建物、研究室の各階を眺め、それを自らの成功のしるしであると感じた。診断検査、血清と抗毒素の製造、医学的研究にひたすら没頭してパークが築いたものは、東一六番街の端にあり、そのすぐ向こう側には雑踏するイーストリバーの波止場があった。

路面電車や馬車、自動車ががたがたと行き交うなか、いまなお肥料の臭いがガソリンやオイルの臭いに混じっていた。そこにはニューヨーク市の汗と野望と失敗と気骨と金のすべてがあった。それらがすべてニューヨークの過去と現在を支えていた。

建物のなかでパークはいわば、一つの産業に采配をふるっていた。二〇〇人以上の職員がパークに報告を上げていた。その半数以上はどこかの研究室の科学者か技術者で、それぞれの研究室には実験台が横に並び、各実験台で常に使用されているガスバーナーがあり、テーブルの上の棚にはガラス器が並び、壁に沿って本棚があって、部屋のなかは殺菌によく使用されるオートクレーブから上がる湯気と湿気でシューシューと音がしていた。

ほかの研究所、つまり研究機関の研究所、大学の研究所、政府出資の研究所、製薬会社が運営する研究所には、これほどの力はなかった。パークの研究所のように、科学的能力と疫学および公衆衛生の専門知識を組み合わせ、さらにすぐに結果を出せるようなまとまった研究――資源のすべてを一つの課題に集約し、どんなに魅力的で重要な結果が出てきそうであっても目的からはずれることのない研究――を実行できるような研究所はほかになかったのである。

パークの研究所は非常事態にあっても機能した。以前にも、コレラやチフス発生の予防、ジフテリアの制圧、髄膜炎流行時の支援などをおこなったことがある。その活動地域はニューヨーク市にとどまらず、全米に及んでいた。要請があれば、パークは病気発生と戦う研究チームをどこにでも派遣した。

この研究所がユニークなのは、もう一つの能力があったからだ。解決法が見つかると、産業用に使えるほどの量の血清やワクチンを世界のどの製薬会社にも負けない早さで、しかもより良い品質で製造できたのである。実際、抗毒素の生産で大きな成功をおさめていたため、製薬会社や町の医師たちはむしろその生産を制限しようとあらゆる政治力を結集しようとした。ところが、パークはそのとき、逆にフル回転で生産を進めることができた。軍用の血清の生産を割り当てられていて、感染させて血液を採取する馬の数を四倍に増やしたばかりだったのである。[18]

パークがキャンプ・アプトンから戻ってまもなく、米国学術研究会議の医薬品部長リチャード・ピアスから電報を受け取ったが、別に驚きでも何でもなかった。ピアスはフランス人、イギリス人などから、さらにドイツ人からも情報を得ており、至るところの研究者にその情報を流していた。また、インフルエンザの問題を細かく分け、多数の研究者にそうした問題を一つずつ取り組ませていた。パークには「いわゆるスペイン風邪を引き起こす病原体の性質と、可能であれば純培養した原因微生物」についての情報を求め、こう尋ねた。「必要な細菌学的研究をそちらの研究所で引き受けて、大至急こちらに報告してもらえないだろうか」[19]

パークはすぐに返信した。「了解しました」[20]

パニックの広がり

まるで研究所が戦争を始めたかのようだった。パークは勝利を確信していた。パークは世界中の研究所から集めたこの病気に関する公開・非公開のデータをすべて検討したが、ほとんどこれといったものはなく、半ば軽蔑して破棄した。[21] 少なくともこの病気が誤って解釈されるようになったのはほかの研究所がずさんだったからだと考え、自分の研究所のほうが確実に優れた研究ができると確信し、野心的な計画を打ち立てた。病原体発見、ワクチンか血清、またはその両方の発見、薬品の大量生産、生産の正確な手順をよそにも伝えるほか、まだ意図していることがあった。パークはこれまでも最も完璧な病気発生の研究を目指し、多くの人をサンプルとして選んだ。その多くは当然病気にかかったが、最も洗練された研究と疫学手法で患者を観察した。作業量は膨大だったが、パークは自分なら対処できると信じていた。

しかし、数日いやほとんど数時間のうちに、病気は研究所を圧倒しはじめた。パークはすでに全システムを分析し、効率を最大限に上げることによって（例えば、一五分で一人分のワクチン三〇〇〇本をチューブに詰められる真空ポンプを設置するなど）[22]、また会計処理方式も変えるなどして戦争で失われた労働力を埋め合わせていった。しかし、このとき、インフルエンザがまず用務員や技術者、科学者を襲い、次に四人、さらに一挙に一五人を襲うに至って、研究所は混乱状態になった。その少し前、衛生局がチフス発生の徹底調査をしたときにも、パークの研究所では四人が発疹チフスで死亡した――研究所内で感染した可能性が高かった。今度も、パークの研究所から再び病人が発生して、死者まで出たのである。

インフルエンザはたちまちのうちにパークを謙虚にさせた。パークは他人の研究に対する傲慢な態度を反省し、自らの計画への野心を捨てた。このとき、パークはただ一つの正しい、大事な答えだけを得ようとした。病原体は一体何なのか。

一方、世界は足もとから動いていくようにみえた。先を争って答えを探し求めていたパークやウィリアムズ、それにほかの研究所員は、大惨事が迫っているのがわかりながら身動きできず、それを打ち負かすことも避けることもできずにいると感じていたに違いない。まるで干満のある潮だまりで潮が満ちてくるのに岩の下に足をはさまれているようなものだった——水が膝から腰へと上がってくるなか、大きく息を吸い込んで水に潜り、岩を動かして足を抜こうとし、それからまっすぐに立つと水が首まできて、大きくふくらんだ波が頭の上に押し寄せるというような状態だった。

ニューヨーク市はパニックに陥り、恐怖におびえていた。

この頃になると、コープランドはすべての患者に厳格な隔離を実施していた。同時に感染する人々が文字どおり何十万人もいて、その多くが重症だった。死者の数は最終的にニューヨーク市だけで三万三〇〇〇人に達した。しかし、その発表数は実際よりかなり少なかった。というのも人々がまだ流行病で次々死んでいるというのに——数カ月たってもニューヨークはアメリカのどの地域よりも死亡率が高かった――統計局はその後独断で流行病による死亡者数を数えるのをやめてしまったためである。[23]

医者にかかれるわけがなく、看護婦に診てもらうのはもっと難しかっただろう。報告によれば、看護婦は、おびえて絶望的になった患者から放してもらえず、患者の家に缶詰めにされていたという。看護婦は力ずくで抑えつけられたようなもの、誘拐されたも同然であった。[24]研究所にこれ以上圧力をかけるのは不可能に思われた。それでも、圧力はさらにかかってきた。

際限のない作業

こうした圧力があったために、野心的な計画はもはやあきらめざるを得なかった。パークはいつも細部にまでこだわり、妥協を許さず、他人の研究の欠点をあばいて自分の科学者としての名声を築き上げてきた。常に慎重にことを進め、綿密な前提のうえに立った自身の実験をもとに、推測はなるべく避けてきた。「実験上の事実によると」が口ぐせで、「これで正しいことが証明される」[25]といつも言ったものだ。

今度ばかりは、証明する暇などパークになかった。もしこの流行病の蔓延を抑えようと思えば、推測でいくしかなかった。しかも正しい推測が必要だったそこで彼はこう報告した。研究所では、「われわれの手法で証明された主要なタイプだけを綿密に研究する。われわれの方法が、これらの感染症に病因的関係があると思われる未詳の微生物を考慮していないことは承知している」[26]。

研究所に不変のものは二つしかなかった。一つは際限なく供給される患者からのサンプル、分泌物、痰、尿、および遺体からの臓器だった。「残念ながら材料は豊富にあった」[27]とウィリアムズは言葉少なに語った。

そのうえ、研究所の日常業務もあった。規則さえ守られれば、研究所は大混乱に陥らなくてすんだ。作業自体はまったくおもしろくなく、退屈そのものだった。とはいえ、どの段階でも死を招く危険のあるものに触れざるを得ず、どの段階でもやる気が必要だった。技術者は病院で患者から痰のサンプルをとり、すぐに――一時間でも経過すると、患者の口から出た細菌で痰が汚染される可能性がある――研究に取りかかった。すべての段階はまず「洗う」ことから始まった。丸めた粘液の小さな塊をそれぞれ滅菌水の入った瓶に入れたり出したりし、それを五回繰り返す。それから粘液をほぐして洗浄し、白金耳――細いプラチナの輪でシャボン玉を吹くときに使うものに似ている――を通して試験管に移し、次に別の白金耳で、と六回その過程を繰り返す。それぞれの段階で時間がかかり、その時間の間にも人々は死んでいった。しかし、ほかに選択の余地はなかった。それぞれ必要な段階であった。同じ培地でコロニーが増えすぎるのを防ぐために細菌を希釈する必要があったのだ。それから、さらに時間と段階を経て成長したものを分離する。

どれもこれも重要だった。一番退屈な作業こそ重要だったのだ。ガラス器を洗うのも重要だった。汚れたガラス器を使用すると実験が台無しになることがあり、時間を無駄、命を無駄にしかねなかった。この作業の過程で、二二万四八八本の試験管、瓶、フラスコが消毒された。[28] なにもかもが重要であり、しかも毎日誰が出勤し、誰が出勤しないか——そして誰が突然向かいの病院に運び込まれるか——わからなかった。誰かが仕事にこないと、培養した菌株を培養器から移すという単純作業が続けられなくなった。

細菌を増やす方法はたくさんあるが、ある種の細菌は増やす方法が一つしかない場合がよくある。無酸素の状態でなければ増えない細菌もあれば、酸素を大量に供給してやらないと増えないものもある。アルカリ培地が必要なものもあれば、酸が必要なものもある。非常にデリケートなものもあれば、安定しているものもあった。病原体を増やすすべての段階、すべての試みが努力を意味し、努力は時間を意味した。菌株を培養する一時間一時間が時間との勝負だった。時間がなかったのだ。

ピアスから仕事を与えられて四日後、パークは電報を打った。「現在のところ死亡した二例で得られた結果しかありませんが、非常に重要な結果が得られました。一人はブルックリン海軍工廠出身の男性、もう一人はボストンの海軍病院の医者です。二人とも急性敗血症性肺炎を発症しており、最初に感染してから一週間以内に死亡しました。どちらの場合も肺に肺炎の初期症状があり、塗抹標本には非常に多くの連鎖球菌が見られました。どちらの肺からもインフルエンザ桿菌はまったく検出されませんでした」[29]

「インフルエンザ桿菌」が発見されなかったことで、パークは気が狂わんばかりであった。ワクチンか血清をつくりたいと思えば、何よりもまず既知の病原体を見つけなければならない。そして一番目星をつけていたのがファイファーの命名したインフルエンザ桿菌だったからだ。ファイファーはいまもずっとその菌がこの病気の原因であると信じていた。パークは確かな証拠が見つからない場合はインフルエンザ桿菌を排除することも視野に入れていた。しかし、パークはファイファーを非常に尊敬していた。このような絶望的状況での研究だっただけに、ファイファーの業績を否定するよりもどちらかといえば確認したかった。ファイファーの桿菌だという答えがほしかった。それは彼らにチャンスを、数千人もの命を救うものをつくるチャンスを与えてくれるはずだった。

インフルエンザ桿菌は分離するのがことのほか困難な細菌だった。細菌としては小さく、大きなグループよりもむしろ単体あるいはペアで現れるのが普通だった。インフルエンザ桿菌を成長させるには培地に血液など特殊な要素を必要とした。生育する温度範囲が非常に狭く、そのコロニーは小さくて透明で構造がなかった（ほとんどの細菌は特定の形と色で独特のコロニーを形成する。きわめて独特で、アリ塚の形からアリの種類がわかるように、コロニーを見ただけで細菌の種類がわかるほどである）。インフルエンザ桿菌は酸素に大きく左右されるため、培地の表面にしか生育しない。また、染色するのも難しいため、顕微鏡で見るのも困難である。インフルエンザ桿菌はそれに特に狙いを定めて探し、しかも優れた技術がなければ、容易に見逃してしまうような菌であった。

　研究所のほかの研究員はほかの微生物を探していたのに、パークはアンナ・ウィリアムズにファイファーの桿菌を重点的に探すように頼んだ。アンナ・ウィリアムズは見つけた。いつでも見つけられた。[30]彼女は技術を磨き、ついにはウィラード・パーカー病院から採取したサンプルの八〇パーセント、海軍病院のサンプルのすべて、孤児院のサンプルの九八パーセントにインフルエンザ桿菌を発見した。

　ウィリアムズが間違っていないことをパークは願ったが、同時に自分の願望で科学をねじ曲げたくもなかった。パークは一歩先へ、「最も難しい同定テスト、凝集テスト」[31]へと向かった。

「凝集テスト」とは、試験管のなかの抗体が抗原である細菌と結合する現象で、大きくなる場合が多いので肉眼でも見ることができる。

抗原に対する抗体の結合の仕方は特化していて、インフルエンザ桿菌に対する抗体はその菌にしか結びつかず他の菌には結びつかないため、同定の正確な決め手となる。凝集テストはまぎれもなくウィリアムズがファイファーのインフルエンザ桿菌を発見したことを証明した。

パークはインフルエンザ桿菌を発見できなかったという最初の報告がなされてから一週間もたたないうちに、ピアスにインフルエンザ桿菌は「この病気のスタートポイントと考えられる」[32]と電報を打った。しかし、自分の方法が不十分であることもよくわかっていて、こう付け加えた。「もちろん、未知の濾過性ウイルスがスタートポイントである可能性もあります」

この報告は結果を生んだ。パークの研究所はファイファーの菌に対する抗血清とワクチンを次々につくりはじめた。すぐに何リットルもの菌が培養され、北へ運ばれてニューヨークの北一〇五キロのところにある衛生局の七〇ヘクタールの農場で馬に注射された。

しかし、インフルエンザ桿菌がこの病気の原因であると確信する唯一の方法は、コッホの仮説に合致することだった。つまり、病原体を分離し、実験動物でその病気を再現し、その動物から再び病原体を分離するのだ。菌は実験室のネズミを殺した。だが、その症状はインフルエンザとは違っていた。

それらしくは思えても、コッホの仮説を十分に満足させる結果ではなかった。こうなると、必要な実験動物はヒトだった。

人体実験が始まった。ボストンでは、ロズノーとキーガンがすでに海軍刑務所の志願者にこの病気を発症させようとしていた。

志願被験者は一人も発症しなかった。この研究をおこなっていた医師の一人が発症した。実際、その医師はインフルエンザで死亡した。しかし科学的な意味では、その死は何も証明してくれなかった。

第19章　崩壊寸前の街

パークがニューヨークでこの病気に効く抗血清かワクチンをつくろうとしていたとき、フィラデルフィアはすでに崩壊寸前だった。フィラデルフィアが経験したことはやがて世界中の多くの都市でも繰り返されることになった。

ポール・ルイスもここで答えを求めていた。パークをはじめ、ほとんど誰も答えを見つけられそうになかった答えを。医者の息子だったルイスはミルウォーキーで育ち、ウィスコンシン大学で学んだあと、一九〇四年にペンシルベニア大学で医学の修業を終えた。医学校を卒業する前から、ルイスは生涯を研究所で過ごそうと考えていたが、たちまち人脈と十分な名声を得た。ルイスはウエルチ、オスラー、ビッグズなどロックフェラー研究所学術諮問委員のもとで肺炎研究の初級研究員として研究を開始した。誰もがルイスに感銘を受けた。なかでも一番感銘を受けたのは、世界でも著名な細菌学者、シオボルド・スミスだった。当時ルイスはボストンのスミスのもとで仕事をしていた。のちにスミスは、ハーバードにはルイスがのびのびと成長するための人と設備が足りないし、「ルイスは研究にとりつかれているのだから」[1]と言ってルイスをサイモン・フレクスナーに推薦した。

スミスがこれほどの賛辞を贈ることはまずもってなかった。ルイスはそれに値した。まるで研究所のために生まれてきたような人物だった。少なくとも、研究所こそルイスが幸福に過ごせる唯一の場所だった。研究の仕事そのものが好きだっただけでなく、研究所の雰囲気、研究所もろとも思索に溶け込むことが好きだった。「好き」といっても不十分かもしれない。研究所に情熱を注ぎ込んだ。ロックフェラー研究所では自分の考えのおもむくままにやっていたが、ポリオが流行しはじめると、フレクスナーはポリオの研究を手伝ってくれるよう頼んだ。ルイスは同意した。完璧な組み合わせだった。二人がおこなったポリオの研究は、スピードと優れた科学を兼ね備えた手本となった。二人は、ウイルス学でいまも画期的な発見と考えられていること、ポリオがウイルス性の病気であることを証明したばかりでなく、サルがポリオに感染するのをいつも一〇〇パーセントの確率で防ぐワクチンを開発した。ヒト用のポリオワクチンが開発されるまでにはさらに半世紀近くかかった。この研究の過程で、ルイスは世界有数のウイルス専門学者の一人となった。

フレクスナーは、ルイスは「わが国で最も優秀な男、非常に才能のある男だ」[2]と語った。むしろ控えめな表現だったかもしれない。リチャード・ショープは一九二〇年代にルイスと親しく仕事をしたことがあった。ショープは世界中の優秀な科学者(フレクスナー、ウエルチ、パーク、ウィリアムズそのほか多くのノーベル賞受賞者など)を多く知っていた——自らも全米科学アカデミーの会員であった。ショープはルイスのことを自分が知っているなかで一番頭の良い男だと語った。[3]パスツール研究所で研究をしていたペンシルベニア大学の科学者で、受賞歴もあるジョゼフ・アロンソンは自分の息子をルイスと名づけ、ショープ同様、ルイスはいままで会ったなかで最高の秀才だと述べた。

戦争が始まると、米国学術研究会議の役員ピアスは、アメリカの科学者四、五人にしか話していない話をルイスにした。「流行病に関する特別研究」[4]を引き受けてくれることを期待していたのだ。

ルイスは話にのれる状況にあった。海軍の命令を受けると、フレクスナーに「わずらわしい定番の仕事は何もない」[5]と伝えた。ルイスの研究能力は最も重視されていた。ルイスはまだコールやアベリーとともに肺炎血清の開発を続けていて、フレクスナーに伝えたように、結核をもたらす細菌の「成長を抑制する能力」[6]を見ようと染料の実験もしていた。染料で細菌が死ぬかもしれないという考えは最初にルイスが唱えたものではないが、その分野では世界レベルの研究をしており、それが重要だというルイスの直観は正しかった。二〇年後、染料から最初の抗生物質、最初のサルファー剤をつくったゲルハルト・ドーマクにノーベル賞が授与されることになる。

しかしその頃、町が必要としたのは研究を進めて理解を深めることではなかった。即効性のある成果を必要としていた。ルイスは驚くべき早さ――約一年――でポリオについての結論を出していた。しかもその結論は信頼性のある先駆的なものだった。しかし今度の場合、ルイスには数週間、いや数日間しか時間がなかった。ルイスは海軍工廠の病院の死体安置所、市民病院の死体安置所、葬儀屋、住居のなかで文字どおり山積みとなった死体を目の当たりにしていた。

ルイスは髄膜炎が流行していたときのフレクスナーの研究を思い出した。フレクスナーは問題を解明し、それが成功したことでロックフェラー研究所が有名になった。当時のフレクスナーの成功を思えば、病気の解明は可能だと思えた。おそらく、ルイスにも同じことができるだろうと思われた。

ルイスは濾過性の微生物がインフルエンザの原因ではないかと考えた。しかし、ウイルスを探すには、闇のなかを探らなければならなかった。これこそ――少なくとも闇のなかを探ることが――科学、最良の科学だった。しかし、科学だけを追究していればよいわけではなかった。とくにいまは。いまは命を救わねばならない。

ルイスは光を求めた。

まず、無骨ではあるが、とにかく免疫システムを利用してみようとした。たとえ病原体が発見できなくても、また通常の手順に従って病原体を馬に注射して馬から血液を採取できなくても、世界中を焼き尽くすような病気に現に苦しむ動物がいた。その動物とは人間だった。

インフルエンザに感染した人はほとんどが死んではいなかった。肺炎にかかった人でさえ、大多数が生き延びた。この人々の血液や血清がほかの人を治療したり、感染を予防したりできる抗体を持っている可能性は十分に考えられた。ルイスとフレクスナーは一九一〇年にこの手法をポリオに用いて成功した。ボストンの海軍病院のW・R・レデンも「灰白髄炎患者から採取した回復期血清を用いてフレクスナーとルイスが出した実験上の証拠」を報告したときのことを覚えていた。こうして、レデンらはインフルエンザ生存者から血液を採取し、血清を抽出して三六人の肺炎患者に一〇月一日から連続して注射した。これは対照群をおいた科学的な実験ではなく、結果は科学的な意味で何の証明にもならなかった。しかし、『米国医師会雑誌』一〇月一九日号に結果を報告する頃には三〇人の患者が回復し、まだ治療中の患者が五人いて、死亡したのは一人だけだった。[7]

フィラデルフィアでも、インフルエンザ生存者の全血液と血清の両方を使った実験が始まった。これも科学的な実験ではなかった。なんとか命を救おうという必死の試みだった。このやり方で何らかの効果が現れれば、科学はあとからついてくればよかった。ルイスはほかの人々にこの無骨な作業を指示した。特別な技術はいらなかった。ほかの研究員もルイスと同じように作業ができた。ルイスは四つのことに時間をかけた。四つを連続的にやるのではなく同時におこない、違う方向へ——四つそれぞれの仮説をテストする実験をしながら——同時に進めていった。

　まず、以前ポリオのときに使用したのと同じ方法を使ってインフルエンザワクチンの開発を試みた。これはインフルエンザ生存者の血液や血清を注入する無骨な手法よりも洗練されたものだった。少なくとも、ルイスはウイルスがインフルエンザを引き起こしているのではないかと疑った。[8]

　次に、ルイスはかすかな光をたよりに実験室にこもった。パークが推論したように、ルイスも推論した。細菌は研究によって見つかるはずだった。ファイファーはすでにある細菌に疑いの目を向けていた。ルイスと研究所の研究員はみんな、毎日、毎時間、心の安まるまもなく、ほんの数時間の睡眠時間で、次から次へと仕事——凝集、濾過、菌株の移植、実験動物への注射——を進めていった。ルイスの研究チームも細菌を探した。最初の死亡者の喉と鼻から綿棒で分泌物をさらに多くとり、培地に置き、反応を待った。彼らは一日二四時間交替で懸命に作業をし、じっと待った。細菌が培養液のなかで生育する時間が待ちどおしく、汚染される培地の数が増えるのが待ち切れず、反応の進行を妨げるものがあればいら立ちを抑えられなかった。

最初の一五例にはインフルエンザ桿菌は見つからなかった。皮肉なことに、病気が爆発的に広がり、病院の職員までも蝕んでいったため、ルイスの手もとには痰のサンプルだけしかなかった。「病院には要員が誰もいなくなってしまった……検死解剖の材料がなかった」。「腐敗がひどい」四体の遺体があったが、「死後時間がたちすぎ使いものにならなかった[9]」。

それから、パークやウィリアムズ同様、ルイスも自分の方法でインフルエンザ桿菌を恒常的に見つけるようになった。彼はそのことを衛生局長のクルーゼンに伝えた。先行きの明るい記事を載せたいと躍起になっていた『インクワイアラー』などの新聞は、ルイスがインフルエンザの原因を発見し、「医学者としてこの病気に対する戦いの基礎となる決定的な知識をもつに至った[10]」と書きたてた。

ルイスにはそんな決定的な知識はなかったし、あるとも思っていなかった。確かに、ルイスはインフルエンザ桿菌を分離した。しかし、肺炎球菌や溶血性連鎖球菌も分離していた。彼はいままた本能に駆られて別の方向へと向かい、三つ目と四つ目の課題に取りかかりはじめた。三つ目の課題では染色実験が結核菌を殺すことから肺炎球菌を殺すことへと変更された。

しかし、ルイスは死に取り囲まれていた。ルイスはまた元に戻り、いますぐ効果を発揮するものだけをつくることにした。非常事態が起きた以上、何らかの進展がありそうなら、いつでも実験室に戻り、慎重かつ念入りに実験をおこない、それを理解し、その効果を確かめるつもりだった。

こうして、ルイスは自分とほかの研究員たちが見つけた細菌を目標に定めた。死に瀕した水兵を見た瞬間から、いまこそその細菌のことをやらなければならないとルイスは思っていた。推測が正しく、研究が成功するとしても、成功までに時間がかかるだろう。そのため、ルイスの研究所や町のほかの研究所でも研究員たちはもはや研究どころではなかった。ただつくろうとしていただけだった。つくったものに効果があるかどうか保証はなかった。あるのは希望だけだった。

ルイスは牛のペプトン培養液に血液を混ぜたものを使って培地を用意し、患者から分離した病原体――インフルエンザ桿菌、肺炎球菌Ⅰ型およびⅡ型、溶血性連鎖球菌を培養した。自分でこれらの微生物を含んだワクチンを少量用意し、六〇人に投与した。六〇人中、肺炎を発症したのは三人だけで、死亡した者はいなかった。[11] 対照群は肺炎が一〇例で、死亡例は三例だった。

期待以上の結果かと思えたが、証明はできなかった。偶然の結果とも考えられたし、さまざまな要因があるのかもしれなかった。しかし、説明を待ってはいられなかった。

ルイスの研究所には必要とされる膨大な量のワクチンをつくる能力がなかった。そのためには工業生産をすべきだった。培養にはペトリ皿やフラスコでなく、大桶が必要だった。ビール工場で使うようなバットが必要だった。ルイスは町の研究所の研究員をはじめ、町にいるほかの人々にもこの仕事を頼んだ。数万人分も培養するには時間がかかった。

全工程は最大限に急いでも最低三週間かかる。ワクチンをつくればつくったで、数日おきに分量を次第に増やしながら数千人に注射していくのにまた時間がかかる。そのうちにも、人々は死んでいく。

一方、ルイスは五つ目の課題、この病気を治療できる血清づくりにようやく取りかかった。数種の微生物を組み合わせ、手当たり次第にやってみてそのすべてで予防ワクチンをつくることができた（いまではジフテリア、百日咳、破傷風のワクチンは混合されていて一回の接種ですむようになっている。麻疹、おたふく風邪、風疹の予防も、通常、子どもには混合ワクチンが一回だけ接種される。また現在のインフルエンザ予防接種にはインフルエンザウイルスと肺炎球菌の両方を予防するワクチンが含まれている。肺炎球菌ワクチンは、一九一七年にロックフェラー研究所でおこなわれた研究に端を発したものである）。

血清は特定の目標を一つだけ狙う。十分に効果があるものでも、一つの微生物だけに作用する。効き目のある血清をつくるため、ルイスは目標を一つだけに絞らなければならなかった。目標を一つに絞らなければならないとなると、ファイファーが発見したインフルエンザ桿菌を選ばなければならなかった。当時はまだこの菌が原因である可能性が一番高かったからだ。

この微生物に効く血清の開発は難しいと思われた。ルイスがまだロックフェラー研究所にいたときに、フレクスナー自身がこの研究をマーサ・ウォルスタインと共同でおこなっていた。マーサ・ウォルスタインは――立派な科学者だったがフレクスナーはほかの研究者に示すような敬意をもって彼女に接しなかった――一九〇六年からほぼ継続的にインフルエンザ桿菌に関する実験をおこなっていた。しかし、フレクスナーとウォルスタインは一歩も進まなかった。人の命を救う血清を開発できなかったばかりか、実験動物の治療にも失敗した[12]。

ルイスはフレクスナーが研究のどこで道を誤ったか詳しくはわからなかったが、多くの科学的問題点に解決法が提起される場であったいつもの食堂で、この話は何度も話題にのぼったことだろう。いまは、この問題点についてじっくり考える余裕、最初から最後まで通して考え、説得力のある仮説を打ち出し、それを実験する余裕がなかった。

ルイスはフレクスナーの技術が不十分だったために失敗したのだと願うしかなかった。その可能性は十分あった。フレクスナーは研究室で少々だらしのないところがあった。フレクスナー自身も「技術面では注意深さと完璧さに欠けている[13]」と認めたことがある。

そこで、ルイスはフレクスナー自身による技術的なミス——培地の準備段階でのミス、死滅した細菌のずさんな取り扱いなど——であればよいがと思ったのだ。たしかにそうだったかもしれない。例えば、何年ものちに若い研究生が研究室に入ったときのことだが、技術者たちが実験台で複雑な作業をしているかたわらで有名なハーバードの某教授が流しでガラス器を洗っているのを見た。研究生がなぜ技術者にガラス器を洗わせないのかと聞くと、教授はこう答えた。「私はいつも実験の一番重要な部分を担当している。この実験で一番重要なのはガラス器が清潔でなければならないことなのだ」[14]

ルイスはガラス器を洗うといった最も日常的な作業に精力を傾け、作業そのものにミスがないことを確認し、同時にフレクスナーの失敗でわかったファイファーの桿菌のことも知ろうと懸命に努力した。

ルイスは自分がやっていることは立派な科学でないのを十分承知していた。なにしろすべて、ほとんどすべてが情報によるあてずっぽうに基づくものだった。ルイスはひたすらがんばった。

研究に没頭するルイスを取り巻く社会は崩壊寸前の状態にあった。

第20章　アベリーの挑戦

ウエルチはディベンズで最初の死亡者の剖検を見届けると、死体保管所から出て三人に電話をかけた。まずハーバードの病理学者に、もっと剖検を進めるよう頼んだ。次にゴーガスの軍医総監室にかけて流行が広がるかもしれないと警告した。そしてロックフェラー研究所のオズワルド・アベリーに、次の列車でニューヨークからくるよう求めた。ウエルチは、アベリーならディベンズで人々を死に至らしめている病原体の正体がわかるだろうと期待したのだ。

アベリーはすぐに研究室を出て、数ブロック離れた家まで歩いていって着替え、ペンシルベニア駅へと向かった。コネティカットの田園風景、ニューヘブン、プロビデンス、ボストンの雑踏する駅を経て、ディベンズに至る車中、アベリーはこの問題への最良の対処法について思いを巡らし、心づもりをしていた。

ウエルチはアベリーに臨床的な症状はインフルエンザに似ているが、新しい病気の可能性があるとの懸念を伝えた。アベリーの第一歩は、やはり誰もがインフルエンザの原因として真っ先に疑うインフルエンザ桿菌を見つけるところから始めるしかない。アベリーは、ファイファーの桿菌についてはかなり知っていた。培養するのがことのほか難しく、その化学的性質からして薬品での染色も難しいため塗抹標本にして顕微鏡で見ることができないこともわかっていた。この菌の化学的性質と代謝は興味深かった。アベリーはこれをどうしたらもっとうまく培養できるか、もっと楽に見つけられるようになるか、もっと楽に確認できるようになるかと考えた。ガラス器洗いに至るまでいつも念入りにきちんとすべて自分でやるのが彼の手法だった。

その日の午後遅く、アベリーはキャンプに到着し、すぐに実験を始めた。自分の周りの混乱状態――ウエルチやコール、ボーン、ラッセルなどと同じように、裸で横たわり血のついたシーツにくるまれた若い男の死体を次々またいで検死解剖室まで行かなければならないこと――にもほとんど動じなかった。

最初からアベリーはグラムテストで出た結果に頭を抱え、難題にぶつかった。このテストでは、細菌をクリスタル・バイオレットで染色し、ヨウ素で処理してから、アルコールで洗浄し、対照的な色で再び染色する。細菌がバイオレットの色のままであれば、「グラム陽性」と言われ、色が変わったものは「グラム陰性」と言われる。グラムテストの結果は加害者の白黒を判断する目撃者のようなものだ。結果が疑惑を取り除いてくれる。

ほかの研究者とは違い、アベリーはグラム陰性細菌を見つけられなかった。インフルエンザ桿菌はグラム陰性である。このテストで、インフルエンザ桿菌が存在する可能性はまったく見られなかった。グラム陰性菌はすべて可能性から除外された。アベリーは実験を繰り返したがやはりグラム陰性菌は見つからなかった。まったく見つからなかった。

アベリーはすぐにこの特殊な謎を解いた。研究室にある「アルコール」というラベルが貼られた瓶の中身は実はすべて水であることがわかった。兵士たちがアルコールを飲んでしまい、かわりに水を入れておいたのだった。アルコールでやってみると、テストは予想どおりの結果が出た。グラム陰性菌が見つかった。

アベリーはいよいよ本格的に取り組みはじめた。死後まもない死体で試した。死亡してからまだわずかしか時間がたっていないために触るとまだ温かい死体もあった。アベリーは手袋をはめた手でまだ温かいぶよぶよとしたスポンジ状の肺や気道を触り、最も感染が顕著な部分を探して組織検体を切り取り、膿(うみ)のなかに手を入れて死亡原因となった微生物を探した。少しは恐怖感があっただろう。しかし、死んだ若い兵士たちに囲まれたこの小柄な男は勇気があったし、ウサギ狩りをしているわけではなかった。ウサギ狩りだったらなんの興味もなかった。

顕微鏡のスライドグラスに広げた塗抹標本から病原体の可能性のあるものがいくつか浮かび上がった。どれも殺人鬼である可能性があった。どれが殺人鬼なのかを特定しなければならなかった。

アベリーは培地の細菌が成長するまでディベンズに滞在した。パークやルイスと同様、アベリーも当初は難航したが、ファイファーの桿菌を見つけはじめた。三〇人の死んだ兵士のうち二二人から見つかり、ウエルチに結果を報告した。一方、ウエルチがディベンズにきてほしいと助太刀を乞うたもう一人のハーバードの病理学者、バート・ウォルバックはさらに力強い発表をおこなった。「どの症例にもインフルエンザ桿菌が見つかった。多くの場合、複数の肺葉からとった純培養で。……混合培養では通常、気管支膨張が認められる箇所に肺炎球菌が見つかった。現在の段階ではインフルエンザ桿菌の純培養で見つかっており、したがって、通常は上部肺葉で見つかる」[1]。『サイエンス』誌の記事にも、別の著名な研究者が「原因はファイファーの桿菌だと考えられる」[2]と書いた。

九月二七日、ウエルチとコールとビクター・ボーンはディベンズから軍医総監に電報を打った。「キャンプ・ディベンズのインフルエンザの原因はファイファーの菌であることが確証されました」[3]

しかし、そこまで確証されたわけではなく、少なくともアベリーは確証していなかった。アベリーは、パークやウィリアムズ、ルイスは言うまでもなく、ウォルバックも尊敬していたし、全員がほぼ同時に同じ結論に達していたが、アベリーは自分で発見したことだけを結論の根拠にした。ところがその発見にはまだ確信が持てなかった。剖検のうち七例は、肺が破壊されていたにもかかわらず細菌侵入の形跡がまったく見られなかった。また、一例だけとはいえファイファーの菌ではない細菌が致命的となった可能性があるものを発見したが、ほぼ半数の例にファイファーの菌のほか肺炎球菌、溶血性連鎖球菌、黄色ブドウ球菌など別の菌をも発見している。これらも死を招く微生物だが、肺炎を起こすことはまれである。

アベリーは以上の発見をいくつかの方法で説明することができた。これはファイファーのインフルエンザ桿菌がこの病気の原因ではないかもしれないことを意味した。それにしても可能性のある結論の一つにすぎない。ファイファーの桿菌が原因である可能性はまだ十分にある。この菌が患者に感染したあと、ほかの細菌が弱った免疫システムを利用して主導権を握る。これは珍しいことではなかった。病原体をいくつか発見したことはかえってファイファーの桿菌の事例であることを確証するのかもしれなかった。ファイファーの桿菌は研究室の培地ではほかの細菌、特に肺炎球菌や溶血性連鎖球菌などが一緒にいると成長が悪くなる。したがって、ほかの微生物と同じ培地にインフルエンザ桿菌が存在したということは、患者の体内に実は膨大な数のインフルエンザ桿菌がいたということにもなる。

アベリーはこの問題の一部始終を頭のなかで慎重に整理した。一〇月初旬、アベリーはロックフェラーに戻り、アメリカ内外から集まった数十人の研究者からの報告を聞いた。やはり、インフルエンザ桿菌を発見していた。しかし、なかにはインフルエンザ桿菌が見つからなかったという報告もあった。菌が見つからなかったのは技術が劣っていたからと片づけてしまいがちである。ファイファーの桿菌はそもそも増やすのが最も難しい菌だからだ。やはりアベリーの発見だけでは、あまりにも多くの問題が未解決のままで、インフルエンザが発症するのかどうかの結論も出せなかった。パークやウィリアムズやルイスとは違い、アベリーは暫定的な結論にすら到達できる段階ではなかった。確かに、ファイファーの桿菌がインフルエンザの原因かもしれない。しかし、アベリーは確信できなかった。アベリーからはインフルエンザの原因発見の報告はなされず、馬に注射して血清やワクチンをつくるための培養菌を送るという電話や電報もこなかった。

アベリーはディベンズにいたときよりも一層張り切っていた——いつも張り切っていたのだ。研究室で食事をとり、多くの実験を同時におこない、睡眠時間はほとんどなく、ロズノーらに電話で考えていることをぶつけてみたりした。アベリーはドリルで掘るように実験を進めて、それらをばらばらに砕き、データ上のすべてのかけらを手掛かりに調査した。しかし張り切って研究しても、結論に近づけなかった。
アベリーは確信がもてなかった。

屈せざる精神

オズワルド・アベリーには変わったところがあった。自分の研究の方向を無理やり決められるくらいならプレッシャーのあるほうが苦にならなかった。しかも、自分のペースで進み、ゆっくり考えることができなければ、物事の進展を追うことができなかった。物事間に合わせの解決策は性格には向かなかった。アベリーは垂直方向に突っ込んだ。物事を未解決のままに残さずに一番深いところまでどんな狭い道、小さな隙間にでも探りを入れた。あらゆる面で、彼の人生は直線的で、焦点が絞られ、狭く、抑制されていた。アベリーはすべてを準備し、すべての結果を意のままにしようと思った。アベリーが講演することは珍しかったが、原稿には、どの言葉を強調するか、どこで声の調子を変えるか、どこで特別な意味合いをこめるか印がつけてあった。ふだんの気のおけない会話でさえ、ときどき、言葉や言いよどみの一つ一つが念入りに準備され、吟味され、演出されているかのように思われた。研究室の隣の自室にもそういう特徴がよく表れていた。著名な科学者、ルネ・デュボスは言った。「狭くて、写真も、置物も、絵も、読まれていない本も、普通、仕事場に飾ってあったり、ころがったりしている人間味のあるものも何もなく、これ以上空っぽにできないほどがらんとしている。二つか三つくらいに絞った目標に完全に集中するために人生のすべてを犠牲にしたことを象徴するような質素な生活だった」[4]

深く掘り下げていくために、アベリーは邪魔をされたくなかった。別に無礼なわけでもなく、不親切でも無愛想でもなかった。むしろ逆だった。アベリーのもとで働く若い研究員たちは誰もがアベリーの忠実な崇拝者になった。しかし、アベリーは巣穴、自分がつくった世界――狭い世界ながらも――自分で定義でき、制御できる世界に深く、深く入り込んだ。

だが、狭いのは小さいという意味ではなかった。アベリーの念頭には小さいものなどなかった。アベリーは情報を踏み台に用いた。自分の頭を働かせ、時には支離滅裂なまでに想念を巡らせ、また沈思黙考するために情報を踏み出し地点にしたのだ。デュボス同様、優秀なアベリーの弟子コリン・マクロードは、実験で思うような結果が出ないときはいつも「アベリーは想像力を燃やし、理論的意味を徹底的に探った」[5]と述べている。デュボスはまた別の表現もしている。デュボスはアベリーは社会のごたごたに対処するのがいやで苦手なのだが、自然のごたごたに立ち向かうことなら楽しくて自信があると思っていた。それができたのは、アベリーには「真に重要なものが何かを見分ける人並みはずれた感覚」と「現実に対する想像力豊かな洞察力があり、これらの事実を意味のある、鮮やかな構造に組み立てる創造性あふれる衝動があった。アベリーが科学的につくりだしたものは現状の模倣ではなく、現状を超え、現実を照らす芸術的作品と共通するところが多かった」[6]。

このパンデミックから何年もたってから、アベリーの同僚で友人のアルフォンス・ドチェスは、アベリーも以前に受賞したことがあるコーベル賞を受賞した。アベリーはドチェスの研究は倫理的だとたたえ、自分自身の研究について語っているのでないかと思われるようにこう述べている。「結果は……偶然の観察から勝手に生まれるものではない。長年にわたる賢明な思惟と客観的思考、思慮深い実験の賜物だ。私は彼の研究室の机にペトリ皿が山のように積まれていたり、試験管が森のように並べられ、そこで道を見失い、思考が混乱し深い茂みのなかに迷い込むような様子は見たためしがない。私は彼が目的のない競争やしのぎをけずるような研究に携わっているのを見たことがない。しかし、周りの者がみんな、ブラウン運動する粒子のごとく忙しく飛びまわっているなかで、静かに座って思考にふけっているのをよく見かけた。そのとき、私は彼が立ち上がり、微笑みながら悠然と机に歩み寄り、ピペットを何本か集め、培養液の入った試験管を何本かと氷の入った容器を借りて、問題を解決する簡単な研究をやるのを見たことがある」[7]

しかし、多数の死者を出すエピデミックのまっただなかで、アベリーの周りの何もかもが――ウエルチのプレッシャーさえ――思考や見通しや準備をそっちのけにしたままで、彼の侮蔑するブラウン運動と化していた。それは液体のなかで粒子が任意に動く運動だった。ほかの人々はインフルエンザを死の原因であるがゆえに憎んだ。それはアベリーも変わらない。しかし、インフルエンザがむしろ自分に挑戦し、自分のプライドを傷つけていることがまんならなかった。アベリーは負けるものかと思った。

ハンターのように

アベリーが実験をしていたとき、ある同僚が言った。「彼の態度は獲物を狙うハンターに似ている。ハンターにとって、背景のすべて――岩、草木、空など――は自分が獲物の世界の奥深くまで入っていけるような情報と意味を備えている」[8]。アベリーはハンターのような忍耐を持ち合わせていた。一時間、一日、一週間、一カ月、一シーズンでも待ち伏せすることができた。大事な獲物であれば、シーズン中ずっと、いやその次のシーズン、そのまた次のシーズンまでも待ち伏せすることができた。しかし、ただ待っているだけではなかった。一時間たりとも無駄にはしなかった。思いをこらし、観察し、学んでいた。獲物の逃げ道を調べ、そこを遮断した。さらにもっと有利な場所を探した。獲物が通り抜ける野原を囲い、獲物がついに輪なわを通らざるを得なくなるようにだんだんと囲いを狭めていった。そして罠を仕掛けた。例えば、皮膚は免疫システムが容易に感染を制御できる場所だが、アベリーが試験管の外で細菌を実験できるところでもあり、そこに肺炎球菌をすり込んで研究した。アベリーは言った。「ころんでもただで起きるな」。そしてよく「失望は日々の糧。生き甲斐だ」[9]と話していた。

決して焦らなかった。自分にも、誰にもプレッシャーがかかっていたが、アベリーは決して焦らなかった。ロックフェラーでインフルエンザに全エネルギーを注いだのはアベリーだけでなかった。昔、フレクスナーと共同でファイファーの桿菌の血清を開発しようと試みて失敗に終わったマーサ・ウォルスタインは回復した患者の血液のなかの抗体を探していた。ドチェスは喉を徹底的に研究していた。ほかにも多くの研究者がこの病気に取り組んでいた。しかし、進展はほとんど見られなかった。ルーファス・コールは一〇月半ばにゴーガスの事務室に、「われわれは病院や研究所で発生したインフルエンザ患者の治療に追われています。ここはインフルエンザ患者でもういっぱいです」[10]と報告し、患者の治療に時間がかかることから、「いまのところ、この病気について新たに知識が得られたとは思えません」と付け加えた。

プレッシャーは至るところで強まっていた。ホプキンズが世に送り出したもう一人の逸材で、軍の肺炎委員会のユージン・オーピー中佐はエピデミックが発生したとき、アーカンソー州のキャンプ・パイクにいた。麻疹が流行したときに全米で一番肺炎発症数の多かった兵営だった[11]ために派遣されていたのだ。今回は、インフルエンザについて研究せよとの指令を受けていた。フレデリック・ラッセルがゴーガスにかわって、「毎日、発見したことをどう判断するか報告するように」[12]と要求した。毎日、オーピーは報告をおこなった。ほんの少しでも進展があれば、ゴーガスはそれをすぐに知りたがった――共有したかったのだ。実験材料には事欠かなかった。キャンプ・パイクには六万人の部隊がいた。流行のピーク時には一万三〇〇〇人の兵士が同時に入院する事態になった。[13]研究者たちは何かを見つけようともがいていた。どんなものでも役に立つもの、爆発を抑えられるものを。しかし、誰も確かなものは何も見つけることができなかった。フィラデルフィアではルイスの方法を、ニューヨークではパークの方法を、シカゴではメイヨー・クリニックで開発された方法を用いた。研究所は数十万人、いやおそらく数百万人分ものワクチンや血清をつくっており、ボストンからはサンフランシスコへ宣伝が行き届いたワクチンが大量に大急ぎで出荷された。一〇月三日、ワシントンのゴーガスの軍医総監室は、コールとアベリーがかなり期待を寄せた抗肺炎球菌ワクチン、春にキャンプ・アプトンで試験され、それなりに効果のあったワクチンを司令部のすべての人員に提供した。[14]

これだけの死者が出るなか、このプレッシャーのなかでも、アベリーは決して焦らなかった。世界各地の研究者からインフルエンザ桿菌を発見できないという報告が次々に寄せられた。これ自体は何かを証明してくれるわけでなかった。研究室でファイファーの菌を生育する細菌学者の腕を試すようなものだった。例えばアイオワ州のキャンプ・ドッジでは、剖検例の九・六パーセントにしかファイファーのインフルエンザ桿菌は発見されなかった。軍当局の報告はその責任を問うた。「発見率が低いのは明らかに培養菌を扱う技術の未熟さが原因で、本キャンプの細菌学的方法はあてにならない」[15]。大流行が発生する三カ月前にウエルチ自身が「優秀な研究者」と太鼓判を押したキャンプ・グラントの研究部長は、一九八の剖検例のうちわずか六例にしかファイファーの菌を見つけることができなかった。[16]それでも彼の報告書には「技術にばらつきがあるため、この研究ではファイファーの桿菌とエピデミックとが無関係であることの証明にはならないと考えたい」[17]と書かれていた。

おそらくその通りと思われた。おそらく技術上の誤りのためドッジやグラントなどではファイファーの桿菌が見つからなかったのだろう。でなければファイファーの桿菌は存在しなかったことになってしまう。

アベリーはいつもの整然としたやり方で、最も問題解決の可能性が高い手段をとった。この手段にはドラマなどなかった。手技を完璧にすることにエネルギーを注ぎ、よりたやすくインフルエンザ桿菌を培養する方法を見つけようとした。アベリーが成功すれば、菌を見つけられないのは技術が未熟なためか、菌が存在しないからなのか判明するはずだった。

アベリーは研究室をペトリ皿でいっぱいにし、さまざまな方法で培地を用意し、さまざまな因子を分離し、バクテリアが一番よく成長するのはどの皿かを観察した。それから一番よく育ちそうなものを分けた。どの実験にも仮説がある。例えば、アベリーは肺炎球菌がファイファーの桿菌の成長を阻害することを知っていた。それで、肺炎球菌が生育しないようにした。アベリーは誰もと同じように肺炎球菌の化学的性質と代謝をすでに知っていた。肺炎球菌の成長を阻止するために培地にオレイン酸ナトリウムという化学薬品を加えてみた。これは効果があった。オレイン酸ナトリウムを加えた培地では肺炎球菌は増えないが、ファイファーの桿菌はよく増えた。

数週間のうちに研究は大きく進んだ。ファイファーの菌が成長するには培地に血液も必要だった。これは別に珍しいことではなかった。しかし、血清がオレイン酸ナトリウムを不活性化させてしまった。そこでアベリーは赤血球だけを遠心分離して、使用した。この実験で、血液を体温とほぼ同じ温度の培地に加えると生育を阻害することがわかった。アベリーは約九三度の培地で温めた血液なら、インフルエンザ桿菌が繁殖することを知った。

アベリーはすぐ『米国医師会雑誌』にのちに「チョコレート寒天」の名で知られるようになった調理のレシピを発表した。「いろいろな研究室で結果が一致しなかったのは、この微生物の分離や増殖が技術的に困難だったからだと思われる。この培地を使用すればこの病気にかかっている患者と回復期の患者にインフルエンザ桿菌の見つかる例が多くなった[18]」

ある程度有能な科学者ならこの情報をもとに、問題の菌を育て、確認することができるはずだ。少なくとも、これでまだファイファーの桿菌が見つからなければ、もうそれは存在しないということになるだろう。

それでもアベリー自身は決して焦らず、まだ確信が持てないような結論については決して議論しようとしなかった。しかし、アベリーの研究を見て、コールはラッセルに言った。「私はインフルエンザ桿菌の一次感染が原因ではないという考えにだんだん傾きつつある——もっとも本当の感染原因がはっきりするまでその可能性を排除することはできないが。私は抗肺炎球菌ワクチン接種が大急ぎでなされるものと期待している。一方、抗インフルエンザワクチン接種」——ここでは抗インフルエンザ桿菌ワクチンのことを言っている——「についてはいまも疑問を持っているが、抗肺炎球菌ワクチン接種は大きな効果があるという確かな証拠がある」。さらに、こうも付け加えた。「インフルエンザの地域的流行はこのワクチン開発にまたとない機会を与えてくれると思う[19]」

実験では二九人のI型肺炎球菌感染患者のうち二八人が治癒したが[20]、いざ抗肺炎球菌の血清またはワクチンをつくるとなると容易なことではなかった。ワクチンを正式に準備するには二カ月かかった[21]。二カ月に及ぶ難しい工程を経なければならなかった。三〇

○リットルの培養液をつくり——肺炎球菌は通常の培養液にもよく溶けるため、化学薬品を加えたらあとで取り除かなければならない——それを濃縮し、一部をアルコールで沈殿させ、添加物を分離したうえで均質化した。アベリーらロックフェラーの研究者は、生産面で重要な進歩を遂げた。培地のグルコースの量を調整することで、生産量を一〇倍にまで高めたのである。それでも遠心分離で一日に製造できる量は二五リットルにすぎなかった。[22] これではスズメの涙ほどである。

その間にも、殺戮は続いていた。

8 Dubos, *Professor*, 173.
9 Ibid., 91.
10 Cole to Russell, Oct. 23, 1918, entry 710, RG 112, NA.
11 "Annual Morbidity Rate per 1000 Sept. 29, 1917 to March 29, 1918," entry 710, RG 112, NA.
12 Callender to Opie, Oct. 16, 1918, entry 710, RG 112, NA.
13 "Red Cross Report on Influenza, Southwestern Division," undated, RG 200, NA, 9.
14 Memo from Russell, Oct. 3, 1918, entry 29, RG 112, NA.
15 Maj. General Merritt W. Ireland, ed., *Medical Department of the United States Army in the World War*, v. 12, *Pathology of the Acute Respiratory Diseases, and of Gas Gangrene Following War Wounds* (1929), 73, 75.
16 Unsigned Camp Grant report, 6–7, entry 31d, RG 112, NA.
17 Ibid., 8.
18 Oswald Theodore Avery, "A Selective Medium for B. Influenzae, Oleate-hemoglobin Agar," *JAMA* (Dec. 21, 1918), 2050.
19 Cole to Russell, Oct. 23, 1918, entry 710, RG 112, NA.
20 Cole, "Scientific Reports of the Corporation and Board of Scientific Directors 1918," Jan. 18, 1918, NLM.
21 Heidelberger oral history in Sanitary Corps, 84, NLM.
22 "Scientific Reports of the Corporation and Board of Scientific Directors 1918," April 20, 1918, RUA.

ド・ルイス・アロンソン博士にインタビュー。

4 Lewis to Flexner, June 19, 1917, Flexner papers.

5 Lewis to Flexner, Oct. 24, 1917, Flexner papers.

6 See assorted correspondence between Flexner and Lewis, esp. Lewis to Flexner, Nov. 13, 1916, Flexner papers.

7 W. R. Redden and L. W. McGuire, "The Use of Convalescent Human Serum in Influenza Pneumonia" *JAMA* (Oct. 19, 1918), 1311.

8 1918年12月9日、ルイスは海軍より"The Partially Specific Inhibition Action of Certain Aniline Dyes for the pneumococcus"の刊行許可を得た。エントリー番号62、RG125、NA。また、フィジシャンズ・オブ・フィラデルフィア大学図書館のエピデミックに関するスクラップブックにあるポリオの切り抜きも参照。フィラデルフィア市で使われたワクチンは、ニューヨークでポリオ用に使った方法によって製造されたという誤った指摘がなされているが、これはおそらくルイスの著作内容を誤解したためである。

9 Transcript of New York influenza commission, meeting, Nov. 22, 1918, Winslow papers, SLY.

10 *Philadelphia Inquirer*, Sept. 22, 1918.

11 Transcripts of New York influenza commission, first session, Oct. 30, 1918; second session, Nov. 22, 1918; and fourth session, Feb. 14, 1919, Winslow papers.

12 Thomson and Thomson, *Influenza*, v. 10, (1934), 822.

13 James Thomas Flexner, *An American Saga: The Story of Helen Thomas and Simon Flexner* (1984), 421.

14 Steven Rosenberg was the student. See Rosenberg and John Barry, *The Transformed Cell: Unlocking the Mysteries of Cancer* (1992).

第20章

1 Wolbach to Welch, Oct. 22, 1918, entry 29, RG 112, NA.

2 George Soper, M.D., "The Influenza-Pneumonia Pandemic in the American Army Camps, September and October 1918," *Science* (Nov. 8, 1918), 455.

3 Vaughan and Welch to Gorgas, Sept. 27, 1918, entry 29, RG 112, NA.

4 Dubos, *The Professor, the Institute, and DNA* (1976), 78. 邦訳／R・J・デュボス『生命科学への道——エイブリー教授とDNA』柳澤嘉一郎訳、1979年、岩波書店

5 McLeod, "Oswald Theodore Avery, 1877–1955," *Journal of General Microbiology* (1957), 541.

6 Dubos, *Professor*, 177, 179.

7 Quoted in McLeod, "Oswald Theodore Avery," 544–46.

90, passim.

6 "New York City letter," *JAMA* 71, no. 13 (Sept. 28, 1918), 1076–77.

7 Letter of Jan. 5, 1890, quoted in Oliver, *Man Who Lived for Tomorrow*, 26.

8 Benison, *Tom Rivers*, 183.

9 Oliver, *Man Who Lived for Tomorrow*, 149.

10 Anna Williams, diary, undated, chap. 26, pp. 1, 17, carton 1, Anna Wessel Williams papers, Schlesinger Library, Radcliffe College.

11 "Marriage" folder, undated, Williams papers.

12 "Religion" folder, March 24, 1907, Williams papers.

13 "Religion" folder, Aug. 20, 1915, Williams papers.

14 "Affections, longing, desires, friends" folder, Feb. 23, 1908, Williams papers.

15 "Marriage" folder, undated, Williams papers.

16 Diary, Sept. 17, 1918, Williams papers.

17 Diary, undated, chap. 22, p. 23, Williams papers.

18 Oliver, *Man Who Lived for Tomorrow*, 378.

19 Pearce wire to Park, Sept. 18, 1918, influenza files, NAS.

20 Park wire to Pearce, Sept. 19, 1918, influenza files, NAS.

21 William Park et al., "Introduction" (entire issue devoted to his laboratory's findings, divided into several articles), *Journal of Immunology* 6, no. 2 (Jan. 1921).

22 *Annual Report of the Department of Health*, New York City, 1918, 86.

23 1919年3月31日以降、エピデミックの死者数は集計されていない。この時点までに、米国ではどの主要都市でも消滅していた（ニューヨーク市を除く）。

24 Permillia Doty, "A Retrospect on the Influenza Epidemic," *Public Health Nurse* (1919), 953.

25 William Park and Anna Williams, *Pathogenic Microorganisms* (1939), 281.

26 Park et al., "Introduction," 4.

27 Diary, undated, chap. 22, p. 23, Williams papers.

28 *Annual Report of the Department of Health*, New York City, 1918, 88.

29 Park to Pearce, Sept. 23, 1918, NAS.

30 Edwin O. Jordan, *Epidemic Influenza* (1927), 391.

31 Park et al., "Introduction," 4.

32 Park to Pearce, Sept. 26, 1918, NAS.

第19章

1 Smith to Flexner, April 5, 1908, Lewis papers, RUA.

2 Flexner to Eugene Opie, Feb. 13, 1919, Flexner papers, APS.

3 2002年1月31日にロバート・ショープ博士、2002年5月16日にデイヴィッ

20 "Pneumococcal Resistance," Clinical Updates IV, issue 2, January 1998, National Foundation for Infectious Diseases, www.nfid.org/ publications/ clinicalupdates/ id/ pneumococcal.html.

Ⅵ 競争

第17章

1 Dorothy Ann Pettit, "A Cruel Wind: America Experiences the Pandemic Influenza, 1918-1920" (1976), 134.
2 Comments at USPHS conference on influenza, Jan. 10, 1929, file 11, box 116, WP.
3 Welch to Walcott, Oct. 16, 1918, Frederic Collin Walcott papers, SLY.
4 Simon Flexner and James Thomas Flexner, *William Henry Welch and the Heroic Age of American Medicine* (1941), 251.
5 Welch to Walcott, Oct. 16, 1918, Walcott papers.
6 Quoted in David Thomson and Robert Thomson, *Annals of the Pickett-Thomson Research Laboratory*, v. 9, *Influenza* (1934), 265.
7 William Bulloch, *The History of Bacteriology* (1938), 407-8. 邦訳/ウイリアム・ブロック『細菌学の歴史』天児和暢訳、2005年、医学書院
8 Quoted in Wade Oliver, *The Man Who Lived for Tomorrow: A Biography of William Hallock Park, M.D.*, (1941), 218.
9 Saul Benison, *Tom Rivers: Reflections on a Life in Medicine and Science, An Oral History Memoir* (1967), 237-40, 298.
10 A. Montefusco, Riforma Medica 34, no. 28 (July 13, 1918), quoted in *JAMA* 71, no. 10, 934.

第18章

1 Pettit, "Cruel Wind," 98.
2 Ibid., 9: 555.
3 Ernest Eaton, "A Tribute to Royal Copeland," *Journal of the Institute of Homeopathy* 9: 554.
4 Charles Krumwiede Jr. and Eugenia Valentine, "Determination of the Type of Pneumococcus in the Sputum of Lobar Pneumonia, A Rapid Simple Method," *JAMA* (Feb. 23, 1918), 513-14; Oliver, *The Man Who Lived for Tomorrow*, 381.
5 "New York City letter," *JAMA* 71, no. 12 (Sept. 21, 1918): 986; see also John Duffy, *A History of Public Health in New York City 1866-1966* (1974), 280-

40 Wolbach to Welch, Oct. 22, 1918, entry 29, RG 112, NA.
41 Douglas Symmers, M.D., "Pathologic Similarity Between Pneumonia of Bubonic Plague and of Pandemic Influenza," *JAMA* (Nov. 2, 1918), 1482.
42 Ireland, *Pathology of Acute Respiratory Diseases*, 79.
43 Ireland, *Communicable Diseases*, 160.
44 Ireland, *Pathology of Acute Respiratory Diseases*, 392.
45 Ireland, *Communicable Diseases*, 149.
46 Edwin D. Kilbourne, M.D., *Influenza* (1987), 202.

第16章

1 Transcript of influenza commission appointed by governor of New York, meeting at New York Academy of Medicine, Oct. 30, 1918, SLY.
2 E. Bircher, "Influenza Epidemic," *JAMA* (Dec. 7, 1918), 1338.
3 Collier, *Plague of the Spanish Lady*, 38.
4 Jordan, *Epidemic Influenza*, 36.
5 Ireland, *Communicable Diseases*, 160.
6 Ireland, *Pathology of Acute Respiratory Diseases*, 10.
7 F. M. Burnet and Ellen Clark, *Influenza: A Survey of the Last Fifty Years* (1942), 92.
8 Ireland, *Communicable Diseases*, 150.
9 Fields, *Fields' Virology*, 196.
10 Thomson and Thomson, *Influenza*, v. 9, 604.
11 Ibid., 92.
12 P. K. S. Chan et al., "Pathology of Fatal Human Infection Associated with Avian Influenza A H5N1 Virus," *Journal of Medical Virology* (March 2001), 242–46.
13 Jordan, *Epidemic Influenza*, 266–68, passim.
14 Lorraine Ware and Michael Matthay, "The Acute Respiratory Distress Syndrome," *New England Journal of Medicine* (May 4, 2000), 1338.
15 J. A. McCullers and K. C. Bartmess, "Role of Neuraminidase in Lethal Synergism Between Influenza Virus and Streptococcus Pneumoniae," *Journal of Infectious Diseases* (March 15, 2003), 1000–1009.
16 Ireland, *Communicable Diseases*, 151.
17 Milton Charles Winternitz, *The Pathology of Influenza*, (1920).
18 Frederick G. Hayden and Peter Palese, "Influenza Virus" in Richman et al., *Clinical Virology* (1997), 926.
19 Murphy and Werbster, "Orthomyxoviruses," in Fields, *Fields' Virology*, 1407.

Medicine (Nov. 1918), 61.
15 Carla Morrisey, transcript of unaired interview for "Influenza 1918," *American Experience*, Feb. 26, 1997.
16 Ireland, ed., *Medical Department of the United States Army in the World War*, v. 9, *Communicable Diseases* (1928), 448.
17 Ireland, *Pathology of Acute Respiratory Diseases*, 13.
18 Burt Wolbach to Welch, Oct. 22, 1918, entry 29, RG 112, NA.
19 David Thomson and Robert Thomson, *Annals of the Pickett Thomson Research Laboratory*, v. 10, *Influenza* (1934), 751.
20 Ibid., 773.
21 Ireland, *Pathology of Acute Respiratory Diseases*, 13.
22 Ibid., 56, 141–42.
23 Ireland, *Communicable Diseases*, 159.
24 Ireland, *Pathology of Acute Respiratory Diseases*, 13, 35.
25 Jordan, *Epidemic Influenza*, 260.
26 Ireland, *Pathology of Acute Respiratory Diseases*, 13.
27 Thomson and Thomson, *Influenza*, v. 9, 753.
28 Ireland, *Pathology of Acute Respiratory Diseases*, 13.
29 Ibid., 76.
30 Interview with Dr. Alvin Schmaier, University of Michigan, Oct. 2, 2002; J. L. Mayer and D. S. Beardsley, "Varicella-associated Thrombocytopenia: Autoantibodies Against Platelet Surface Glycoprotein V," *Pediatric Research* (1996), 615–19.
31 Jordan, *Epidemic Influenza*, 265.
32 Thomson and Thomson, *Influenza*, v. 9, 165.
33 Jeffrey K. Taubenberger, "Seeking the 1918 Spanish Influenza Virus," *American Society of Microbiology News* 65, no. 3 (July 1999).
34 J. M. Katzenellenbogen, "The 1918 Influenza Epidemic in Mamre," *South African Medical Journal* (Oct. 1988), 362–64.
35 Fred R. Van Hartesveldt, *The 1918–1919 Pandemic of Influenza: The Urban Impact in the Western World* (1992), 121.
36 E. Bircher, "Influenza Epidemic," *Correspondenz-Blatt fur Schweizer Aerzte, Basel* (1918), 1338, quoted in *JAMA* 71, no. 23 (Dec. 7, 1918), 1946.
37 Sherwin Nuland, *How We Die* (1994), 202. 邦訳／シャーウィン・B・ヌーランド『人間らしい死に方：人生の最終章を考える』鈴木主税訳、1997 年、河出書房新社
38 Jordan, *Epidemic Influenza*, 273.
39 John Harris, "Influenza Occurring in Pregnant Women: A Statistical Study of 1350 Cases," *JAMA* (April 5, 1919), 978.

College of Physicians Library, Philadelphia.
14 *Public Health Reports*, Sept. 13, 1918, 1554.
15 Ibid., Sept. 20, 1918, 1599.
16 Charles Scott to William Walling, Oct. 1, 1918, RG 200, NA.
17 Starr, "Influenza in 1918," 517.
18 Ibid. 518.

V　流行病

第15章

1 Edwin O. Jordan, *Epidemic Influenza* (1927), 260, 263.
2 Maj. General Merritt W. Ireland, ed., *Medical Department of the United States Army in the World War*, v. 9, *Communicable Diseases* (1928), 159.
3 Clifford Adams, Charles Hardy oral history tapes, West Chester University, June 3, 1982.
4 Bill Sardo, transcript of unaired interview for "Influenza 1918," *American Experience*, Feb. 27, 1997.
5 William Maxwell, transcript of unaired interview for "Influenza 1918," *American Experience*, Feb. 26, 1997.
6 Josey Brown, transcript of unaired interview for "Influenza 1918," *American Experience*, Feb. 26, 1997.
7 John Fulton, *Harvey Cushing* (1946), 435.
8 Dorothy Ann Pettit, "A Cruel Wind: America Experiences the Pandemic Influenza, 1918-1920, A Social History" (1976), 91.
9 Katherine Anne Porter, "Pale Horse, Pale Rider," *The Collected Stories of Katherine Anne Porter* (1965), 310-12. 邦訳／キャサリン・アン・ポーター『幻の馬、幻の騎手』高橋正雄訳、1980年、晶文社
10 Richard Collier, *The Plague of the Spanish Lady: The Influenza Pandemic of 1918-1919* (1974), 35. 邦訳／リチャード・コリヤー『インフルエンザ・ウイルススペインの貴婦人：スペイン風邪が荒れ狂った120日』中村定訳、2005年、清流出版
11 Ireland, ed., *Medical Department of the United States Army in the World War*, v. 12, *Pathology of the Acute Respiratory Diseases, and of Gas Gangrene Following War Wounds* (1929), 13.
12 Diane A. V. Puklin, "Paris," in Fred Van Hartesveldt, ed., *The 1918-1919 Pandemic of Influenza: The Urban Impact in the Western World* (1992), 71.
13 *Public Health Reports* 33, part 2 (Sept. 27, 1918), 1667.
14 W. S. Thayer, "Discussion on Influenza," *Proceedings of the Royal Society of*

20 "Analysis of the Course and Intensity of the Epidemic in Army Camps," unsigned, undated report, 4, entry 29, RG 112, NA.
21 Camp Hancock, Georgia, entry 29, RG 112, NA.
22 Soper, "The Influenza-Pneumonia Pandemic in the American Army Camps, September and October 1918," *Science* (Nov. 8, 1918), 451.
23 Stone to Warren Longcope, July 30, 1918, entry 29, RG 112, NA.
24 Alfred Gray, "Anti-pneumonia Serum (Kyes') in the Treatment of Pneumonia," entry 29, RG 112, NA.
25 Maj. General Merritt W. Ireland, ed., *Medical Department of the United States Army in the World War*, v. 9, *Communicable Diseases* (1928), 448.
26 "Bulletin of the Base Hospital," Oct. 7 and 8, 1918, RG 112, NA.
27 "Bulletin of the Base Hospital," Oct. 3 and 4, 1918, RG 112, NA.
28 *Chicago Tribune*, Oct. 7, 1918.
29 "Bulletin of the Base Hospital," Oct. 5, 1918, RG 112, NA.
30 George Soper, "The Influenza-Pneumonia Pandemic in the American Army Camps, September and October 1918," *Science* (Nov. 8, 1918), 451.

第14章

1 Visiting Nurse Society minutes, Oct. and Nov., 1918, Center for the Study of the History of Nursing, University of Pennsylvania.
2 Selma Epp, transcript of unaired interview for "Influenza 1918," *American Experience*, Feb. 28, 1997.
3 *Public Health Reports* 33, part 2 (July 26, 1918), 1252.
4 *Public Ledger*, Oct. 8, 1918.
5 Anna Milani, transcript of unaired interview for "Influenza 1918," *American Experience*, Feb. 28, 1997.
6 Oral history of Clifford Adams, June 3, 1982, provided by Charles Hardy of West Chester University.
7 Anna Lavin oral history, June 3, 1982, Charles Hardy oral history tapes.
8 Michael Donohue, transcript of unaired interview for "Influenza 1918," American Experience interview, Feb. 28, 1997.
9 Louise Apuchase, June 3, 1982, Charles Hardy oral history tapes. June 24, 1982.
10 Clifford Adams, Charles Hardy oral history tapes, June 3, 1982.
11 *North American*, Oct. 7, 1918.
12 Isaac Starr, "Influenza in 1918: Recollections of the Epidemic in Philadelphia," *Annals of Internal Medicine* (1976), 517.
13 Unidentified newspaper clipping in epidemic scrapbook, Dec. 29, 1918,

22 Ellis Hawley, *The Great War and the Search for a Modern Order: A History of the American People and Their Institutions, 1917–1933* (1979), 24.
23 Ibid.
24 William McAdoo, *Crowded Years* (1931), 374–79, quoted in David Kennedy, *Over Here* (1980), 105.
25 David Kennedy, *Over Here*, 106.
26 ハワード・アンダース、パブリック・レジャー紙への手紙（1918年10月9日）。すでに発表した集会への反対意見を書き記している。以下の文献より引用：Jeffrey Anderson, 〜。Jeffrey Anderson, "Influenza in Philadelphia 1918" (1998).

第13章

1 Frederick Russell and Rufus Cole, Camp Grant inspection diary, June 15–16, 1918, WP.
2 Welch to Dr. Christian Herter, treasurer, Rockefeller Institute for Medical Research, Jan. 13, 1902, WP.
3 Ibid.
4 Richard Pearce to Major Joseph Capps, July 10, 1918, Camp Grant, influenza file, NAS.
5 Rufus Cole to Richard Pearce, July 24, 1918, influenza file, NAS.
6 Joseph Capps, "Measures for the Prevention and Control of Respiratory Disease," *JAMA* (Aug. 10, 1918), 448.
7 *Chicago Tribune*, Oct. 9, 1918.
8 George Soper, M.D., "The Influenza Pandemic in the Camps," undated draft report, entry 29, RG 112, NA.
9 A. Kovinsky, Camp Grant epidemiologist, report to SG, Sept. 4, 1918, entry 31, RG 112, NA.
10 Quoted in Kovinsky, report to SG, Nov. 5, 1918, entry 29, RG 112, NA.
11 Charles Hagadorn, Sept. 20, 1918, entry 29, box 383, RG 112, NA.
12 Kovinsky, report to SG, Nov. 5, 1918.
13 "Bulletin of the Base Hospital," Camp Grant, Sept. 28, 1918, RG 112, NA.
14 "Bulletin of the Base Hospital," Oct. 3 and Oct. 4, 1918, RG 112, NA.
15 Ibid.
16 "Bulletin of the Base Hospital," Oct. 6, 1918, RG 112, NA.
17 Dr. H. M. Bracken, Executive Director, Minnesota State Board of Health, Oct. 1, 1918, entry 31, RG 112, NA.
18 Victor Vaughan, *A Doctor's Memories*, 425.
19 See telegram from adjutant general, Oct. 3, 1918, RG 92.

Ⅳ 爆発

第12章

1 "Sanitary Report for Fourth Naval District for the Month of September 1918," entry 12, file 584, RG 52, NA.
2 "Philadelphia — How the Social Agencies Organized to Serve the Sick and Dying," *The Survey* 76 (Oct. 19, 1918); oral history of Anna Lavin, July 14, 1982, courtesy of Charles Hardy, West Chester University.
3 Mrs. Wilmer Krusen reports, Feb. 4, 1918, entries 13B-D2, RG 62.
4 Allen Davis and Mark Haller, eds., *The Peoples of Philadelphia: A History of Ethnic Groups and Lower-Class Life, 1790-1940* (1973), 256.
5 Quoted in Russell Weigley, ed., *Philadelphia: A 300 Year History* (1982), 539.
6 Major William Snow and Major Wilbur Sawyer, "Venereal Disease Control in the Army," *JAMA* (Aug. 10, 1918), 462.
7 *Annual Report of the Surgeon General of the U.S. Navy for Fiscal Year 1918*, Government Printing Office.
8 Robert St. John, *This Was My World* (1953), 49-50, quoted in Dorothy Ann Pettit, "A Cruel Wind: America Experiences the Pandemic Influenza, 1918-1920" (1976), 103.
9 "Journal of the Medical Department, Great Lakes," entry 22a, RG 52, NA.
10 Carla Morrisey, transcript of unaired interview for "Influenza 1918," *American Experience*, Feb. 26, 1997.
11 Ibid.
12 Howard Anders to William Braisted, Sept. 12, 1918, RG 52, NA.
13 Board of Trustees minutes, Sept. 9 and Sept. 30, 1918, Jefferson Medical College, Philadelphia.
14 *Philadelphia Inquirer*, Sept. 19, 1918.
15 *The Evening Bulletin*, Sept. 18, 1918.
16 Department of Public Health and Charities minutes, Sept. 21 and Oct. 3, 1918.
17 Quoted in Victoria De Grazia, "The Selling of America, Bush Style," *New York Times* (Aug. 25, 2002).
18 Quoted in Joan Hoff Wilson, *Herbert Hoover: Forgotten Progressive* (1975), 59.
19 Quoted in ibid., 105 fn.
20 Gregg Wolper, "The Origins of Public Diplomacy: Woodrow Wilson, George Creel, and the Committee on Public Information" (1991), 80.
21 Kennedy, *Over Here*, 73.

27 Crosby, *America's Forgotten Pandemic*, 38.
28 From Medical Officers Training Camp at Camp Greenleaf, Georgia, Nov. 18, 1918, Rosenau papers, UNC.

第11章

1 Major R. C. Hoskins, "Report of Inspection on Sept. 30, 1918," Oct. 9, 1918, RG 112, NA.
2 Undated report by Major Andrew Sellards, entry 29, RG 112, NA.
3 "Influenza Pandemic in American Camps, September 1918"; see also Paul Wooley to SG, Aug. 29, 1918, RG 112, NA.
4 *Boston Health Department Monthly Bulletin*, Sept. 1918, 183, quoted in Jordan, *Epidemic Influenza*, 115.
5 Major Paul Wooley, "Epidemiological Report on Influenza and Pneumonia, Camp Devens, August 28 to October 1, 1918," entry 29, RG 112, NA.
6 Ibid.
7 Ibid.
8 "Steps Taken to Check the Spread of the Epidemic," undated, unsigned, entry 29, RG 112, NA; see also Katherine Ross, "Battling the Flu," *American Red Cross Magazine* (Jan. 1919), 11.
9 Dr. Roy N. Grist to "Burt," *British Medical Journal* (Dec. 22-29, 1979).
10 Ibid.
11 Russell to Flexner, Sept. 18, 1918, Flexner papers, APS.
12 Victor Vaughan, *A Doctor's Memories* (1926), 431.
13 Ibid., 383-84.
14 Vaughan and Welch to Gorgas, Sept. 27, 1918, entry 29, RG 112, NA.
15 Vaughan, *A Doctor's Memories*, 383-84.
16 Cole to Flexner, May 26, 1936, file 26, box 163, WP.
17 Ibid.
18 "Memo for Camp and Division Surgeons," Sept. 24, 1918, entry 710, RG 112, NA.
19 Brigadier General Richard to adjutant general, Sept. 25, 1918, entry 710, RG 112, NA; see also Charles Richard to chief of staff, Sept. 26, 1918, entry 710, RG 112, NA.
20 J. J. Keegan, "The Prevailing Epidemic of Influenza," *JAMA* (Sept. 28, 1918), 1051.
21 I. D. Mills, "The 1918-1919 Influenza Pandemic—The Indian Experience," *The Indian Economic and Social History Review* (1986), 27, 35.

25 Late summer report quoted in *JAMA* 71, no. 14 (Oct. 5, 1918), 1136.
26 Dorothy Ann Pettit, "A Cruel Wind: America Experiences Pandemic Influenza, 1918-1920, A Social History" (1976), 97, 98.
27 Ibid., 67.

第10章

1 2002年6月13日、ロバート・ウェブスターにインタビュー。
2 William Bulloch, *The History of Bacteriology* (1938, reprinted 1979), 143. 邦訳／William Bulloch『細菌学の歴史』天児和暢訳、2005年、医学書院
3 Jordan, *Epidemic Influenza*, 511.
4 Richard Shryock, *The Development of Modern Medicine*, 2nd edition (1947), 294-95. 邦訳／R・H・シュライオック『近代医学発達史』大城功訳、1951年、創元社
5 Bulloch, *History of Bacteriology*, 246.
6 Burnet and Clark, *Influenza*, 40.
7 Ibid., 69, 70.
8 Soper, "Influenza Pandemic in the Camps."
9 Ibid.
10 Adolph A. Hoehling, *The Great Epidemic* (1961), 21.
11 *Public Health Reports*, 33, part 2 (July 26, 1918), 1259.
12 Entry 12, index card 126811, RG 52, NA.
13 Ireland, *Communicable Diseases*, 83, 135.
14 Ibid., 135.
15 Jordan, *Epidemic Influenza*, 114.
16 John Duffy, *A History of Public Health in New York City: 1866-1966* (1974), 286.
17 Ibid., 287.
18 Soper, "The Influenza Pandemic in the Camps."
19 Ireland, *Communicable Diseases*, 137.
20 Director of Labs, AEF, to SG, Dec. 10, 1918, entry 29, RG 112, NA.
21 Quoted in Pettit, "Cruel Wind," 94.
22 Burnet and Clark, *Influenza*, 72.
23 A. W. Crosby, *America's Forgotten Pandemic: The Influenza of 1918* (1989), 37. 邦訳／アルフレッド・W・クロスビー『史上最悪のインフルエンザ：忘れられたパンデミック』西村秀一訳、2004年、みすず書房
24 Burnet and Clark, *Influenza*, 72.
25 Ibid.
26 Director of Labs, AEF, to SG, Dec. 10, 1918, entry 29, RG 112, NA.

Ⅲ　始まり

第9章

1 Edwin O. Jordan, *Epidemic Influenza* (1927), 69.
2 F. M. Burnet and Ellen Clark, *Influenza: A Survey of the Last Fifty Years* (1942), 70.
3 W. J. MacNeal, "The Influenza Epidemic of 1918 in the AEF in France and England," *Archives of Internal Medicine* (1919), 657.
4 Burnet and Clark, *Influenza*, 70.
5 Quoted in Jordan, *Epidemic Influenza*, 78.
6 Ibid.
7 Harvey Cushing, *A Surgeon's Journal*, 1915–1918 (1936), 311.
8 Ibid.
9 Ibid.
10 Ray Stannard Baker, *Woodrow Wilson: Life and Letters/ Armistice, March 1–November 11, 1918* (1939), 233.
11 Jordan, *Epidemic Influenza*, 85.
12 Ibid., 87.
13 David Thomson and Robert Thomson, *Annals of the Pickett-Thomson Research Laboratory*, v. 9, *Influenza* (1934), 178.
14 Jordan, *Epidemic Influenza*, 93.
15 MacNeal, "Influenza Epidemic," *Archives of Internal Medicine* (1919), 657.
16 From Policlinico 25, no. 26 (June 30, 1918), quoted in *JAMA* 71, no. 9, 780.
17 T. R. Little, C. J. Garofalo, and P. A. Williams, "B Influenzae and Present Epidemic," *The Lancet* (July 13, 1918), quoted in *JAMA* 71, no. 8 (Aug. 24, 1918), 689.
18 Major General Merritt W. Ireland, ed., *Medical Department of the United States Army in the World War*, v. 9, *Communicable Diseases* (1928), 132.
19 Jordan, *Epidemic Influenza*, 36.
20 George Soper, M.D., "The Influenza Pandemic in the Camps," undated draft report, RG 112, NA.
21 Cole to Pearce, July 19, 1918, NAS.
22 Cole to Pearce, July 24, 1918, NAS.
23 "The Influenza Pandemic in American Camps, September 1918," memo to Col. Howard from Office of the Army Surgeon General, Oct. 9, 1918, Red Cross papers, War Council notes, RG 200, NA.
24 Letter from London of Aug. 20, 1918, quoted in *JAMA* 71, no. 12 (Sept. 21, 1918), 990.

3 Quoted in McLeod, "Oswald Theodore Avery, 1877–1955," *Journal of General Microbiology* (1957), 540.
4 René Dubos, "Oswald Theodore Avery, 1877–1955," *Biographical Memoirs of Fellows of the Royal Society*, 35.
5 Ibid.
6 Donald Van Slyke, oral history, NLM.
7 René Dubos, *The Professor, the Institute, and DNA* (1976), 47. 邦訳／R・J・デュボス『生命科学への道――エイブリー教授とDNA』柳澤嘉一郎訳、1979年、岩波書店
8 Saul Benison, *Tom Rivers: Reflections on a Life in Medicine and Science, an Oral History Memoir* (1967), 91–93.
9 Quoted in Dubos, *Professor*, 179.
10 Ibid., 95.

第8章

1 Rufus Cole et al., "Acute Lobar Pneumonia," 4.
2 Ibid.
3 See, for example, Gorgas to Commanding Officer, Base Hospital, Camp Greene, Oct. 26, 1917, entry 29, file 710, RG 112, NA.
4 Scientific reports of the Corporation and Board of Scientific Directors of Rockefeller Institute, April 20, 1918.
5 Ireland, *Communicable Diseases*, 442.
6 Cole to Russell, Dec. 14, 1917, entry 29, RG 112, NA.
7 Memo from Flexner to Russell, Oct. 3, 1918, entry 29, RG 112, NA.
8 Ireland, *Communicable Diseases*, 125.
9 ウェルチからフレクスナーへの電報（1918年4月15日）、フレクスナーからコールへの報告書（1918年4月16日）
10 Michael Heidelberger, oral history, NLM, 83.
11 Ibid.
12 Rufus Cole, "Prevention of Pneumonia," *JAMA* (Aug. 1918), 634.
13 W. David Parsons, "The Spanish Lady and the Newfoundland Regiment" (1998).
14 Welch diary, Dec. 28, 1917, WP.

17 Lavinia Dock et al., *History of American Red Cross Nursing* (1922), 958.
18 Ibid., 954.

第6章

1 Editorial, *Military Surgeon* 43 (Aug. 1918), 208.
2 John C. Wise, "The Medical Reserve Corps of the U.S. Navy," *Military Surgeon* (July 1918), 68.
3 "Review of Offensive Fighting by Major Donald McRae," *Military Surgeon* (Feb. 1919), 86.
4 Flexner and Flexner, *William Henry Welch*, 371.
5 H. J. Parish, *A History of Immunization* (1965), 3.
6 Wade Oliver, *The Man Who Lived for Tomorrow: A Biography of William Hallock Park*, M.D. (1941), 378.
7 Vaughan to George Hale, March 21, 1917, Executive Committee on Medicine and Hygiene, general file, NAS.
8 Flexner to Russell, Nov. 28, 1917, Flexner papers.
9 Flexner to Vaughan, June 2, 1917, Flexner papers.
10 Rufus Cole et al., "Acute Lobar Pneumonia Prevention and Serum Treatment" (Oct. 1917), 4.
11 Flexner and Flexner, *William Henry Welch*, 372.
12 Vaughan, *A Doctor's Memories*, 428–29.
13 Ibid., 425.
14 Ireland, *Communicable Diseases*, 415.
15 Vaughan, *A Doctor's Memories*, 57.
16 Dorothy Ann Pettit, "A Cruel Wind: America Experiences the Pandemic Influenza, 1918–1920, A Social History" (1976), 56.
17 Ibid., 3.
18 John M. Gibson, *Physician to the World: The Life of General William C. Gorgas* (1989), 242.
19 Welch diary, Jan. 2, 1918, WP.

第7章

1 J. A. McCullers and K. C. Bartmess, "Role of Neuraminidase in Lethal Synergism Between Influenza Virus and Streptococcus Pneumoniae," William Osler, *Osler's Textbook Revisited* (1967), *Journal of Infectious Diseases* (2003), 1000–1009.
2 Ibid.

36 See, for example, *the Arizona Gazette*, Sept. 26, 1918.
37 William Maxwell, unaired interview re Lincoln, Illinois, Feb. 26, 1997, for "Influenza 1918," American Experience.
38 Committee on Education and Training: A Review of Its Work, by the advisory board, unpaginated, appendix. C. R. Mann, chairman, RG 393, NA.
39 Memo to the Colleges of the U.S. from Committee on Education and Training, Aug. 28, 1918; copy found in Camp Grant files, RG 393, NA.

第5章

1 Quoted in Simon Flexner and James Thomas Flexner, *William Henry Welch and the Heroic Age of American Medicine* (1941), 366.
2 United States Civil War Center, www. cwc .lsu.edu/cwc/other/stats/warcost.htm.
3 Victor Vaughan, *A Doctor's Memories* (1926), 410.
4 2001年3月20日、ピーター・パレーズ博士にインタビュー。
5 Memo on measles, undated, RG 112, NA; see also Maj. General Merritte W. Ireland, ed., *Medical Department of the United States Army in the World War*, v. 9, *Communicable Diseases* (1928), 409.
6 David McCullough, *The Path Between the Seas: The Creation of the Panama Canal, 1870-1914* (1977), 425-26. 邦訳／デーヴィッド・マカルー『海と海をつなぐ道：パナマ運河建設史』鈴木主税訳、1986年、フジ出版社
7 William Allen Pusey, M.D., "Handling of the Venereal Problem in U.S. Army in the Present Crisis," *JAMA* (Sept. 28, 1918), 1017.
8 Kennedy, *Over Here*, 186.
9 C. P. Knight, "The Activities of the USPHS in Extra Cantonment Zones, with Special Reference to the Venereal Disease Problem," Military Surgeon (Jan. 1919), 41.
10 Flexner and Flexner, *William Henry Welch*, 371.
11 Colonel Frederick Russell to Flexner, June 11, 1917, Flexner papers, APS.
12 George W. Corner, *A History of the Rockefeller Institute, 1901-1953: Origins and Growth* (1964), 141.
13 Notes on meeting of National Research Council executive committee, April 19, 1917, NAS.
14 "Medicine, A Determining Factor in War," *JAMA* (June 14, 1919), 1713.
15 Franklin Martin, *Fifty Years of Medicine and Surgery* (1934), 379.
16 Lavinia Dock, 1909, quoted in Soledad Mujica Smith, "Nursing as Social Responsibility: Implications for Democracy from the Life Perspective of Lavinia Lloyd Dock (1858-1956)" (2002), 78.

to Meet Them," draft report, 1916, NAS.

2 Randolph Bourne, "The War and the Intellectuals," *The Seven Arts* (June 1917), 133–46.

3 Arthur Walworth, *Woodrow Wilson*, v. 2 (1965), 63.

4 Walworth, *Woodrow Wilson*, v. 1, 344.

5 Walworth, *Woodrow Wilson*, v. 2, 97.

6 Stephen Vaughn, *Holding Fast the Inner Lines: Democracy, Nationalism, and the Committee on Public Information* (1980), 3.

7 David Kennedy, *Over Here: The First World War and American Society* (1980), 24.

8 Walworth, *Woodrow Wilson*, v. 2, 101.

9 Walworth, *Woodrow Wilson*, v. 2, 97.

10 Kennedy, *Over Here*, 47.

11 Vaughn, *Holding Fast the Inner Lines*, 226; Kennedy, *Over Here*, 81.

12 Richard W. Steele, *Free Speech in the Good War* (1999), 153.

13 Joan Jensen, *The Price of Vigilance* (1968), 115.

14 Ibid., 96.

15 Kennedy, *Over Here*, 54.

16 Quoted in Jensen, *Price of Vigilance*, 79.

17 Ibid., 99.

18 Kennedy, *Over Here*, 74

19 Vaughn, *Holding Fast the Inner Lines*, 155.

20 Jensen, *Price of Vigilance*, 51.

21 Robert Murray, *Red Scare: A Study in National Hysteria* (1955), 16, 51–53.

22 Learned Hand speech, Jan. 27, 1952, quoted in www.conservativeforum.org/authquot.asp? ID915.

23 Vaughn, *Holding Fast the Inner Lines*, 3.

24 Kennedy, *Over Here*, 91–92.

25 1997年4月、ベティ・カーターにインタビュー。

26 Vaughn, *Holding Fast the Inner Lines*, 3.

27 Bourne, "War and the Intellectuals," 133.

28 Vaughn, *Holding Fast the Inner Lines*, 141.

29 Ibid., 169.

30 Murray, *Red Scare*, 12.

31 Vaughn, *Holding Fast the Inner Lines*, 126.

32 *Philadelphia Inquirer*, Sept. 1, 1918.

33 Walworth, *Woodrow Wilson*, v. 2, 168.

34 Red Cross news release, Aug. 23, 1917, entry 12, RG 52, NA.

35 Aug. 24, 1917 memo, entry 12, RG 52, NA.

March 12, 1918, Camp Funston, RG 393.

10 Maj. General Merritt W. Ireland, ed., *Medical Department of the United States Army in the World War*, v. 9, *Communicable and Other Diseases* (1928), 415.

第2章

1 F. M. Burnet and Ellen Clark, *Influenza: A Survey of the Last Fifty Years* (1942), 70.

2 Bernard Fields, *Fields Virology*, (1996), 265.

3 Ibid., 114.

4 J. J. Holland, "The Origin and Evolution of Viruses," in Topley and Wilson's *Microbiology and Microbial Infections* (1998), 12.

5 Ibid., 17.

第3章

1 Quoted in Milton Rosenau notebook, Dec. 12, 1907, Rosenau papers, UNC.

2 Harvey Simon and Martin Swartz, "Pulmonary Infections," and R. J. Douglas, "Prophylaxis and Treatment of Influenza," in section 7, Infectious Diseases, in Edward Rubenstein and Daniel Federman, *Scientific American Medicine* (1995).

3 2001年8月、ピーター・パレーズにインタビュー。

4 W. I. B. Beveridge, *Influenza: The Last Great Plague: An Unfinished Story of Discovery* (1977), 26. 邦訳／W・I・B・ビヴァリッジ『インフルエンザ：人類最後の大疫病』林雄次郎訳、1978年、岩波書店

5 Ibid.

6 John Duffy, *Epidemics in Colonial America* (1953), 187–88, quoted in Dorothy Ann Pettit, "A Cruel Wind: America Experiences the Pandemic Influenza, 1918–1920, A Social History" (1976), 31.

7 Beveridge, *Influenza*, 26.

8 Quoted in Pettit, "Cruel Wind," 32.

9 Beveridge, *Influenza*, 26–31.

Ⅱ　火薬庫

第4章

1 Major George Crile, "The Leading War Problems and a Plan of Organization

原注

はじめに

1 2002年1月31日にデイヴィッド・アロンソン博士、2002年9月9日にロバート・ショープ博士にインタビュー。
2 Niall Johnson and Juergen Mueller, "Updating the Accounts: Global Mortality of the 1918-1920 'Spanish' Influenza Pandemic," *Bulletin of the History of Medicine* (2002), 105-15.
3 Sherwin Nuland, *How We Die* (1993), 202. 邦訳／シャーウィン・B・ヌーランド『人間らしい死に方：人生の最終章を考える』鈴木主税訳、1997年、河出書房新社
4 Kenneth M. Ludmerer, *Learning to Heal: The Development of American Medical Education* (1985), 113.
5 William James, "Great Men, Great Thoughts, and Environment" (1880); quoted in Sylvia Nasar, *A Beautiful Mind* (1998), 55. 邦訳／シルヴィア・ナサー『ビューティフル・マインド：天才数学者の絶望と奇跡』塩川優訳、2013年
6 Johann Wolfgang vow Goethe, *Faust, Part One* (1949), 71. 邦訳／ゲーテ『ファウスト〈第一部〉』相良守峯訳、1958年、岩波書店

I　群れ

第1章

1 *Santa Fe Monitor*, Feb. 28, 1918.
2 マイナーに関しては、彼の息子の妻であるL・V・マイナー・ジュニア夫人と、孫娘のキャサリン・ハートにインタビュー（前者は1999年8月27日、後者は2003年7月）、および『Kansas and Kansans』（1919年）より。
3 西部、とくにカンザス州に典型的な描写については以下を参照。Arthur E. Hertzler, *The Horse and Buggy Doctor* (1938) and Thomas Bonner, *The Kansas Doctor* (1959).
4 *Santa Fe Monitor*, Feb. 14, 1918.
5 *Public Health Reports* 33, part 1 (April 5, 1918), 502,
6 *Santa Fe Monitor*, Feb. 21, 1918.
7 *Santa Fe Monitor*, Feb. 28, 1918.
8 Maj. John T. Donnelly, 341st Machine Gun Battalion, Camp Funston, RG 393, NA.
9 Commanding General C. G. Ballou, Camp Funston, to Adjutant General,

【ワ行】

【マ行】

【ナ行】

【ハ行】

【タ行】

【サ行】

【カ行】

索引

図版出典

1, 2, 3: The Alan Mason Chesney Medical Archives of The Johns Hopkins Medical Institutions

4, 5: American Review of Respiratory Disease; Reuben Ramphal, Werner Fischlschweiger, Joseph W. Shands Jr., and Parker A. Small Jr.; "Murine Influenzal Tracheitis: A Model for the Study of Influenza and Tracheal Epithelial Repair"; Vol. 120, 1979; official journal of the American Thoracic Society; copyright American Lung Association.

6: National Museum of Health and Medicine (# NCP-1603)

7, 8: Courtesy of the National Library of Medicine

9: Courtesy of the American Red Cross Museum. All rights reserved in all countries.

10: Library of the College of Physicians of Philadelphia

11, 12: Temple University Libraries, Urban Archives, Philadelphia, Pennsylvania

本書は二〇〇五年に共同通信社より刊行された。文庫化にあたっては、二〇一九年刊行の原書新版のあとがきを新たに訳出し、原注、書誌を加えた。

武士の娘　杉本鉞子　大岩美代訳

明治維新期に越後の家に生れ、厳格なしつけと礼儀作法を身につけた少女が開化期の息吹にふれて渡米、近代的女性となるまでの傑作自伝。

ハーメルンの笛吹き男　阿部謹也

「笛吹き男」伝説の裏に隠された謎はなにか？　十三世紀ヨーロッパの小さな村で起きた事件を手がかりに中世における「差別」を解明。（石牟礼道子）

隣のアボリジニ　上橋菜穂子

大自然の中で生きるイメージとは裏腹に、町で暮らすアボリジニもたくさんいる。そんな「隣人」アボリジニの素顔をいきいきと描く。（池上彰）

サンカの民と被差別の世界　五木寛之

歴史の基層に埋もれた、忘れられた日本を掘り起こす。漂泊に生きた海の民・山の民。身分制で賤民とされた人々。彼らが現在に問いかけるものとは。

世界史の誕生　岡田英弘

世界史はモンゴル帝国と共に始まった。東洋史と西洋史の垣根を超えた世界史を可能にした、中央ユーラシアの草原の民の活動。

日本史の誕生　岡田英弘

「倭国」から「日本国」へ。そこには中国大陸の大きな政治のうねりがあった。日本国の成立過程を東洋史の視点から捉え直す刺激的論考。

島津家の戦争　米窪明美

薩摩藩の私領・都城島津家に残された日誌を丹念に読み解き、幕末・明治の日本を動かした最強武士団の実像に迫る。薩摩から見たもう一つの日本史。

それからの海舟　半藤一利

江戸城明け渡しの大仕事以後も旧幕臣の生活を支え、徳川家の名誉回復を果たすため新旧相撃つ明治を生き抜いた勝海舟の後半生。（阿川弘之）

その後の慶喜　家近良樹

幕府瓦解から大正まで、若くして歴史の表舞台から姿を消した最後の将軍の〝長い余生〟を近しい人間の記録を元に明らかにする。（門井慶喜）

幕末維新のこと　司馬遼太郎　関川夏央編

「幕末」について司馬さんが考えて、書いて、語ったことの真髄を一冊に。小説以外の文章・対談・講演から、激動の時代をとらえた19篇を収録。

私の幸福論　福田恆存

この世は不平等だ。何と言おうと！　しかしあなたは幸福にならなければ……。平易な言葉で生きることの意味を説く刺激的な書。（中野翠）

生きるかなしみ　山田太一編

人は誰でも心の底に、様々なかなしみを抱きながら生きている。「生きるかなしみ」と真摯に直面し、人生の幅と厚みを増した先人達の諸相を読む。

老いの生きかた　鶴見俊輔編

限られた時間の中で、いかに充実した人生を過ごすかを探る十八篇の名文。来るべき日にむけて考えるヒントになるエッセイ集。

人生の教科書［よのなかのルール］　藤原和博／宮台真司

〝バカを伝染（うつ）さない〟ための「成熟社会へのパスポート」です。大人と子ども、お金と仕事、男と女と自殺のルールを考える。（重松清）

14歳からの社会学　宮台真司

「社会を分析する専門家」である著者が、社会の「本当のこと」を伝え、いかに生きるべきか、に正面から答えた。重松清、大道珠貴との対談を新たに付す。

逃走論　浅田彰

パラノ人間からスキゾ人間へ、住む文明から逃げる文明への大転換の中で、軽やかに〈知〉と戯れるためのマニュアル。

学校って何だろう　苅谷剛彦

「なぜ勉強しなければいけないの？」「校則って必要なの？」等、これまでの常識を問いなおし、学ぶ意味を再び摑むための基本図書。（小山内美江子）

生き延びるためのラカン　斎藤環

幻想と現実が接近しているこの世界で、できるだけリアルに生き延びるためのラカン解説書にして精神分析入門書。カバー絵・荒木飛呂彦（中島義道）

反社会学講座　パオロ・マッツァリーノ

恣意的なデータを使用し、権威的な発想で人に説教する困った学問「社会学」の暴走をエンターテイメントな議論で撃つ！　真の啓蒙は笑いから。

「社会を変える」を仕事にする　駒崎弘樹

元ITベンチャー経営者が東京の下町で始めた「病児保育サービス」が全国に拡大。「地域を変える」が「世の中を変える」につながった。

半農半Xという生き方【決定版】 塩見直紀

農業をやりつつ好きなことをする「半農半X」を提唱した画期的な本。就職以外の生き方、転職、移住後の生き方として。帯文＝藻谷浩介 （山崎亮）

レトリックと詭弁 香西秀信

「沈黙を強いる問い」「論点のすり替え」など、議論に仕掛けられた巧妙な罠に陥ることなく、詐術に打ち勝つ方法を伝授する。 （中野翠）

人生を〈半分〉降りる 中島義道

哲学的に生きるには〈半隠遁〉というスタイルを貫くしかない。「清貧」とは異なるその意味と方法を、自身の体験を素材に解き明かす。 （中野翠）

ひとはなぜ服を着るのか 鷲田清一

ファッションやモードを素材として、アイデンティティや自分らしさの問題を現象学的視線で分析する。「鷲田ファッション学」のスタンダード・テキスト。

ひきこもりはなぜ「治る」のか？ 斎藤環

「ひきこもり」研究の第一人者の著者が、ラカン、コフート等の精神分析理論でひきこもる人の精神病理を読み解き、家族の対応法を解説する。 （井出草平）

パーソナリティ障害がわかる本 岡田尊司

性格は変えられる。「パーソナリティ障害」を「個性」に変えるために、本人や周囲の人がどう対応し、どう工夫したらよいかがわかる。 （山登敬之）

子は親を救うために「心の病」になる 高橋和巳

子は親が好きだからこそ「心の病」になり、親を救おうとしている。精神科医である著者が説く、親子という「生きづらさ」の原点とその解決法。

減速して自由に生きる 髙坂勝

自分の時間もなく働く人生よりも自分の店を持ち人と交流したいと開店。具体的なコツと、独立した生き方。一章分加筆。帯文＝村上龍 （山田玲司）

花の命はノー・フューチャー ブレイディみかこ

移民、パンク、LGBT、貧困層。地べたから見た英国社会をスカッとした笑いとともに描く。200頁分の大幅増補！ 帯文＝佐藤亜紀 （栗原康）

ライフワークの思想 外山滋比古

自分だけの時間を作ることは一番の精神的肥料になる、前進だけが人生ではない――。時間を生かして、ライフワークの花を咲かせる貴重な提案。

沈黙博物館　小川洋子

「形見じゃ」老婆は言った。死の完結を阻止するために形見が盗まれる。死者が残した断片をめぐるやさしくスリリングな物語。（堀江敏幸）

星間商事株式会社社史編纂室　三浦しをん

二九歳「腐女子」川田幸代、社史編纂室所属。恋の行方も友情の行方も五里霧中。仲間と共に「同人誌」を武器に社の秘められた過去に挑む!?（金田淳子）

つむじ風食堂の夜　吉田篤弘

それは、笑いのこぼれる夜。――食堂は、十字路の角にぽつんとひとつ灯をともしていた。クラフト・エヴィング商會の物語作家による長篇小説。

通天閣　西加奈子

このしょーもない世の中に、救いようのない人生に、ちょっぴり暖かい灯を点す驚きと感動の物語。第24回織田作之助賞大賞受賞作。（津村記久子）

この話、続けてもいいですか。　西加奈子

ミッキーこと西加奈子の目を通すと世界はワクワク、ドキドキ輝く。いろんな人、出来事、体験がてんこ盛りの豪華エッセイ集！（中島たい子）

君は永遠にそいつらより若い　津村記久子

22歳処女。いや「女の童貞」と呼んでほしい――。日常の底に潜むうっすらとした悪意を独特の筆致で描く。第21回太宰治賞受賞作。（松浦理英子）

アレグリアとは仕事はできない　津村記久子

彼女はどうしようもない性悪だった。すぐ休み単純労働をバカにし男性社員に媚を売る。大型コピー機とミノベとの仁義なき戦い！（千野帽子）

まともな家の子供はいない　津村記久子

セキコには居場所がなかった。うちには父親がいる。うざい母親、テキトーな妹。まともな家なんてどこにもない！　中3女子、怒りの物語。（岩宮恵子）

こちらあみ子　今村夏子

あみ子の純粋な行動が周囲の人々を否応なく変えていく。第26回太宰治賞、第24回三島由紀夫賞受賞作。書き下ろし「チズさん」収録。（町田康／穂村弘）

さようなら、オレンジ　岩城けい

オーストラリアに流れ着いた難民サリマ。言葉も不自由な彼女が、新しい生活を切り拓いてゆく。第29回太宰治賞受賞・第150回芥川賞候補作。（小野正嗣）

冠・婚・葬・祭　中島京子
人生の節目に、起こったこと、出会ったひと、考えたこと。冠婚葬祭を切り口に、鮮やかな人生模様が描かれる。第143回直木賞作家の代表作。（瀧井朝世）

とりつくしま　東直子
死んだ人に「とりつくしま係」が言う。モノになってこの世に戻れますよ。妻は夫のカップに弟子は先生の扇子になった。連作短篇集。（大竹昭子）

虹色と幸運　柴崎友香
珠子、かおり、夏美。三〇代になった三人が、人に会い、おしゃべりし、いろいろ思う一年間。移りゆく季節の中で、日常の細部が輝く傑作。（江南亜美子）

星か獣になる季節　最果タヒ
推しの地下アイドルが殺人容疑で逮捕!? 僕は同級生のイケメン森下と真相を探るが――。歪んだピュアネスが傷だらけで疾走する新世代の青春小説！

ピスタチオ　梨木香歩
棚（たな）がアフリカを訪れたのは本当に偶然だったのか。不思議な出来事の連鎖から、水と生命の壮大な物語「ピスタチオ」が生まれる。（管啓次郎）

図書館の神様　瀬尾まいこ
赴任した高校で思いがけず文芸部顧問になってしまった清（きよ）。そこでの出会いが、その後の人生を変えてゆく。鮮やかな青春小説。（山本幸久）

マイマイ新子　髙樹のぶ子
昭和30年山口県国衙。きょうも新子は妹や友達と元気いっぱい。戦争の傷を負った大人、変わりゆく時代、その懐かしく切ない日々を描く。（片渕須直）

話虫干　小路幸也
夏目漱石「こころ」の内容が書き変えられた！ それは話虫の仕業。新人図書館員が話の世界に入り込み、「こころ」をもとの世界に戻そうとするが……。

包帯クラブ　天童荒太
傷ついた少年少女達は、戦わないかたちで自分達の大切なものを守ることにした。生きがたいと感じるすべての人に贈る長篇小説。大幅加筆して文庫化。

うれしい悲鳴をあげてくれ　いしわたり淳治
作詞家、音楽プロデューサーとして活躍する著者の小説&エッセイ集。彼が「言葉」を紡ぐと誰もが楽しめる「物語」が生まれる。（鈴木おさむ）

飛田ホテル　黒岩重吾
刑期を終えたやくざ者に起きた妻の失踪を追う表題作など、大阪のどん底で交わる男女の情と性。直木賞作家の傑作ミステリ短篇集。（難波利三）

あるフィルムの背景　結城昌治　日下三蔵編
普通の人間が起こす歪んだ事件、そこに至る絶望を描き、思いもよらない結末を鮮やかに提示する。昭和ミステリの名手、オリジナル短篇集。

赤い猫　仁木悦子　日下三蔵編
爽やかなユーモアと本格推理、そしてほろ苦さを少々。日本推理作家協会賞受賞の表題作ほか〈日本のクリスティー〉の魅力をたっぷり堪能できる傑作選。

兄のトランク　宮沢清六
兄・宮沢賢治の生と死をそのかたわらでみつめ、兄の死後も烈しい空襲や散佚から遺稿類を守りぬいてきた実弟が綴る、初のエッセイ集。

落穂拾い・犬の生活　小山清
明治の匂いの残る浅草に育ち、純粋無比の作品を遺して短い生涯を終えた小山清。いまなお新しい、清らかな祈りのような作品集。（三上延）

真鍋博のプラネタリウム　真鍋博　星新一
名コンビ真鍋博と星新一。二人の最初の作品『おーいでてこーい』他、星作品に描かれた挿絵と小説冒頭をまとめた幻の作品集。（真鍋真）

熊撃ち　吉村昭
人を襲う熊、熊をじっと狙う熊撃ち。大自然のなかで、実際に起きた七つの事件を題材に、孤独で忍耐強い熊撃ちの生きざまを描く。

川三部作
泥の河／螢川／道頓堀川　宮本輝
太宰賞「泥の河」、芥川賞「螢川」、そして「道頓堀川」と、川を背景に独自の抒情をこめて創出した、宮本文学の原点をなす三部作。

私小説 from left to right　水村美苗
12歳で渡米し滞在20年目を迎えた「美苗」。アメリカにも溶け込めず、今の日本にも違和感を覚え……。本邦初の横書きバイリンガル小説。

ラピスラズリ　山尾悠子
言葉の海が紡ぎだす、〈冬眠者〉と人形と、春の目覚めの物語。不世出の幻想小説家が20年の沈黙を破り発表した連作長篇。補筆改訂版。（千野帽子）

品切れの際はご容赦ください

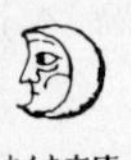

ちくま文庫

グレート・インフルエンザ（上）
——ウイルスに立ち向かった科学者たち

二〇二一年一月十日　第一刷発行

著者　ジョン・バリー
訳者　平澤正夫（ひらざわ・まさお）
発行者　喜入冬子
発行所　株式会社　筑摩書房
東京都台東区蔵前二—五—三　〒一一一—八七五五
電話番号　〇三—五六八七—二六〇一（代表）
装幀者　安野光雅
印刷所　明和印刷株式会社
製本所　株式会社積信堂

ISBN978-4-480-43711-2 C0140